Kohlhammer

Der Autor

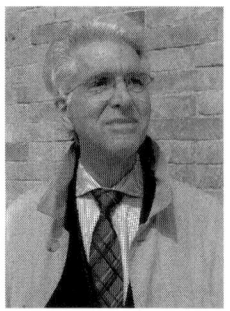

Prof. Dr. med. Hermes Andreas Kick, Mitglied der Europäischen Akademie der Wissenschaften und Künste in Salzburg, ist Medizinethiker, Psychiater und Psychotherapeut. Er leitet als Direktor das Institut für medizinische Ethik, Grundlagen und Methoden der Psychotherapie und Gesundheitskultur (IEPG) in Mannheim. In der Auseinandersetzung mit aktuellen gesellschaftlichen Krisenfeldern hat er sich auf der Grundlage eines anthropologischen Ansatzes Fragen der medizinischen Ethik und der allgemeinen Wertebildung zugewandt. Im Zentrum stehen hierbei für ihn die Erfassung grenzsituativer Konstellationen im Sinne von Karl Jaspers, die in seinem prozessdynamischen Ansatz innerhalb umrissener Handlungssituationen, so der therapeutischen Situation, zu einer existentiellen Positionierung und einer darin fundierten medizinischen Entscheidung weitergeführt werden.

Hermes Andreas Kick

Therapeutische Situation und medizinische Ethik

Erkenntnisprobleme – Indikation –
Dilemmata und Lösungsansätze im
Spannungsfeld von therapeutischer
Identität und Rolle

Verlag W. Kohlhammer

Dieses Werk einschließlich aller seiner Teile ist urheberrectlich geschützt. Jede Verwendung außerhalb der engen Grenzen des Urheberrechts ist ohne Zustimmung des Verlags unzulässig und strafbar. Das gilt insbesondere für Vervielfältigungen, Übersetzungen, Mikroverfilmungen und für die Einspeicherung und Verarbeitung in elektronischen Systemen.

Pharmakologische Daten, d. h. u. a. Angaben von Medikamenten, ihren Dosierungen und Applikationen, verändern sich fortlaufend durch klinische Erfahrung, pharmakologische Forschung und Änderung von Produktionsverfahren. Verlag und Autoren haben große Sorgfalt darauf gelegt, dass alle in diesem Buch gemachten Angaben dem derzeitigen Wissensstand entsprechen. Da jedoch die Medizin als Wissenschaft ständig im Fluss ist, da menschliche Irrtümer und Druckfehler nie völlig auszuschließen sind, können Verlag und Autoren hierfür jedoch keine Gewähr und Haftung übernehmen. Jeder Benutzer ist daher dringend angehalten, die gemachten Angaben, insbesondere in Hinsicht auf Arzneimittelnamen, enthaltene Wirkstoffe, spezifische Anwendungsbereiche und Dosierungen anhand des Medikamentenbeipackzettels und der entsprechenden Fachinformationen zu überprüfen und in eigener Verantwortung im Bereich der Patientenversorgung zu handeln. Aufgrund der Auswahl häufig angewendeter Arzneimittel besteht kein Anspruch auf Vollständigkeit.

Die Wiedergabe von Warenbezeichnungen, Handelsnamen und sonstigen Kennzeichen in diesem Buch berechtigt nicht zu der Annahme, dass diese von jedermann frei benutzt werden dürfen. Vielmehr kann es sich auch dann um eingetragene Warenzeichen oder sonstige geschützte Kennzeichen handeln, wenn sie nicht eigens als solche gekennzeichnet sind.

Es konnten nicht alle Rechtsinhaber von Abbildungen ermittelt werden. Sollte dem Verlag gegenüber der Nachweis der Rechtsinhaberschaft geführt werden, wird das branchenübliche Honorar nachträglich gezahlt.

Dieses Werk enthält Hinweise/Links zu externen Websites Dritter, auf deren Inhalt der Verlag keinen Einfluss hat und die der Haftung der jeweiligen Seitenanbieter oder -betreiber unterliegen. Zum Zeitpunkt der Verlinkung wurden die externen Websites auf mögliche Rechtsverstöße überprüft und dabei keine Rechtsverletzung festgestellt. Ohne konkrete Hinweise auf eine solche Rechtsverletzung ist eine permanente inhaltliche Kontrolle der verlinkten Seiten nicht zumutbar. Sollten jedoch Rechtsverletzungen bekannt werden, werden die betroffenen externen Links soweit möglich unverzüglich entfernt.

1. Auflage 2024

Alle Rechte vorbehalten
© W. Kohlhammer GmbH, Stuttgart
Gesamtherstellung: W. Kohlhammer GmbH, Stuttgart

Print:
ISBN 978-3-17-043967-2

E-Book-Formate:
pdf: ISBN 978-3-17-043968-9
epub: ISBN 978-3-17-043969-6

Inhalt

Widmung		9
Vorwort		11
1	**Ausgangslage und Kritik**	**15**
	1.1 Ausgangslage	15
	1.2 Bisherige Ansätze und offene Fragen	21
	1.3 Offene Systemwidersprüche: Humanität und Rentabilität	27
	1.4 Medizinethische Positionierung unter Ökonomisierungsdruck	30
	1.5 Wunscherfüllung als Problem therapeutischen Handelns	32
	1.6 Suche nach Ordnungsgesichtspunkten therapeutischen Handelns	34
	1.7 Prinzipien und Versuche einer Integration	36
	1.8 Binnenstruktur und Rahmenbedingen: Notwendigkeit einer Situationsdefinition	41
2	**Argumentationslinien für ein Situationskonzept**	**45**
	2.1 Situationskonzept als Voraussetzung der Zusammenführung von subjektiven und objektiven Erkenntnisebenen	45
	2.2 Situationsbestimmung als Voraussetzung von Krankheitsbegriff und Indikation	47
	2.3 Situationsbestimmung als Voraussetzung der Abgrenzung des therapeutischen Auftrags von sozialpolitischer Verantwortung und ökonomischen Rahmenbedingungen	48
	2.4 Situationsbestimmung als Voraussetzung der Unterscheidung von therapeutischem und geschäftlichem Handeln	50
	2.5 Situationsbestimmung und dialektischer Bezug von Rolle und therapeutischer Identität	52
	2.6 Situationsbestimmung als Orientierungsrahmen zur Bewältigung von ethischen Dilemmata	53
3	**Bestimmung der therapeutischen Situation**	**57**
	3.1 Situation und Situationsbegriff	57
	3.2 Ausgangsproblematik jeder therapeutischen Situation	59

	3.3	Klinische Phänomenologie und therapeutische Situation	64
	3.4	Das therapeutische Handlungsfeld in der Vermittlung von Theorie und Praxis	66
	3.5	Antimedizin und Antipsychiatrie: Historische Klärung der Positionen	68
	3.6	Subjektive, objektive und personale Sinnebene der therapeutischen Situation	70
	3.7	Macht und Legitimität im therapeutischen Handeln	72
	3.8	Legitimierungsversuche durch Objektivierung und die Entdeckung des Subjektes	73
	3.9	Sinnstufen ärztlichen Erkennens und Handelns: Therapeutische Situation als integratives Aufgabenfeld	76
	3.10	Die therapeutische Situation als »gelebte Struktur«	77
4	**Therapeutische Situation als Orientierungsrahmen für das Erkennen und das ethische Handeln**		**80**
	4.1	Stellenwert von Autonomie im Verhältnis von Arzt und Patient	80
	4.2	Krankenhaus und Gesundheitseinrichtung als Institution im Spannungsverhältnis zur therapeutischen Situation	84
	4.3	Der subjektiv-objektive Doppelaspekt in der personalen Erfassung von Krankheit als Voraussetzung verantwortlichen Handelns	86
	4.4	Ärztlich-therapeutisches Handlungsfeld	89
	4.5	Der Außenraum der therapeutischen Situation als Politikum	92
	4.6	Indikation im Kontext der therapeutischen Situation	94
5	**Zwischen Ökonomie und Humanität: Die Krise des Gesundheitssystems**		**102**
	5.1	Systemwidersprüche zwischen Ökonomie und Humanität...	102
	5.2	Gesundheit: Eine Ware wie jede andere?.....................	103
	5.3	Medizinethische Überlegungen zur Struktur des Marktes....	110
6	**Therapeutische Offerte oder Marketing**		**113**
	6.1	Patienten oder Kunden: Unterscheidung und ethische Konsequenzen für ein integratives Menschenbild	113
	6.2	Rollenbestimmung von Patient und Kunde: Unterschiede von therapeutischer Offerte und Marketing-Offerte	115
	6.3	Prozessablauf von Therapie versus Marketing................	120
	6.4	Ethische Konsequenzen für Patient und Kunde	122
	6.5	Beziehung von Mikroebene zu Makroebene in der therapeutischen Situation und der Marketingsituation.......	124
	6.6	Klinik und Praxis: Therapeutische Institution oder Geschäftsbetrieb?	128
	6.7	Infragestellung der Institution und Re-Orientierung in der therapeutischen Situation	130

7	**Therapeutische Identität und Rolle im Spannungsfeld von Institution und therapeutischer Situation als ethische und epistemologische Grundfrage**	**133**
7.1	Dialektik von Rolle und Identität	133
7.2	Verhältnis von Rolle und Identität als zentrale ethische Frage der therapeutischen Situation	138
7.3	Identitätsbildung und Bewährung der Identität	140
7.4	Identität und strukturelle Rationalität als evolutive Grundlage der Entscheidung in der therapeutischen Situation	144
7.5	Wechselseitigkeit von Vertrauen und Identität in der therapeutischen Situation	147
7.6	Bewährung und Entwicklung der Identität als Voraussetzung von Vertrauen	149
7.7	Identität und Verantwortungsübernahme in der therapeutischen Situation	151
8	**Situative Ethik als Prozess der Entscheidungsfindung im Gefüge der therapeutischen Situation: Umgang mit Dilemmata**	**156**
8.1	Dilemma zwischen Salus privata und Salus publica	156
8.2	Menschenbildliche Prämissen	158
8.3	Ethischer Umgang mit Erkenntnisgrenzen in Entscheidungssituationen	159
8.4	Die präkritische Phase: Erkennen und ethische Orientierungsfindung in der therapeutischen Situation	160
8.5	Krise und Grenzsituation	163
8.6	Die postkritische Phase	164
9	**Bewältigung ethischer Dilemmata in der therapeutischen Situation um Lebensbeginn und Lebensende**	**167**
9.1	Ethische Fragen zum Lebensbeginn	167
9.2	Ethische Fragen im Problembereich Sterbehilfe	171
10	**Therapeutische Situation als singuläre Erkenntnisperspektive: Ethische Entscheidungen unter vieldeutigen Gegebenheiten am Beispiel Suizidalität**	**175**
10.1	Methodische Voraussetzungen des klinischen Erkennens und Aspekte der ethischen und juristischen Bewertung	175
10.2	Entscheidungen unter vieldeutigen Gegebenheiten	179
10.3	Überbrückung durch Dogmatisierung	181
10.4	Ethischer Umgang mit Erkenntnisgrenzen in Entscheidungssituationen	183

Nachwort **185**

Literatur **189**

Sachwortverzeichnis **197**

Widmung

Meiner Frau Jutta geb. Blumhoff
In Dankbarkeit

Vorwort

Wer sich die notwendige theoretische Grundorientierung aneignet, kann in der akuten Handlungssituation besonnen, empathisch und souverän zugleich, eben *helfend handeln.* Man muss sich darüber im Klaren sein: Die ärztliche, medizinethisch fundierte Position sieht sich stets nach zwei Richtungen Konflikten ausgesetzt: Dies ist zum einen der Druck seitens einer »Wunschmedizin« in Form einer sich ungeniert gerierenden »Kundenschar«, die den Arzt als Dienstleister sieht und sich »ihre« Medizin nach Gusto gestalten möchte[1]. Das ist zum anderen der von außen, von den sozialpolitischen Gegebenheiten unterhaltene Ökonomisierungsdruck. Dass sich hier bereits auf der Basis einer intuitiven ärztlichen Ethik Spannungsfelder abzeichnen, solche nämlich zwischen Ökonomie und Humanität, ist offensichtlich. Diese Spannungen sind im praktischen ärztlichen Handeln *zu bewältigen*, wobei es nicht genügt, solche bis zu einer akuten Konfliktsituation so stehen zu lassen. Konkret stellen sich hier doch außer den elementaren klinischen Erkenntnisfragen stets Fragen bezüglich der Gerechtigkeit im Sinne einer adäquaten, sozialethisch und politisch vertretbaren Allokation, mit der der behandelnde Arzt umzugehen hat. Er soll ferner im individuellen Fall die begrenzten Mittel im Sinne eines Verhältnismäßigkeitsgrundsatzes richtig einsetzen. Der akute wirtschaftliche Druck auf das Gesundheitssystem, der natürlich seine Gründe hat – demografischer Wandel, neue kostenträchtige Technologien und steigende Inanspruchnahme etwa –, führt zu sozialethisch brisanten Fragen, zu Priorisierungsfragen und politischen Dilemmata.

Das hier vorgelegte Konzept, das sich als ein dringend notwendiger Beitrag zur Weiterentwicklung und Differenzierung der medizinischen Theoriebildung versteht, will in der Offenlegung und Begründung der *Struktur der therapeutischen Situation* und des mit ihr gegebenen Erkenntnis- und Handlungsauftrags Lösungen für die sich von daher stellenden ethischen Fragen entwickeln, größere Klarheit und Sicherheit schaffen für alle Beteiligten, für Ärzte, Patienten und die Gesellschaft. Dabei geht es um die Freiheit der therapeutischen Entscheidung und ihre Grenzen, um Verantwortung für individuelles und Gemeinwohl, schließlich um Vertrauen zwischen allen Akteuren, Arzt, Patient und Gesellschaft, gegründet auf Erfahrung in einer gemeinsamen Ordnung, die solches rechtfertigt. Medizinische Ethik stützt sich auf die Methoden und Ergebnisse der allgemeinen Ethik; sie will diese im Handlungsbereich der Medizin anwenden. Wenn Medizinethik sich somit als Bereichs-

---

1 Unschuld 2006.

ethik betrachtet, hat diese zur Voraussetzung, eben ihren Bereich zu definieren und ihre Struktur zu kennen und zu berücksichtigen.

Die Struktur der therapeutischen Situation hat frühe historische Wurzeln, die bereits im Corpus Hippocraticum erkennbar sind. Seit den Anfängen der naturwissenschaftlichen Medizin und ihrer Erfolge im 19. Jahrhundert geriet diese Grundstruktur zunehmend in Vergessenheit. Dies hat mehrere Gründe, vor allem aber wohl den: Die moderne, zunehmend technokratisch ausgelegte, oft naturwissenschaftlich genannte Medizin meinte, die Schlussfolgerungen und Handlungen allein auf einer *objektivierenden Basis* begründen und ethisch rechtfertigen zu können. Hinzu trat mit der Aufklärung eine Veränderung und Vereinseitigung des Menschenbildes. *Allein* die Anerkennung der *Autonomie* des Menschen und damit des Patienten, teils naiv, teils ideologisch elaboriert und gleichgesetzt mit Menschenwürde, schien bereits der *Schlüssel* zu einer *Humanisierung* der ärztlichen Handlungssituation zu sein. So wichtig die Respektierung der Autonomie des Patienten für die ärztliche Ethik ist, so elementar ist es, zu einer *Differenzierung* dessen, was *Autonomie* bedeutet – jeweils in Abhängigkeit von dem Krankheitszustand, der Persönlichkeit des Patienten und der Situation –, zu gelangen. Eine vom Zeitgeist beförderte Kritik der dann oft paternalistisch genannten ärztlichen Bemühung um *differenzierte Erfassung* der Autonomie des Patienten hat zu einer tatsächlichen Klärung des Verhältnisses von Autonomie und Fürsorge und deren Relevanz in der konkreten Situation bisher noch zu wenig beitragen können. Hier lohnt es sich, nach den *Strukturen der therapeutischen Situation* zu fragen und zu prüfen, ob deren Berücksichtigung helfen kann, zu einer überzeugenden Weiterentwicklung der notwendigen Humanisierung des Verhältnisses von Patient, Arzt und Gesellschaft zu kommen, zu einer Realisierung eines Ausgleichs von Autonomie und Fürsorge, von individuellem Wohl und sozialer Gerechtigkeit.

Im Zentrum ethischer Argumente in der *therapeutischen Situation* stehen also nicht allgemeine, *philosophische* Begründungsstrategien und auch nicht Letztbegründungen für ethisches Handeln. Viele medizinethischen Debatten, etwa um Lebensbeginn und Lebensende, um aktive Beendigung des Lebens und Suizidalität, geraten dadurch ins Uferlose und bleiben dann schließlich doch in der therapeutischen Handlungsbegründung selbst unsicher, unentschlossen. Der hier vorgelegte Lösungsansatz soll dagegen Orientierung geben für das Erkennen und Handeln in einer ganz bestimmten, *der therapeutischen Situation*, einer Situation der Konfrontation mit Not, Krankheit und dem kranken Menschen, einer Situation, die jeden ohne Ausnahme, jedoch in *unterschiedlicher* Weise den Arzt, den Patienten und die Gesellschaft mit in die Verantwortung nimmt.

An vielen Stellen wird Bezug genommen auf den Begriff der *Grenzsituation* im Sinne von Karl Jaspers. Das mag die Frage aufwerfen, ob hier nicht eine Dramatisierung vorläge, auf die besser zu verzichten wäre. Dem ist zu entgegnen, dass wir stets in Grenzsituationen leben. In Krisen- und auch medizinischen Entscheidungssituationen wird uns dies bewusst, nicht um zu verzweifeln, sondern um zu einer Entscheidung zu kommen, die die fachlichen Argumentationsstränge (Prinzipien) und die Erkenntnisse der Grenzsituation berücksichtigt. Aus den Dilemmata heraus führt nicht vernünftige Argumentation allein, so wichtig sie ist, vielmehr die existentielle Positionierung, die sich aus dem Bewusstsein der Grenzsituation ergibt;

dieser Position kommt in all ihrer Angreifbarkeit eine eigene Würde zu, die menschlichem Maß entspricht und die sich rechtfertigen lässt.

1 Ausgangslage und Kritik

1.1 Ausgangslage

Inmitten eines häufig chaotisch wirkenden Wandels der Allianzen und Gegnerschaften ist es nicht leicht, offene Perspektiven, Durchblickbahnen, zu finden auf zukunftsfähige Modelle einer Gesundheitslandschaft von morgen. Der im Folgenden präsentierte Lösungsansatz will hier Orientierungspunkte und Bezugsbereiche aufzeigen. Natürlich erklärt sich ein Teil der das Gesundheitssystem belastenden und destabilisierenden Momente aus dem demographischen Wandel, der Entwicklung kostenintensiver Technologien und den steigenden Leistungsanforderungen bzw. Ansprüchen der Patienten. Aber es gibt noch einen anderen Grund, einen *inneren* Grund. Es bestehen große Unklarheiten hinsichtlich der Erkenntnismöglichkeiten und Verantwortungsbereiche der Akteure, Arzt, Patient, Gesellschaft, zum einen, dann jedoch auch hinsichtlich der anzuwendenden ethischen Konzepte, ihrer Reichweite und der Reichweite der medizinischen Ethik im konkreten Fall. Ärztliches Handeln ist rechtfertigungspflichtig, medizinrechtlich sowieso, vor allem jedoch in der ethischen Reflexion des therapeutisch Handelnden vor sich selbst, gegenüber dem Patienten und der Gesellschaft.

Festzustellen ist vorab zweierlei: Es ist *nicht* primäre Aufgabe der Medizinethik, ein mehr oder weniger befriedigendes Wirtschafts*system* zu kritisieren, solange die medizinethisch für erforderlich erachteten Belange finanziert werden und unabhängiges therapeutisches Handeln möglich ist. Notwendig ist jedoch eine *Auseinandersetzung* mit politischen Verantwortungsträgern spätestens dann, wenn dies nicht oder nicht mehr gewährleistet ist. Zum anderen ist es auch *nicht* primär Aufgabe der Medizinethik, die unterschiedlichen philosophischen Ethikkonzepte, die sich teils überlappen, teils in einem Spannungsverhältnis stehen, auf einer *theoretischen* Ebene zusammenzuführen oder zu harmonisieren. Vielmehr hat die Medizinethik ganz im Sinne einer *praktischen Philosophie* sich zu fokussieren auf einen begründeten *Abgleich der Gesichtspunkte* in der konkreten Situation der ärztlich-therapeutischen Entscheidung. Diese Eingrenzung ist im Folgenden zu begründen. Auch wird zu zeigen sein, dass hierdurch eine viel höhere Entscheidungssicherheit und Entscheidungsqualität zu erreichen ist. Notwendig ist also trotz vieler ungeklärter und sogar divergierender theoretischer Fragen, zu einem praktischen Handlungskonzept medizinischer Ethik zu gelangen.

Zu bemerken ist, dass seit dem erfreulichen Zuwachs des Interesses für medizinethische Probleme, seit der Gründung von medizinethischen Akademien und Instituten europaweit eine große Zahl theoretisch hoch kompetenter Ethiker zu den medizinethischen Fragestellungen gelangt sind. So erfreulich das damit einhergehende hohe theoretische Reflexionsniveau ist, wird darauf hinzuweisen sein, dass die Anschauung und Erfahrung der medizinischen Handlungssituation *von innen* elementar ist. Sie kann nur gewonnen werden im eigenen Handeln und Entscheiden sowie der Verantwortungsübernahme im Entscheiden selbst, in der es eben *nicht* um den theoretischen Abgleich – Annahme oder Verwerfung – und die bloße Diskussion ethischer Konzepte gehen kann. Wo wir nicht beteiligt sind, bleibt uns diese Erfahrung verschlossen.[2] Daraus resultiert die im Folgenden aufzugreifende Herausforderung, das Spezifische der ärztlich-therapeutischen Handlungssituation, die zugleich eine *Erkenntnis- und Entscheidungs*situation ist, zu *erfassen* und *darzustellen*.

Erforderlich ist es, diese *spezifische* Handlungssituation nach außen abzugrenzen und gerade dadurch einen Zuwachs an struktureller Klarheit und Transparenz nach innen zu erreichen für die dann medizinethisch zu rechtfertigende, verantwortliche Handlung. Zu beachten ist, gewissermaßen an der Nahtstelle von innen und außen, dass das ärztliche Handeln sich zugleich an der Hilfsbedürftigkeit und Personwürde des Patienten – nach innen – und dem Gleichheitsgedanken (Menschen- und Personrechte) nach außen orientiert. Das individuelle Wohl des Hilfsbedürftigen ist in verantwortlicher Weise durch den Arzt in Ausgleich zu bringen mit der Verpflichtung auf Gerechtigkeit im Einzelfall wie auch gegenüber der *Solidargemeinschaft* und dem *Gesundheitssystem*.

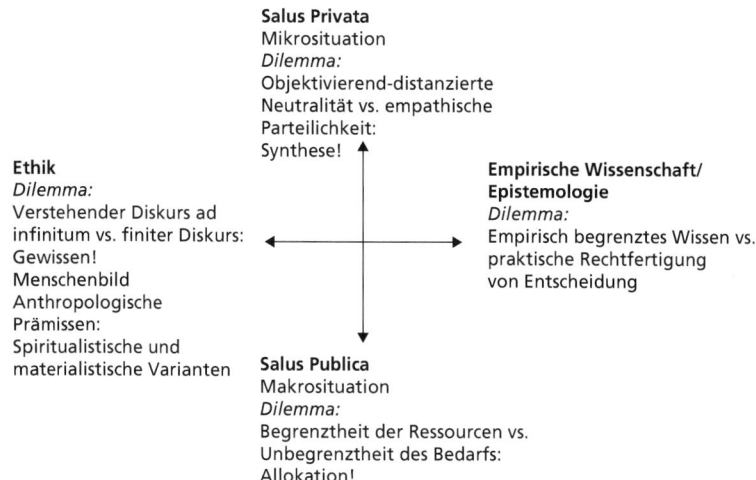

Abb. 1.1: Verantwortungsfelder der angewandten Ethik.

---

2 Dieser Hinweis setzt sich gewiss Angriffen aus. Er ist es jedoch wert, ernst genommen zu werden: Er führt zur Unterscheidung zwischen Rechenschaftspflicht des Arztes gegenüber nichtärztlicher, etwa rechtlicher Instanz (Ethik), die zu bejahen ist, und einer Mit-Entscheidung externer, nicht ärztlicher Instanzen, die zu verneinen ist, weil solche am ärztlichen Erkennen und Handeln selbst nicht beteiligt sind.

Obwohl die Grundstrukturen der ärztlichen Erkenntnis- und Handlungssituation seit den frühen Zeiten des Corpus Hippocraticum erhalten geblieben sind, hat sich ein grundlegender Wandel der Anforderungen ergeben: Zum einen durch die atemberaubende Erweiterung ärztlicher Handlungsmöglichkeiten durch den technologischen Fortschritt. Gewandelt hat sich aber auch die Auffassung des Menschen von sich selbst, also das *Menschenbild* und die jeweilige Gesellschaft, der sich der Mensch zuordnet.

Dass hier allenthalben ideologisch geprägte Versatzstücke drohen bzw. sich anbieten, ist auch für die therapeutische Handlungssituation unübersehbar. Hinter dieser stehen massive Interessen, etwa wirtschaftlicher Art (Patient als Kunde, Ziel: Gewinn), technokratischer Art (Mensch als Maschine, Ziel: Vereinfachung, Rationalisierung) oder soziologischer Art (Zuschreibung von Autonomie oder Fürsorgebedürftigkeit im Sinne interessengeleiteter Vorannahmen: Autonomie als Entlastung von Verantwortung für die Gemeinschaft; Fürsorgebedürftigkeit als Begründung manipulativer Steuerung).

Diese Gefährdungen hat der Arzt zu kennen und im Einzelfall zu erkennen. Er kann sie im *therapeutischen* Handlungsfeld nicht generell lösen. Auch das wird im Einzelnen begründet werden müssen und vor allem wird zu zeigen sein, wie in der konkreten ärztlichen Handlungssituation Autonomie und Fürsorge in einen angemessenen Ausgleich gelangen und menschenbildliche Schieflagen (Patient als Kunde, Patient als Maschine, Patient als bloß abhängiges Wesen, Patient als bloß autonomes Einzelwesen) erkannt und bewältigt werden können.

Mit ihren wachsenden technischen Möglichkeiten ist die Medizin in den letzten Jahrzehnten stetig in ethisches Neuland vorgestoßen. Am deutlichsten zeigt sich dies am Beginn des menschlichen Lebens und an seinem Ende. Vorab zu nennen sind vier Anwendungsfelder der Ethik und die darin grundsätzlich enthaltenen Dilemmata (▶ Abb. 1.1). Das ist zum einen das ethische Spannungsverhältnis von verstehendem Diskurs versus finitem Diskurs, das ist zum anderen die epistemologische Diskrepanz der empirischen Wissenschaften zwischen begrenztem Wissen und praktischer Rechtfertigung von Entscheidung, das ist drittens das Dilemma von objektivierend-distanzierter Haltung versus empathischer Parteilichkeit der Mikrosituation (Salus privata) und schließlich das Dilemma von begrenzten Ressourcen und Unbegrenztheit des Bedarfs, das Allokationsdilemma der Makrosituation (Salus publica).

Die ethische Position ist grundsätzlich eine kritische, also eine auf Entscheidung und Handlung hin angelegte. Sie beginnt mit einem Anruf als einem expliziten oder impliziten Problem. Dieses bestimmt, auf welches Ziel hin sie angelegt ist. Sie endet mit dem Erreichen dieses Ziels oder mit einer mehr oder weniger großen Katastrophe, einem Scheitern. Ethische Entscheidungen beruhen im konkreten Fall auf einer Reihe von Güterabwägungen. Diese orientieren sich im Rahmen des zu führenden Diskurses an einer ihrerseits unter Umständen umstrittenen Güterordnung. Begründungsbedürftig ist hierbei, wann und wo jeweils der Prozess des Diskurses zu einem Abschluss gebracht und somit durch eine Entscheidung und die darauffolgende zu verantwortende Handlung (Eingriff) eine veränderte, neue Situation herbeigeführt wird.

1 Ausgangslage und Kritik

Veranschaulichen wir uns den ethischen und epistemologischen Argumentationsgang polar angeordnet auf einer Achse (▶ Abb. 1.1), so ergibt sich für die praktische Entscheidung Folgendes: Eine Fokussierung bzw. argumentative Abstützung einer Entscheidung auf die epistemologische oder andererseits die ethische Position bringt häufig eine tendenzielle Vernachlässigung des jeweils anderen Problemfeldes mit sich. So verlagert etwa ein konkrete empirische Daten unterbewertendes Konzept die Argumentation auf den ethischen Diskurs, unter Umständen einen solchen ad infinitum.[3] Eine die Ethik unterbewertende Position geht stets einher mit einem die Epistemologie und vor allem die empirisch-erkenntnispraktischen Möglichkeiten überziehenden Ansatz.[4] Beide Extremvarianten sind historisch zu belegen – ihr Scheitern ebenfalls. Ein Bezug auf Empirismus, Objektivismus und Reduktionismus und die von daher vertretene Annahme, die Datenlage sei ausreichende Grundlage ethischer Entscheidungen, übersieht außerdem den damit begangenen naturalistischen Fehlschluss. Die Wissenschaftsgläubigkeit im Bereich der Medizin führte zu einem beispiellosen ethischen Desaster bis hin zu der wissenschaftlich scheinbar begründeten Auffassung des sogenannten »lebensunwerten Lebens«. Fokussiert man dagegen einseitig auf den ethischen Diskurs ohne Berücksichtigung der epistemologischen Problemlage und der insoweit empirisch zu fassenden Fakten, so besteht das Risiko, die Wirklichkeit zu verkennen, also eines *idealistischen Selbstmissverständnisses*[5]. Damit besteht die Gefahr, sich in der Beliebigkeit des prinzipiell infiniten Diskurses zu verlieren und darüber die verantwortete Entscheidung und Handlung zu versäumen. Für das Moment der Beendigung des Diskurses wird der Begründungsbedarf teils anerkannt, teils auch verleugnet. Medizinhistorisch sind materialistische und spiritualistische Begründungsvarianten zu belegen, erstere beispielsweise im Biologismus und Naturalismus, die zweite, spiritualistische Variante findet sich etwa in der Medizin der Romantik, neuerdings auch als Erlösungsvorstellung, die dem Esoterikbereich zuzuordnen ist.

Diesen schwierigen Erkenntnis- und Entscheidungsnotwendigkeiten in Situationen mit dem »Charakter der Gefahr«, hervorgerufen durch Krankheit und Not nämlich, muss sich der Arzt stellen. Er ist gegenwärtig vor allem konfrontiert damit, das medizinisch-technisch Machbare mit den ökonomischen Möglichkeiten weitgehend in Einklang zu bringen. Hier ist jedoch eine *medizinethische Position* gefragt, die sich darüber im Klaren ist, dass sie einen Bedarf, im Sinne des therapeutischen Bedarfs, gegenüber der Politik und dem Gesetzgeber deutlich machen muss, dass sie aber die für erforderlich gehaltenen ökonomischen Ressourcen nicht einfach erzwingen kann. Die damit durch politische Vorgaben wechselnden Grenzen diesbezüglicher Handlungsmöglichkeiten und Verantwortlichkeiten müssen aufgrund von Argumenten offengelegt, abgeglichen und verhandelt werden.

Medizinethische Ansätze, die sich mit sozialethischen Fragen beschäftigen, bleiben zu häufig vage und unklar, unentschlossen. Das liegt daran, dass die aktuell tonangebenden ethischen Konzepte zwar die ärztlich-therapeutische Handlungssi-

---

3 Im Kontrast zum naturalistischen Fehlschluss ist hier die Gefährdung zu erkennen, in einen »idealistischen Fehlschluss« zu geraten!
4 Anschauungsmaterialien in beide Richtungen zeigten sich in der Pandemiedebatte.
5 Kick 1999, 1998; Küng 1995.

tuation im Fokus haben, jedoch die Abgrenzung gegenüber Rahmenbedingungen unklar bleibt. Dadurch wird der Begründungszusammenhang der Verantwortlichkeiten intransparent und umständlich.

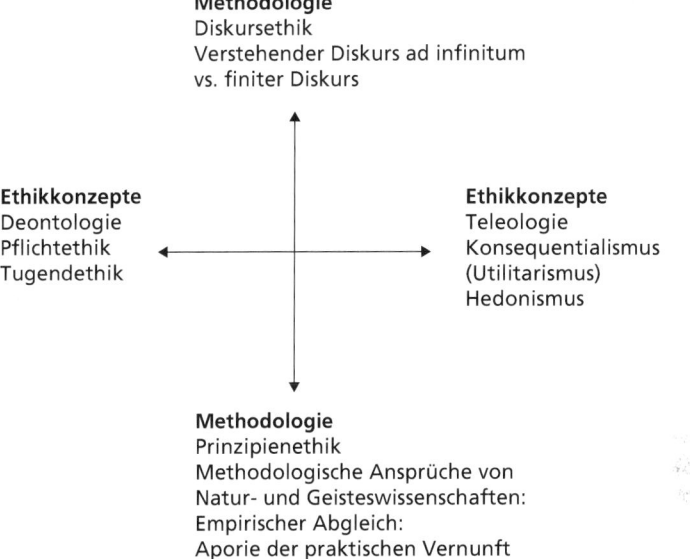

Abb. 1.2: Ethische Begründungskonzepte und Methodologie der Medizinethik. Der methodologische Gegensatz von Prinzipienethik und diskursethischem Ansatz darf als Herausforderung für einen weiterführenden Ausgleich gelten, der seinen Abschluss findet in einer konkreten existentiellen Entscheidung. Ethik in der Begegnung von Arzt und Patient: Hier greift das 3-Phasen-Prozessmodell der therapeutischen Situation (vgl. insbes. ▶ Kap. 7). Pflichtethische und konsequentialistische Ethikkonzepte sind sich gegenüberzustellen, sie bilden die Grundlage eines Ausgleichs, der in der existentiellen Entscheidung aufgehoben ist.

»Medizinethisches Handeln ist häufig so strukturiert, dass es sich auf das Besondere einer *Situation* einlässt und genau diese Partikularität zum Dreh- und Angelpunkt der Entscheidung nimmt.«[6] Wenn das so ist, muss diese Situation spezifiziert, erläutert und begründet werden. Zu klären ist die Frage nach der *Struktur der Situation*, in der sich ärztlich-therapeutisches Erkennen und Handeln gestaltet und ethisch behaupten muss.

Angesprochen ist damit auch der Stellenwert der zur Verfügung stehenden allgemeinethischen Konzepte und methodologischen Ansätze, wie sie in der konkreten Handlungssituation Orientierung geben können (▶ Abb. 1.2). Pflichtethik und Konsequentialismus, *beide*, haben ihre Berechtigung in der ärztlich-therapeutischen Handlungssituation. Sie müssen gewichtet werden und können nicht stets in einen quasi geradlinigen und konsistenten Begründungszusammenhang gebracht werden,

---

6 Maio 2017, S. 48.

ohne das medizinethische Anliegen, den infrage stehenden und zu bewahrenden, in der therapeutischen Situation zu erreichenden Wert, als Sinnziel zu verfehlen. Dieser Abgleich kann mit einem diskursethischen Ansatz vorangebracht werden ohne die Illusion, hier stets und quasi algorithmisch zu einem eindeutigen Ergebnis zu gelangen. Vielmehr ist von einem solchen Diskurs primär und vor allem die Erfassung und Klärung der *dilemmatischen Konstellation* zu erwarten. Dies ist ein erhellendes Zwischenergebnis, das tugendethische Aspekte zusätzlich herausfordert, um die damit gegebene Krise der Entscheidung und im äußersten Fall die *Grenzsituation* durchzustehen. Dass ein alleiniger prinzipienethischer Ansatz häufig zu endlosen Begründungsrekursen führt, über die dann doch keine »letztbegründende« Einigkeit zu erzielen ist, ist für medizinethische Probleme weitgehend anerkannt. Wenn darauf aufmerksam gemacht wird, dass die Prinzipienethik mit der konkreten Lebenswelt oft erst in Verbindung gebracht werden müsse,[7] so ist dem zuzustimmen, gleichzeitig jedoch klarzustellen, welche Lebenswirklichkeit des therapeutischen Handelns genau gemeint ist. Die sogenannte Care-Ethik[8] ist ein diesbezüglicher Versuch; sie kann jedoch keine befriedigende Antwort geben,[9] weil die Aufmerksamkeit zu einseitig auf das *Bedürfnis* der Person gerichtet ist. Verfehlt wird dabei die Auseinandersetzung mit dem, was als »Bedarf« zu erfassen wäre. Die entscheidende Frage ist damit ausgesprochen, wie diese Aspekte in der therapeutischen Handlungssituation zusammengeführt werden können, um zu einer aus ganzheitlicher Sicht ethisch vertretbaren Entscheidung zu kommen. Hermeneutische Ansätze bieten sich an,[10] führen jedoch zu einem Abbruch eben dort, wo es um die Berücksichtigung und den bewertenden Umgang mit im medizinischen Alltag doch stets präsenten, nicht verständlichen »Fragmenten« geht. Richtig ist, dass hier die *Reflexion der Beziehung* der Akteure vollumfänglich tragend wird, zugleich aber aus dieser heraus als Grundlage der Entscheidung und des Handelns *Verständliches* und *Nichtverständliches* zu einer *Zwischensynthese* zu führen ist, um zum verantwortlichen Handeln zu kommen.

Damit gelangt man zu der Frage, wo diese sehr *spezifische*, nämlich therapeutische Situation beginnt, wie und ob überhaupt sie die Komponenten des Erkennens und Handelns zu einem *Sinnziel der Hilfe*, dem Therapieziel, zusammenführt und damit zu einem Abschluss bringt: Wie also ist die Struktur der *therapeutischen Erkenntnis- und Handlungssituation* gekennzeichnet, in der medizinische Ethik zur Geltung kommen kann?

In der *medizinethischen* und *medizintheoretischen* Literatur der letzten Jahrzehnte ist u. W. nirgendwo die *Struktur* der *therapeutischen Situation* vertieft entfaltet worden. In der psychotherapeutischen Literatur taucht der Begriff gelegentlich auf, jedoch nur prozessual-deskriptiv, nicht als Orientierungsgegebenheit mit eigenständiger Relevanz. Abgesehen von V. E. von Gebsattels[11] richtungsgebender Situationsanalyse, die außerhalb der anthropologischen Medizin und Psychiatrie

---

7 Maio 2017, S. 185 ff.
8 Conradi 2001.
9 Maio 2017, S. 186.
10 Gadamer 1993.
11 v. Gebsattel 1953.

kaum rezipiert wurde, ist die Relevanz der therapeutischen Situation für das medizinische, ethisch begründete Handeln bisher unbeachtet geblieben.[12]

1.2 Bisherige Ansätze und offene Fragen

Das Fehlen einer Begrifflichkeit für die therapeutische Situation und das Übersehen einer diesbezüglichen Relevanz für die medizinische Debatte bedeutet ein gravierendes Orientierungsdefizit und einen erheblichen Nachteil für die Entwicklung der Medizinethik der letzten Jahrzehnte. Es ist dies anhand vieler *medizin*ethischer Veröffentlichungen zu belegen, die in ihren ethischen Schlussfolgerungen methodisch und inhaltlich vage bleiben. Hartmut Kreß[13], der konsequent von einem allgemeinethischen Ansatz aus argumentiert und von daher bemerkenswerte Durchblickbahnen auf aktuelle medizinethische Problemsituationen eröffnet, erwähnt den Begriff der therapeutischen Situation[14] zwar, zieht diesen jedoch nicht für die Fülle medizinethischer Problemstellungen heran. Er beklagt die Einseitigkeit des den medizinischen Alltag dominierenden objektiven Krankheitsbegriffs und erhofft sich aus der Dialogsituation heraus einen Gewinn an Beziehungsqualität, d. h. an Verständigung zwischen Arzt und Patient, aus der dann die »dialogische Verantwortungsethik«[15], konkret, die ethisch vertretbare Handlung resultiert. Dies ist wichtig, bleibt jedoch, für medizinethische Belange methodisch zu allgemein, um die Bedeutung gleichzeitiger Berücksichtigung von subjektiven und objektiven Komponenten und deren personaler Integration in der konkreten therapeutischen Handlungssituation befriedigend aufzuzeigen.

Aufgrund des fehlenden Rückbezugs auf die Struktur der therapeutischen Handlungssituation kommt es zu charakteristischen Verwerfungen bereits auf der Ebene des Erkennens von Krankheit und Not, welche nur in ihrem subjektiv-objektiven Doppelaspekt[16] adäquat zu erfassen ist. Besonders deutlich wird dies bei psychiatrischen Krankheitsbildern. In der prinzipienethischen Entwicklung einer *Patientenautonomie* als »Schlüssel-Kontroverse« der Therapie bleibt die Frage ungeklärt, wo diese aus *ethischen* Gründen therapeutisch relativiert werden darf und muss und worauf hin (!).[17] Rehbock[18] rekurriert nach einem existentiellen Ansatz doch schließlich wieder auf einfache Kriterienkataloge, wie sie im Rahmen prinzipienethischer Ansätze vorzufinden sind, an denen sich ethisches Verhalten und Ent-

---

12 Thomas 1969: Konrad Thomas hat den Situationsbegriff unter Bezugnahme auf die Phänomenologie von Husserl auf kulturell normvariante Abläufe der Beziehung von Subjekt und Gegebenheit praktisch angewandt.
13 Kreß 2009, S. 27.
14 Kreß 2009, S. 28.
15 Kreß 2008.
16 Heinz 2015.
17 Wiesemann, Simon 2013.
18 Rehbock 2005.

scheiden in der Praxis orientieren solle. Der existentielle Ansatz, der *philosophisch* konsequent entwickelt wird, bleibt gegenüber der konkreten therapeutischen Erkenntnis- und Entscheidungssituation unverbunden, ratlos. Dies liegt wesentlich daran, dass die Struktur der medizinischen Erkenntnis- und Handlungssituation nicht erfasst wurde.[19] Das ist aber eine Bedingung, um zu verstehen, von welchen Voraussetzungen her und auf welche Sinnziele hin die medizinischen Entscheidungen getroffen werden sollen. Nicht jede medizinische bzw. therapeutische Erkenntnis- und Handlungssituation ist eine ethische Grenzsituation für den zur Entscheidung aufgerufenen Arzt. Sie wird es allerdings dann, wenn der Arzt konfrontiert ist mit Dilemmata, die unausweichlich zu einer Verletzung, wenn nicht gar zur Nichtbeachtung eines Wertes in dieser ganz spezifischen therapeutischen Entscheidungssituation führen, um einen anderen zu bewahren. Zwar soll die philosophische Ethik zur Lösung medizinethischer Probleme *beitragen* – sie kann es und muss es –, jedoch können und sollen innerhalb der akuten therapeutischen Handlungssituation – unter Zeitdruck etwa – nicht die theoretischen Probleme der philosophischen Ethik expliziert und gelöst werden.[20] Rehbock[21] diskutiert die medizinethischen Fragen, die durch einen theoretisch-philosophischen Ansatz *nicht* geklärt werden können. Dem ist zuzustimmen, da die theoretischen Ansätze einer allgemeinen Ethik so lange nichts zu einer medizinethischen Entscheidung praktisch beitragen, als nicht die *Grundsituation*, innerhalb derer sie etwas beitragen sollen, geklärt ist. Sonst könnte eine therapeutisch verantwortlich, aus Fürsorge getroffene Entscheidung, um einem Patienten mit destabilisierter Autonomie unter Inkaufnahme einer vorübergehenden Einschränkung der Autonomie zur Restitution der Autonomie zu verhelfen, nachfolgend ungerechtfertigterweise als paternalistisch oder autoritär apostrophiert werden.

Heubel[22] sieht die ärztliche Handlungssituation in direkter Abhängigkeit und im Zusammenhang mit dem sozialökonomischen System und Umfeld (Makrosituation). Diese Betrachtungsweise erschwert eine Auseinandersetzung mit diesem Umfeld aus der ärztlich-therapeutischen Position heraus: Sie überfordert den Arzt durch die gleichzeitige Beanspruchung als Therapeut und Agent einer Auseinandersetzung, die in eine Systemkritik mündet, münden muss. Das hat zur Folge, dass der Arzt als Therapeut sich in einer laufenden ökonomischen, im Grunde sozialpolitischen Auseinandersetzung nach außen befindet, was eine Überforderung bzw. zumindest eine Ablenkung vom ärztlichen Kerngeschäft der Therapie mit sich bringt. Ärztliches Handeln darf sich nicht abhängig machen vom umgebenden Wirtschaftssystem. Es *ist* allerdings abhängig von einer – politisch zu verantwortenden und durchgeführten – Finanzierung durch das jeweilige Wirtschaftssystem. Heubel, Kettner und Manzeschke[23] stellen wiederholt fest, dass »die Entlassung der Institution Krankenhaus aus öffentlicher Verantwortung« einen »moralisch relevanten Defekt« darstelle. Institutionell müsse gesichert sein, dass zwischen dem medizinisch

---

19 Rehbock 2005, S. 139.
20 Rehbock 2005, S. 64 ff. (»Löst die Ethik die Probleme?«).
21 Rehbock 2005, S. 336.
22 Heubel 2012.
23 Heubel, Kettner, Manzeschke 2012, S. 93.

1.2 Bisherige Ansätze und offene Fragen

Angezeigten und dem finanziellen »Gewinninteresse« auf transparente Weise abgewogen werde. Transparenz alleine genügt jedoch nicht, da mit jeder therapeutischen Aktion die Spannungen mit der institutionellen Umgebung aufleben und als Konflikt ausgetragen werden müssten. Heubel schlägt den »Schutz der therapeutischen Interaktion« als *normative Vorgabe* sowohl für den Krankenhausträger wie für eine sich selbst organisierende Profession vor. Wie das allerdings gewährleistet werden soll, bleibt ungeklärt angesichts der offensichtlichen Macht-Asymmetrie von Arzt und Institution bzw. kommerzialisierten Krankenhauskonzepten, die die Abwicklung der Therapie zwischen Arzt und Patient schlichtweg als »Leistungsaustausch« auf der Basis einer geschäftlichen Verhandlung betrachten. Das medizinethische Anliegen auf die »therapeutische Interaktion« zu begrenzen, greift zu kurz, weil es nicht nur um *rational verhandelbare*, sondern seitens des Patienten um *emotionale Anliegen* zudem im Status der Schwäche, des Leidens und Krankseins geht. Dieses Leiden kann nur beantwortet werden im Rahmen einer in seiner Komplexität klar erkannten und analysierten Gesamtsituation, in der wirtschaftliche Interessen und therapeutische Notwendigkeiten auch unterschieden werden können. Eine Reduzierung auf den Aspekt der *Interaktion* zwischen Arzt und Patient bedeutet eine Überforderung, da diese dem sozioökonomischen Druck der Umgebung schutzlos ausgesetzt ist, einem Druck, der sich selbst für hinreichend marktförmig begründet bzw. rational gerechtfertigt hält.

Wenn Wiesing und Marckmann[24] davon sprechen, dass der Arzt als »Doppel-Agent« gefordert sei, so ist damit eben diese Gegebenheit beschrieben, dass er als solcher zugleich dem individuellen Wohl des Patienten wie dem Allgemeinwohl, der Solidargemeinschaft, verpflichtet sei. Wiesing und Marckmann verkennen allerdings, dass dieses Problem grundsätzlich nicht mit einer Vergegenwärtigung der Verhältnisse und auch nicht mit einer Erweiterung der zur Verfügung gestellten Ressourcen zu lösen ist. Verdeutlicht werden muss die Problemlage vielmehr durch eine *Bewusstmachung des Handlungsfeldes* und einer Klärung *der Identität des Akteurs* in diesem Feld. Klare Identität ermöglicht die Übernahme unterschiedlicher Rollen, zum einen als Therapeut und zugleich als Rollenakteur in den komplexen sozialpolitischen *Strukturen der Handlungssituation* nach außen. Solange der Zusammenhang von Identität und Handlungsfeld, Identität und Rolle nicht gelöst ist, bleibt die sogenannte Doppelagentenrolle nebulös, damit überfordernd. Sind die Gegebenheiten allerdings klar, liegt die Verantwortlichkeit des Arztes oder seiner Repräsentanten zuallererst darin, für die Zurverfügungstellung der medizinisch als erforderlich erkannten Ressourcen zu argumentieren und in den entsprechenden politischen Gremien diesbezüglich zu verhandeln. Für die getroffenen Entscheidungen sind die Repräsentanten und Mandatsträger der Gesellschaft sozialpolitisch verantwortlich.[25] Für ein Erkennen von individuellen Dringlichkeiten der Verteilung dagegen ist Erfahrung und Ethos des Arztes in der spezifischen ärztlichen

---
24 Wiesing, Marckmann 2009, S. 52 ff.
25 v. Engelhardt 2019.

Handlungssituation, die nicht in formalen Regeln aufgeht, erforderlich.[26] Zusätzlich notwendig ist ein *kompetenter Umgang mit Dilemmata* ineins und zusammen mit Kenntnis und Anerkennung situativer *Strukturen*, die Hilfe und Orientierung geben. Das eben soll in einem hier darzustellenden, medizinethisch vertretbaren Handlungskonzept unter Heranziehung und Erfassung der Struktur der therapeutischen Situation ermöglicht werden.

Wirtschaftspolitische, neoliberal inspirierte Lösungsansätze laufen darauf hinaus, dem Ansatz von Heubel diametral entgegengesetzt[27] (der eben durch Darstellung therapeutischer Erfordernisse nach außen auf das Wirtschaftssystem Einfluss nehmen möchte), gleichfalls ohne klar definierte Substruktur (Situationsgrenze) die Instrumente der Ökonomiewissenschaften in die ärztliche Tätigkeit zu transferieren. Entsprechend dem Wissenschaftsverständnis der Ökonomiewissenschaften sollen Krankheiten auf ihre objektivierbaren Aspekte (Merkmale) reduziert und daran anknüpfend die Wirksamkeit von Eingriffen festgestellt und von daher der Einsatz der Mittel bestimmt werden. Dieser Ansatz muss schon daran scheitern, dass das therapeutische Handlungsfeld vielschichtiger, Krankheit komplexer ist, als dass sie sich auf die objektivierende Ebene reduzieren ließen. Es ist ein klarer Mangel des gegenwärtigen Medizinbetriebes und maßgeblicher Vertreter der Ärzteschaft, hier dem einseitig objektivistischen Ansatz um des ökonomischen Trends willen gefolgt zu sein. So heißt es, Ärzte sollten zu Therapiemanagern werden und sollten endlich lernen, was im Hinblick auf die effiziente Führung des Unternehmens »Arztpraxis« und des Unternehmens »Krankenhaus« zu tun sei.[28] Angesichts eines solchen Maßes an erschreckender Orientierungslosigkeit seitens der Politik und leider auch eines nicht unerheblichen Teils der Ärzteschaft bezüglich der unterschiedlichen Charakteristika von therapeutischem und geschäftlichem Handlungsfeld ist es vordringlich, die anthropologischen und empirisch-faktischen Voraussetzungen des *therapeutischen* Handelns und der Regeln des *geschäftlichen* Handelns zu klären, was im Verlauf der weiteren Argumentation geschehen soll.

Hinzu kommt: Ein zukunftsweisendes Konzept muss Klarheit darüber schaffen, was die *Besonderheiten* des *therapeutischen Handlungsfeldes* ausmacht und zudem, welcher *Status den therapeutischen Akteuren*, welcher Schutz und welche Unterstützung seitens der Gesellschaft und der politischen Verantwortungsträger ihnen zukommen muss, damit sie ihre Aufgabe des Erkennens und Behandelns von Krankheit erfüllen können. Wie im Weiteren gezeigt werden wird, verdeckt die Transferierung von ökonomischen Begrifflichkeiten in einen Bereich, in den sie nicht gehören, die Spezifität und Komplexität des therapeutischen Handlungsfeldes.

Wie die Erfahrungen der letzten Jahrzehnte in unserem Gesundheitssystem zeigen, reicht ein Transfer allgemeinethischer Konzepte auf medizinethische Fragestellungen nicht aus. Solche Konzepte bedürfen nämlich in der Praxis jeweils für den medizinischen Einzelfall umständlicher Herleitungen, die ad hoc in der akuten

---

26 Eine Gesellschaft wird stets auf Ärzte angewiesen sein, die mehr zu geben bereit sind, als durch Geld auszugleichen oder durch rechtliche Regelungen zu erzwingen ist. Vgl. Sandel 2013: »What money can't buy«.
27 Heubel 2012.
28 Zitat nach Carstensen 1998.

medizinischen Handlungssituation nur schwer zu leisten sind. Deontologische, konsequentialistische wie auch tugendethische und diskursethische Aspekte sind als Grundlage für eine medizinethische Argumentation selbstverständlich zu berücksichtigen. Die Frage ist aber, wie diese in der konkreten Situation zusammenzuführen bzw. gegeneinander abzuwägen sind. Dieses Anliegen hat Niederschlag gefunden in der medizinischen Prinzipienethik von Beauchamp und Childress (1979), die sich bekanntlich an den Prinzipien der Autonomie, des Nichtschadens, des Nützens bzw. der Fürsorge und des Prinzips der Gerechtigkeit ausrichtet (Vierprinzipienkonzept). Die Gewichtung der Prinzipien bleibt im individuellen Entscheidungsfall ein kombiniertes Erkenntnisproblem und ein Problem des darüberhinausgehenden abwägenden Diskurses. Das gilt für den Abgleich des Prinzips der Fürsorge und Autonomie im individuellen Fall und dem Prinzip der Gerechtigkeit im Verhältnis des Individuums (salus privata) gegenüber der Solidargemeinschaft (salus publica). Die Autoren selbst verkennen dieses Problem natürlich nicht. Am Schluss des 500-seitigen Werkes wird ohne Weiteres konzediert, dass es von dem *Charakter des Akteurs* abhänge, wie er in diesen Prinzipienfragen mit Haltung und Charakter entscheide. Das ist eine allgemeinethisch gewiss anerkennenswerte Ehrlichkeit, bleibt im medizinischen Entscheidungsprozess jedoch unkonkret und unbefriedigend.

Ansätze der hermeneutischen Ethik, die diese zunächst unverbundenen Prinzipien im individuellen Fall durch ein Verstehen des Patienten zusammenzuführen trachten, belassen es bei dem Hinweis auf den *Diskurs*, im Sinne eines allgemeinen Dialogs, basierend auf Tugend und Gewissen bei der Entscheidung.[29] Das Besondere der Dialogstruktur aus der Sicht der Verantwortung des Arztes und des Vertrauens des Patienten ist damit gar nicht erfasst. Sie müsste in eine Hermeneutik überleiten als einer Methode des Verstehens der biographischen Gestalt in einer bestimmten medizinischen Handlungssituation, kann jedoch nicht ausweisen, wo aus ethischem Belang der hermeneutische Prozess abzubrechen und zum entschiedenen Handeln überzugehen ist. Die Diskursethik, die insoweit der hermeneutischen Methode nahesteht, profiliert sich insbesondere in der Herausarbeitung von *Dilemmasituationen*, die für die praktische Medizinethik das zentrale, sehr ernst zu nehmende Problem, aber nicht die Lösung sind.

Sieht man, wie etwa Maio[30], die Fürsorgeethik bzw. Care-Ethik als »eine Reaktion auf die Einseitigkeit der Prinzipien- bzw. der Pflichtethik«, so macht er auf etwas Wichtiges aufmerksam, *zeigt jedoch eben nicht*, wie die Prinzipien, die nicht auf eine »Umsetzung von Regeln reduziert werden«, noch etwa sich in subjektiver Beliebigkeit erschöpfen dürfen, in eine ethisch begründete therapeutische Handlung umzusetzen wären. Richtig immerhin ist die Feststellung, dass ein individuelles Eingehen auf einen ganz bestimmten Menschen *innerhalb eines vorgegebenen Rahmens*[31] erforderlich sei. Es unterbleibt leider die notwendige Bestimmung dieses Rahmens als therapeutische Handlungssituation. Damit wird die Lösung der Grundfrage verfehlt, wie sich in einer Arzt-Patient-Beziehung und Handlungssi-

---

29 Beauchamp, Childress 1994, S. 462 ff.
30 Maio 2017, S. 197.
31 Maio 2017, S. 197.

tuation die genannten Prinzipien als ordnungsstiftende Komponenten aufgreifen und zu einer konkreten Lösung führen lassen. Die traditionellen Aporien, die sich natürlich auch in den aktuellen methodologischen Ansätzen wiederfinden, müssen schließlich in einen praktischen Lösungsweg münden und in einer Entscheidung *aufgehoben* sein. Die allgemeinethischen Ansätze, so unverzichtbar sie für eine medizinische Ethik als Bezugsbereich sind, reichen eben nicht aus, um das medizinische Erkenntnisanliegen hinsichtlich der Erfassung von Krankheit, der Indikation und der daraus folgenden ethischen Handlungskonsequenzen zu entwickeln und zu begründen.

Dabei stößt man auf das Problem, dass es für die jeweils konkrete, therapeutische Erkenntnis- und Handlungssituation auf eine wiederum ethisch zu begründende *Eingrenzung* der Verantwortung zum einen und zum anderen um eine *erweiterte* komplexere *Erkenntnislage* geht. Eine hermeneutische Ethik des Verstehens kann und möchte hier über die Festlegung auf objektivierbare Fakten hinausführen. Sie geht jedoch einher mit einer Gefährdung durch uferlosen Diskurs und einer Ratlosigkeit gegenüber nichtverstehbaren Befund-Komponenten, ferner gegenüber der Frage, wie mit dem »Rest«, etwa somatisch determinierter Prozesshaftigkeit, umzugehen sei. Auch eine Erweiterung dieses Ansatzes in der *Ethik der Sorge* (Care-Ethik) führt hier nicht zu einem Orientierungsgesichtspunkt dahingehend, *wann* vom Mitfühlen und Verstehen zum entschiedenen Handeln überzugehen ist. In der Weiterführung als einer *Ethik der Begegnung* von Arzt und Patient ist zwar zu einer Differenzierung der Beziehungsqualität und zur Gestaltung eines respektvollen Dialogs zu gelangen, sachlich und »technisch« notwendige und sinnvolle Asymmetrien in der Beziehung zwischen Arzt, Patient und Gesellschaft können in diesem Ansatz nicht adäquat erfasst und abgebildet werden. Das führte, geschichtlich lässt sich dies zeigen, immer wieder zu Einseitigkeiten, die die subjektive Innerlichkeit als alleinigen Maßstab des Handelns auffassten. Notwendig stößt man also auch hier auf die Frage nach der *Struktur* der Erkenntnis- und Handlungs*situation*. Zu fragen ist daher, wie Betroffenheit durch die Not verbunden werden kann mit einer durchaus distanzierten objektivierenden Erfassung der Störung bzw. der Krankheit und schließlich wie dies zusammenzuführen ist mit einem adäquaten, hermeneutischen Geschehen im Dialog, das im Idealfall zu einer gemeinsam und differenziert verantworteten Handlungsentscheidung führt. Bedingung für einen solchen Lösungsansatz muss sein, dass die genannten Gesichtspunkte, wie auch pflichtethische und konsequentialistische Aspekte, weiterhin auf einen Ausgleich von Individual- und Gemeinwohl bezogene Gesichtspunkte, in einen ethischen Diskurs eingebracht werden. Aufgeworfen ist damit die Frage der Zuordnung der Gesichtspunkte, die Frage also hinsichtlich der Binnenverfassung der medizinischen Erkenntnis- und Handlungssituation, und von daher zum einen die Frage nach der Erkenntnisebene, von Betroffenheit (Subjektivität), der Ebene von objektivierbaren Gegebenheiten, schließlich der personalen Ebene, auf der subjektive und objektivierbare Gegebenheiten zusammengeführt werden. Dies kann selbstverständlich nicht zu einer Harmonisierung der unterschiedlichen ethischen Gesichtspunkte auf der *theoretischen* Ebene führen. Erforderlich und anzustreben ist es jedoch, in einer therapeutischen Erkenntnis- und Handlungssituation die unterschiedlichen, sich zum Teil widersprechenden und in Spannungen stehenden ethischen Prinzipien und Konzepte für die konkrete und individuelle Erkenntnis- und Handlungskonstellation zu gewichten und dieser Gewichtung entsprechend die Handlung zu verantworten. Damit ist bereits über eine Betrachtung der strukturellen Ebene hinaus eine prozessuale Perspektive berührt, die für das Verständnis einer Lösungsfindung unter adäquater Berücksichtigung allgemeinethischer Gesichtspunkte von grundlegender Bedeutung ist. Die Definition der therapeutischen Situation als Praxis, erweitert durch eine theoretische, etwa *prozessdynamische Sichtweise*, wird daher im Zentrum jeder lösungsorientierten Konzeptualisierung stehen müssen.

1.3 Offene Systemwidersprüche: Humanität und Rentabilität

Medizinethische Konzeptbildungen greifen typologisch auf unterschiedliche Lösungsansätze zurück, um eine »medizinische Bereichsethik« zu definieren. Eine Gruppe von Ansätzen bezieht sich auf unterschiedliche *allgemeinethische Konzepte* und bestimmt bei jeder konkreten medizinethischen Fragestellung erneut ab ovo die spezielle medizinethische Entscheidung. Auch wenn dies inhaltlich nachvollziehbar und hinsichtlich der jeweiligen Resultate konsistent ist, so ist für die Praxis in einer akut zu fällenden Entscheidung ein solches Vorgehen kaum handhabbar. Von daher gehen medizinethische Konzepte in der Regel doch wieder pragmatisch auf abgeleitete Kriterienkataloge zurück, die sich auf ein bestimmtes typologisches Repertoire von Entscheidungskonstellationen beziehen. Es bleibt die bekannte Schwierigkeit aller Kriterienkataloge, dass diese dem speziellen Fall *nie ganz* entsprechen. Sie bewegen sich dann *methodisch* in vergleichbarer Nähe zu ethischen Prinzipien mit den bekannten Schwierigkeiten bei der konkreten Applikation. Eine Prinzipienethik weist zwar die Prinzipien aus, die grundsätzlich relevant sind, kann jedoch aus diesem Ansatz heraus nicht stets zeigen, wie bei sich widersprechenden Prinzipien konkret zu verfahren ist, um zu einer tragfähigen Entscheidung zu kommen.

Systemische Ansätze gehen von einer prozessualen Einheit spezieller bzw. individueller Entscheidungssituationen und dem jeweiligen sozialen Umfeld aus. Zwei typologisch unterschiedliche Ansätze sind hier in der medizinethischen Argumentation zu erkennen. Die Argumentation kann von der individuellen *Mikrosituation* (Interaktion von Arzt und Patient) ausgehen und Anforderungen von daher hinsichtlich des diese Situation umgebenden Gesamtfeldes, also im Blick auf wirtschaftliche und sozialpolitische Gegebenheiten, stellen. Auf diese Weise wird versucht, die medizinethischen Anliegen zu sichern. Eine solche Systematik ist jedoch sozialpolitisch kaum durchsetzbar, da es bedeuten würde, das gesamte Wirtschaftssystem, etwa die klinischen Institutionen und auch die individuellen therapeutischen Handlungssituationen, umstandslos auf klinische Bedürfnisse auszurichten. Vor allem aber wäre sozialethisch dadurch das Gerechtigkeitselement gegenüber der Solidargemeinschaft nicht gesichert bzw. infrage gestellt. Umgekehrt kann ein systemisches Modell auch auf der Makroebene ansetzen mit der Behauptung etwa, dass ein liberales Marktsystem am besten geeignet sei, preiswerte Angebote und ethische Werte bis auf die Mikroebene der therapeutischen Situation zu sichern. Dass dem nicht so ist, liegt in der Charakteristik der Verhandlungssituation von Akteuren mit asymmetrischen Voraussetzungen, wie an anderer Stelle ausgeführt werden wird. Es resultiert ein begründeter Appell dahingehend, hier *Systemgrenzen* zu beachten: Letztere sollen *Makrosituationen*, die sozialpolitischen und marktwirtschaftlichen Regeln folgen, unterscheiden von Mikrosituationen, in der *therapeutische* Regeln bzw. Grundsätze gelten.

Konzeptuell wird hier im Allgemeinen versucht, durch ein *Rollenmodell* im Sinne der Zuschreibung einer doppelten Rollenverantwortung des Hauptakteurs, des Arztes, Deutlichkeit zu erreichen. So richtig die Zuordnung dieser *doppelten Verantwortung* ist, so muss dieses Rollenmodell weiter spezifiziert werden. Zum einen hinsichtlich einer Zuteilung im Bereich der therapeutischen Mikrosituation für den einzelnen Patienten wie auch als Verantwortlicher für die richtige Verteilung von Ressourcen aus dem sozialpolitisch vorgegebenen Rahmen der Solidargemeinschaft. Diese sogenannte »Doppelagentenrolle« erfasst Richtiges, überfordert als *reines* Rollenmodell jedoch den Arzt als Person, weil die Widersprüchlichkeiten ohne ordnungsstiftende Zusatzannahmen nicht zu lösen sind. Die richtig gesehene *Doppelrolle* muss bezogen werden auf eine *einheitliche* therapeutische Identität. Mit der therapeutischen Identität des Handelnden ist der Bereich der Verantwortung definiert, die begrenzt ist auf den therapeutischen Handlungsraum, innerhalb dessen eben der Verantwortung durch die Rollenübernahme nachgekommen werden kann. Dadurch ist eine differenzierende Übernahme zum einen der Rolle als für den Patienten verantwortlicher Therapeut, wie zusätzlich als Verteiler der zuvor sozialpolitisch verhandelten und zugeteilten Ressourcen möglich. Hier bedarf es also einer grundsätzlichen identitätstheoretischen Erweiterung, der dann das mehrdimensionale Rollenmodell zuzuordnen ist. Die daraus sich ergebende Konsequenz wird später konzeptuell aufzugreifen sein.

Gesetzgeberische, institutionelle bzw. staatliche Rahmenbedingungen definieren die zur Verfügung gestellten Ressourcen, schützen und limitieren sie auch. Dies gilt auch und gerade für ein Gesundheitssystem, das im Rahmen einer liberalen Marktwirtschaft funktionieren soll. Damit sind sozialethische und politische Fragen der gerechten Allokation und der *Humanisierung der Limitierung* aufgeworfen.[32] Natürlich sieht sich das *Gesundheitswesen* in unserem politischen System, wie andere Kulturprodukte auch, stets mit Fragen der Wirtschaftlichkeit konfrontiert. Die Besonderheit hinsichtlich des Gegenstandsbereiches Gesundheitswesen indes ist, dass bei Misslingen dieses Unternehmens stets grundlegende humane Werte gefährdet sind. Wenn die These richtig ist, dass die ungeklärten Fragen unseres Gesundheitswesens die inneren Systemwidersprüche unserer freiheitlichen, liberalen und sozialen Demokratie paradigmatisch widerspiegeln, so kann in der Bearbeitung der damit deutlich werdenden Probleme eine Überlebensfrage gesehen werden. Der innere Systemwiderspruch unserer Gesellschaftsordnung und so auch unseres Ge-

---

32 Kick 2005, S. 174.

sundheitswesens liegt darin, dass es wirtschaftlich als Überlebensstrategie auf Rentabilität setzen muss, jedoch sich daraus die Lösung der sozialen Fragen und mit ihr die Verwirklichung menschlicher Werte keineswegs von selbst ergibt (!). Die Verwirklichung von menschlichen Werten, z. B. Förderung der Schwachen, Sorge um die Kranken, bedarf ihrerseits freilich einer wirtschaftlichen Basis, soll sie auf Dauer gelingen. Ein System, das den Kontakt zu den wirtschaftlichen Ressourcen verliert, kann nicht überleben und wird damit auch in der humanen Umsetzung der Werte scheitern. Unser freiheitliches System hat den Vorteil, dass diese *Systemwidersprüche* gesehen und offengelegt werden können, was eine Voraussetzung eines fairen Ordnungs- und Verteilungsverfahrens ist.

Aufgabe einer Medizinethik kann es nicht sein, den *Systemwiderspruch* zwischen Ökonomie und Humanität im *allgemeinen gesellschaftlichen Zusammenhang* zu lösen: Es ist jedoch erhellend, diesen Widerspruch offenzulegen. Daraus resultiert die Einsicht, dass eine Abgrenzung zwischen politischem Handlungsraum und therapeutischem Handlungsfeld jedenfalls von elementarer Bedeutung für richtiges Handeln und die Zuordnung von Verantwortung ist. Mit dem Ansatz der *therapeutischen* Handlungs*situation* wird ein spezifischer Begründungszusammenhang hergestellt, was bedeutet, dass diese aus einem reinen Kosten-Nutzen-Kalkül, also der Ökonomie, herausgenommen werden kann. Eine wesentliche Funktion der Grundrechte und des Rechts besteht darin, externe Präferenzen, und so auch ökonomische Aspekte, in ihre Schranken zu verweisen. Dies ist hier im speziellen Fall unter Rekurs auf einen medizinethischen und medizintheoretischen Ansatz zu leisten. Da zur Verfügung gestellte Ressourcen im Gesundheitswesen stets begrenzt sein werden, wird die Verteilung der Ressourcen in der individuellen ärztlichen Handlungssituation einem *Verhältnismäßigkeitsgrundsatz* folgen müssen, denn bei begrenzten Ressourcen verknüpft nur das Verhältnismäßigkeitsprinzip den Individualrechtsschutz in angemessener Weise mit dem Gerechtigkeitsprinzip (Gleichheitsprinzip). Das Gleichheitsgebot spricht dafür, Verteilungsentscheidungen, und damit auch Rationierungsentscheidungen mit Wirkung für alle, auf möglichst hoher Allokationsebene zu treffen. Das Problem dabei ist, dass nicht alle Fragen von Rationierung und Ökonomisierung der Medizin auf diese Weise vollständig zu lösen sind. Zuteilung von Leistung je nach Bedarf und damit die Ausübung des Verhältnismäßigkeitsgrundsatzes kann nur durch *Einzelfallbeurteilung* richtig geschehen. Diese Einsicht hat zur Konsequenz, dass *medizintheoretisch* aufgezeigt werden muss, wie mit dieser Problemlage, also der *Einzelfallbeurteilung innerhalb des therapeutischen Erkenntnis- und Handlungsfeldes*, erkenntnismäßig und ethisch umzugehen ist. Damit stellt sich vorrangig die Frage nach den Strukturen eben des therapeutischen Erkenntnis- und Handlungsfeldes sowie damit einhergehend jene danach, wie die *Abgrenzung*, *Regulierung* und *Abstimmung* gegenüber dem wirtschafts- und sozialpolitischen Umfeld erfolgen kann.

1.4 Medizinethische Positionierung unter Ökonomisierungsdruck

Die wesentlichen äußeren Gründe, die das Gesundheitssystem seit Jahrzehnten zunehmend unter Druck setzten, sind bekannt. Es sind dies der demographische Wandel, die kostenträchtige technologische Weiterentwicklung sowie das Anspruchsverhalten der Bürger, der Patienten. Wenn eine Drucksituation andauert und nicht zu einer Lösung geführt werden kann, besteht die Gefahr der Krise, zugleich ein Ausdruck dafür, dass eigenregulative Margen überschritten sind und eine grundlegende Neujustierung, unter Umständen Neuorientierung erforderlich ist, um das System wieder in den Regelbereich zurückzuführen. Sinnvoll ist es zusätzlich zu fragen, welche strukturellen Gegebenheiten respektive welche *inneren* Fehleinstellungen in diese Krise führten, so dass das Gesundheitssystem eben den genannten *äußeren* situativen Anforderungen nicht mehr gewachsen war. Als probates Mittel erscheint der häufig eindimensional-systemisch argumentierenden Politik seit Langem, dem Ökonomisierungsdruck, wie in der neoliberalen Marktsituation üblich, auch in der Gesundheitspolitik, auf die medizinischen Institutionen und Leistungsträger, Krankenhäuser und Praxen in der Weise möglichst freien Lauf zu lassen, wie sie dies im Bereich wirtschaftlicher Produktionsstätten gewohnt ist. In einem liberalen Marktgeschehen setzt sich in der Konkurrenz die hinsichtlich des Kosten-Leistungs-Verhältnisses günstigste »Produktionsstätte« durch und führt so schließlich zu kostengünstigen und zugleich für den Anbieter profitablen Wirtschaftsabläufen. Dass dies für das Gesundheitssystem und die Medizin so nicht gilt, hat verschiedene Gründe, so vor allem den, dass ein Mensch als Träger einer Krankheit, an der er *leidet*, von der er befreit werden möchte, kein symmetrischer Geschäftspartner »auf Augenhöhe«, ausgestattet mit Kundensouveränität, ist. Mit dem Ökonomisierungsmodell einer geht methodisch zwingend die für den Vergleich notwendige Objektivierung. Das Problem dabei ist, dass die objektivierbaren Merkmale eines Krankheitsgeschehens nur *eine* Komponente für die Beurteilung der Störung und des Eintritts eines Erfolgs bilden. Ökonomisierungsdruck, einhergehend mit der Forderung nach objektivierbaren Effizienznachweisen, führt zu weiteren grotesken Wahrnehmungsverzerrungen (Effizienzvergleichen) dahingehend, dass gewissermaßen die Hälfte der Wirklichkeit, das Subjektive nämlich und das mit diesem wesentlich mögliche Beziehungsgeschehen, ausgeblendet bleibt: Praktisch heißt dies, dass beispielsweise Großlabore oder hochspezialisierte Kliniken für teure operative Verfahren, die rasch abgewickelt werden können, sich bei hoher Behandlungsfrequenz, *budgetmäßig*, als kostengünstig darstellen lassen. Dabei wird vernachlässigt zu beachten, wie sinnvoll der einzelne Eingriff, die einzelne Laboruntersuchung überhaupt für das Individuum und die Solidargemeinschaft ist. Eine Konkurrenz um möglichst schematisierbare, formal-objektivierbare, insofern kalkulierbare und gewinnbringende Eingriffe beherrscht dann die Gesundheitslandschaft anstatt einer notwendigen Zuwendung gegenüber den tatsächlich Bedürftigsten, etwa Kranken mit komplexeren, schwer fassbaren Störungsbildern und Anforderungen. Der Wettbewerb führt zur Mengenausweitung profitabel abzuwickelnder Angebote mit der Folge unnötiger Volumensteigerungen ebensolcher Angebote. Damit einhergehend steigt das diesbezügliche Kostenvolumen für die Solidargemeinschaft, das formal als Gewinnerwirtschaftung (!) in den einzelnen Einrichtungen bilanziert wird.

In einer solchen Situation hohen und wachsenden Produktions»angebotes« ohne kritische und selbstkritische Verzichtsmöglichkeit im Sinne der adäquaten Indikation wachsen die Kosten für das Gesamtsystem und schließlich erweist sich das »Heilmittel« des freien Marktes, die Ökonomisierung des Gesundheitssystems nämlich, als schlimmer als die »Krankheit«. Kein Kulturprodukt, das gilt für Kunst und Sport wie für Pädagogik und Ausbildung, kann auf Dauer bestehen, wenn dieses nicht hinsichtlich der Rahmenbedingungen wirtschaftlich ausreichend finanzierbar *organisiert* wird. Für die Medizin und für das Gesundheitssystem gilt, dass hier bei Entgleisung, Defizienz oder Exzess eines Bereichs stets elementare humanitäre Belange (Menschenwürde) empfindlich gefährdet sind. Bislang ist nicht absehbar, wie diese Krise innerhalb unseres Wirtschaftssystems bewältigt werden soll. Zu bemerken ist, dass für den gesamten Kultur- und Sozialbereich, etwa Schulen, die Instrumente des freien Marktes nicht regulativ greifen. Das gilt in noch viel höherem Maße für einen noch präziser zu bestimmenden »Binnenbereich« des Therapiegeschehens. Aufgabe im Folgenden wird sein, diesen *Binnenbereich* gegenüber einem *Außenbereich* abzugrenzen und aufzuzeigen, worin die Unterschiede bestehen, welche unterschiedlichen Regeln gelten und warum diese *Grenze* aus *ethischen Gründen* zu respektieren ist. Natürlich werden Probleme, die ein freier Markt für das Therapiegeschehen mit sich bringt, von den tonangebenden Medizinethikern durchaus gesehen. Ungeklärt ist aber, wie die Anforderungen der Ökonomie, also der wirtschaftlichen Basis, und der Humanität in einem und demselben System verwirklicht werden können. Die Antwort, die im Folgenden expliziert werden soll, lautet: durch eine klare *medizinethische Position*. *Der Medizinethiker hat zu formulieren, welche politisch und sozialethisch zu vertretenden Rahmenbedingungen benötigt werden, um ethisches Handeln in der Mikrosituation, eben der therapeutischen Situation, zu ermöglichen.* Medizinethische Verantwortung besteht allerdings auch darin zu zeigen, dass nicht allen Anforderungen und Wünschen, im Sinne einer »Wunschmedizin«, stattgegeben werden kann oder, wie man dies etwa im Verhältnis von Anbieter und Kunde im liberalen Markt kennt, alles ausgehandelt werden kann. Medizinethische Verantwortung besteht auch darin zu zeigen, dass Patienten sich nicht einfach qua Kunden ihre Medizin schaffen. Im Gegenteil: Ein Gutteil des berechtigten Vertrauens der Patienten, des Einzelnen und der Solidargemeinschaft, beruht eben darauf, dass dieses so *nicht* geschieht. Die Öffentlichkeit und die Gesellschaft haben einen Anspruch darauf, sich mit einer medizinethischen Position auseinanderzusetzen, gegebenenfalls sich an einer solchen auch zu reiben.

1.5 Wunscherfüllung als Problem therapeutischen Handelns

Wünsche eines Leidenden, einer Person also, die Defizienzen bei sich wahrnimmt und auf Abhilfe hofft, sind stets ein ernst zu nehmendes Signal. Das gilt für den zwischenmenschlichen Bereich einer allgemeinen Ethik, das gilt spezifischer noch für die Bereitstellung medizinischer Hilfe, also eines therapeutischen Angebots. Diese *therapeutische Offerte* ist in ärztlicher Verantwortung zu formulieren, gegebenenfalls umzusetzen. Sie begibt sich damit in eine Auseinandersetzung mit dem Wunsch. Die ärztliche Position hat sich medizinethisch zu rechtfertigen und deutlich zu sagen, worin diese besteht. Die ärztliche Position hat ferner das Ergebnis der vorauslaufenden gesellschaftlichen Auseinandersetzung und die Festlegung um die Gestaltung der Makrosituation (Rahmenbedingungen als sozialethische Herausforderung) zu berücksichtigen. Sie führt vor diesem Hintergrund den Dialog mit der den Wunsch vortragenden Persönlichkeit. Dabei muss klar sein, dass es in keinem Fall um eine einfache Wunscherfüllung gehen kann, sondern um eine *Auseinandersetzung mit dem Wunsch*, die dann zu einer adäquaten, nämlich ethisch zu rechtfertigenden therapeutischen Lösung führen soll. Versteht man unter wunscherfüllender Medizin eine Verwendung medizinischer Methoden zur Erfüllung individueller Wünsche, etwa auf dem Gebiet von Leistung, Gestimmtheit oder körperlichem Ausdruck, so wird rasch klar, dass auch hier eine Indikationsstellung und eine Rechtfertigung des medizinischen Eingriffs durch eine solche erforderlich ist. Die Handlung erfolgt *nach* einem »informed consent«. Natürlich hat die Öffentlichkeit, die Ressourcen zur Verfügung stellt, und der Patient mit seinem Wunsch nach Gewährung einen Anspruch darauf, sich mit einer medizinethischen Position auseinanderzusetzen. Maio[33] führt dazu aus, was eine bloße Selbstverständlichkeit ist, dass der Prozess der Indikationsstellung auch bei der sogenannten »wunscherfüllenden Medizin« nicht entfalle. Anzumerken ist hierzu allerdings, dass dann, wenn die Indikationsstellung erfolgt ist, von einer wunscherfüllenden Medizin *nicht mehr* zu sprechen ist. In diesem sensiblen Bereich sollte jede begriffliche Unsicherheit, die dann Verfahrens- und Erkenntnisunklarheit nach sich zöge, vermieden werden. Wichtig ist zu sehen, dass eine simple bzw. medizinisch unreflektierte Wunscherfüllung sozusagen »eins zu eins« mit einem therapeutischen Arrangement unvereinbar, also ethisch nicht vertretbar ist. Freilich ist auch zu betonen, dass eine medizinische Indikationsstellung sich keineswegs an einem reduktionistischen Krankheitsbegriff festmachen lässt. Hier ist ein entschiedener Verweis auf einen *ganzheitlichen* Krankheitsbegriff erforderlich. Dieser erweiterte beziehungsweise ganzheitliche Kranheitbegriff ist überhaupt eine Voraussetzung dafür, dass eine Indikationsstellung richtig erfolgen kann. Zu Unklarheiten wird es kommen, wenn die therapeutische Situation als Voraussetzung des ärztlichen Erkennens und Handelns nicht deutlich ist. Maio[34] äußert, dass Maßnahmen der

---

33 Maio 2017, S. 411.
34 Maio 2017, S. 413.

wunscherfüllenden Medizin nicht zu den *klassischen* Aufgaben der Medizin zählen; sie sei jedoch allein von daher nicht schon »erwiesenermaßen« illegitim. »Nicht erwiesenermaßen illegitim«, das mag zwar so sein! Von Relevanz ist jedoch, dass *ärztliches Eingreifen ohne eine zuvor sich über die Indikationsstellung rechtfertigende medizinische Bewertung ethisch nicht vertretbar* ist. Ein solches Vorgehen hat nichts mit Bevormundung des Patienten zu tun, etwa dahingehend, dass die Medizin über das »gute Leben« des Patienten, oder über das, was er für das gute Leben hält, entscheidet, wie Maio befürchtet.[35] Zu entscheiden ist allerdings seitens des Arztes, ob sich aus dem Wunsch des Patienten eine *medizinische* Indikation für einen Eingriff ergibt. Natürlich kann der Patient weiterhin vertreten, was er selbst für ein gutes oder weniger gutes Leben hält. Er kann jedoch nicht die Medizin zur Erreichung jedes Wunsches instrumentalisieren. Diesbezüglich muss eine klare Unterscheidung getroffen werden und Transparenz hinsichtlich des Vorgehens herrschen. Unter Verweis darauf ist auch ein Schutz gegenüber offensivem Marketing erforderlich. Dem medizinischen Verantwortungsträger steht es nicht nur zu, sondern er ist bei gegebener Situation dazu *verpflichtet* zu prüfen, ob die Voraussetzungen – hierzu gehört die Indikation – für einen Eingriff vorliegen *oder* ob eine medizinische Indikation nicht festzustellen ist.

Eher verharmlosend klingen Formulierungen, dass im medizinischen Alltag die Orientierung an den Wünschen der Patienten, als Kunden und Konsumenten betrachtet, immer mehr zunähme.[36] »Ob die Hinwendung zur reinen Wunscherfüllung eine im Ganzen für den Einzelnen förderliche oder aber problematische Entwicklung der Medizin ist, hänge davon ab, wie mit diesen Maßnahmen umgegangen werde. Sie unter Verweis darauf, dass sich diese Maßnahmen nicht auf genuine Krankheitssymptome beziehen, kategorisch abzulehnen, wirke wenig überzeugend«[37]. Natürlich kann sich der Autor zunächst darauf berufen, dass er sich auf der deskriptiven Ebene bewege. Da es jedoch dabei medizinethisch nicht bleiben kann, besteht die Herausforderung eben darin, unter Bezugnahme auf eine überzeugende medizinethische Position deutlich zu machen, *wie* mit Wünschen umzugehen ist. Freilich ist es nicht damit getan, Wünsche der Patienten etwa »kategorisch« abzulehnen, was Maio[38] offensichtlich im Sinne eines vorauseilenden »Gehorsams« befürchtet. Vielmehr besteht die medizinethische Herausforderung darin, Wünsche zu nehmen als das, was sie sind – nämlich Wünsche –, und sie dann in den interpersonalen, kommunikativen und therapeutischen Prozess entsprechend mit aufzunehmen. Eine Integration bzw. adäquate Berücksichtigung der Wünsche des Patienten in ein medizinisches Handlungskonzept gelingt allerdings weder mit dem Autonomieprinzip oder dem Fürsorgeprinzip allein noch mit Gerechtigkeitserwägungen oder mit Argumenten um Nützen und Nichtschaden. Die Frage ist vielmehr, wie in einem aufzuweisenden und transparenten Prozessablauf personale

---

35 Maio 2017, S. 413: »Es steht der Medizin also nicht zu, sich ein Urteil darüber zu erlauben, was für den Patienten, der sich eine Maßnahme wünscht, gut ist oder nicht.«
36 Maio 2017, S. 421.
37 Maio 2017, S. 421.
38 Maio 2017, S. 421.

Dispositionen (Wünsche), *ethische Vorgaben* bzw. Grundsätze und *Erkenntnisnotwendigkeiten* zusammengeführt werden können.

In der Tat hat die Medizin die Deutungshoheit über das gute Leben den Patienten zu überlassen.[39] Es ist jedoch hinzuzufügen, dass sie ihrerseits ihre medizinische Position bezüglich der Indikationsstellung klar zu formulieren hat. Eine solche Position, einhergehend mit der Indikationsstellung, bedeutet nicht Zwang zur Annahme seitens des Patienten; sie ist vielmehr zu vergleichen mit einer *Offerte*, einer therapeutischen Offerte nämlich, die nach entsprechender Aufklärung angenommen oder abgelehnt werden kann. Im Prozessablauf medizinischen Erkennens und therapeutischen Handelns bedeutet die spezifische Positionierung der Medizin stets die Grundform eines Angebots, also einer Offerte. Damit entfallen Diskussionen um das Suspicium sogenannter parternalistischer Vorgehensweisen der Medizin bzw. einer etwaigen Bevormundung des Patienten durch den Arzt.

1.6 Suche nach Ordnungsgesichtspunkten therapeutischen Handelns

Medizinethische Konzepte[40], die konform mit einem liberalen Wirtschaftssystem das medizinische Angebot unter Weglassung des Begriffes »therapeutisch« als *allgemeine* »marktanaloge« Offerte missverstehen, sind mehr als fragwürdig. Die Spezifität der *therapeutischen* Offerte, die *zeitweise* bzw. in einer bestimmten Phase eine – *ethisch notwendige* – Assymetrie der »Verhandlungspartner« (Arzt und Patient) mit sich bringt, wird unter dem human klingenden Slogan »Patient als Partner«[41] verwischt. Wie im Folgenden darzustellen sein wird, ist hier der therapeutische Prozessablauf des Erkennens und Handelns auf eine gewissermaßen »*geschäftliche*« *Verhandlungsebene* verengt und wird zuweilen als ein Humanum und ein politisch-liberaler Erfolg gefeiert. Mit der bloßen Respektierung des Prinzips der Autonomie des Patienten, kombiniert mit »informed consent«, Ausdruck bloß formalistischer medizinischer Verfahrensethik, ist der tatsächliche Mangel an personaler Beziehung nicht auszugleichen. Die personalen Voraussetzungen, sowohl seitens des Patienten wie auch des medizinischen Akteurs, des Arztes, werden verkannt. Hier setzen dann – unangebrachterweise – Gerechtigkeitstheorien an, einhergehend mit dem unzutreffenden Argument, dass dem Gerechtigkeitsanliegen mit der Respektierung der Autonomie der Partner Genüge getan sei, wenn das Ergebnis frei aushandelbar sei (!). Auch wenn dies, wie etwa bei Veatch[42], mit Rawls[43] Ansatz verknüpft wird, so ist schlicht festzustellen, dass die allgemeingesellschaftliche Gerechtigkeitsdebatte *in-*

---

39 Maio 2017, S. 413.
40 Veatch 1987.
41 Veatch 1987.
42 Veatch 1987, S. 86 ff.
43 Rawls 1975.

nerhalb der therapeutischen Situation nicht nur unzureichend, sondern fehlplatziert ist. Die Verteilung der zur Verfügung gestellten Güter kann in der therapeutischen Situation ethisch vertretbar nur geschehen unter Einbeziung von und Berufung auf Tugenden, , die mehr sind als bloßes Ergebnis eines unter Einsatz von sozialer Macht geführten Gerechtigkeitsdiskurses, sondern auf Güte und liebende Zuwendung und Barmherzigkeit[44] basieren. Freilich gibt es in der angloamerikanischen und deutschen medizinethischen Diskussion von Pellegrino (1993)[45] bis Maio (2017)[46] auch einen Appell an eine spezifisch medizinische Moralität, wie sie aus der Praxis selbst hervorgeht.

Deren Basis ist nicht eine erst durch Verhandlung zu gewinnende »Kontraktualität«, sondern sie beruht auf von vorneherein gegebenen und tradierten medizinischen Handlungsweisen und Regeln, die das Gerechtigkeitsthema verbinden mit den Tugenden des Mitleids (compassion)[47] und der Klugheit (Phronesis)[48]. Pellegrino[49] äußert durchaus, dass zwischen Arzt und Patient als Verhandlungspartner keine Gleichheit hinsichtlich der *Verhandlungsmacht* bestehe. Dem ist zuzustimmen und zugleich sind die richtigen Schlussfolgerungen daraus zu ziehen. Natürlich hat hier im Rahmen des therapeutischen Angebots und des Prozessablaufs ein differenzierter Abgleich zu erfolgen, wie im Weiteren deutlich zu machen sein wird.

In kritischer Auseinandersetzung mit dem Vierprinzipienkonzept[50] gelangen Pellegrino und Thomasma[51] zu dem Schluss, dass die darin enthaltenen Spannungen bzw. Widersprüche durch eine Stützung der Arzt-Patienten-Beziehung überwunden werden sollten. So sehr dem zugestimmt werden kann, so ist doch klar zu sehen, dass diese allgemeine Aussage ohne Bezugnahme auf definierte situative, auf spezifisch medizinische und therapeutische Kriterien orientierungslos bleibt. Medizinisches Handeln muss sich zugleich rechtfertigen unter Bezugnahme auf empirische Fakten, personale Einschätzungen und daraus zu entwickelnde ganzheitliche Ziele, die erst als Synthesen und Handlungen im Rahmen einer spezifischen Situation zu erfassen sind. Leider werden diese Zwischenschritte bei den genannten Autoren methodisch kaum beachtet. Dies ist umso erstaunlicher, als wiederholt auf die Voraussetzungen des medizinischen Erkennens und Handelns[52] hingewiesen wird, wie diese historisch bereits im Corpus Hippocraticum entstanden und niedergelegt sind.

Pellegrino und Thomasma[53] weisen darauf hin, dass die vorliegenden medizinethischen Konzepte, das Vertragsmodell wie das einfache Beziehungsmodell (Arzt-Patient), sich jeweils auf zu sehr verengte, unvollständige Aspekte berufe. Benötigt

---

44 Kick 2016, S. 142–151.
45 Pellegrino, Thomasma 1993.
46 Maio 2017.
47 Pellegrino, Thomasma 1993, S. 79 ff.
48 Pellegrino, Thomasma 1993, S. 84 ff.
49 Pellegrino, Thomasma 1993, S. 56 ff.
50 Beauchamp, Childress 1989, 1994.
51 Pellegrino, Thomasma 1993, S. 54.
52 Schipperges 1968, 1970, 1978.
53 Pellegrino, Thomasma 1993, S. 170.

werde jedoch ein umfassendes Modell. Doch worin soll dies bestehen? Sass[54] spricht von »Verantwortungspartnerschaften« zwischen Arzt und Patient analog der zwischen Experten und Laien bei einer technischen Problemstellung. Das aber trifft die Beziehungkonstellation zwischen Arzt und Patient nicht hinreichend, da es nicht um den gemeinsamen Aufbau etwa eines technischen Produktes geht, das eine von Personen *getrennte* Objekt-Präsenz beanspruchen kann. Vielmehr ist das Ziel der Veränderung eine vorliegende Krankheit oder Normvarianz einer Person, ein unmittelbarer, *leiblich-seelischer, nämlich* »*ganzheitlicher Teil*« *des Patienten*. Sass plädiert für eine differenzierende Ethik, die er als »Differenzialethik« bezeichnet, was nichts anderes bedeutet als eine Abwägung zwischen konkurrierenden Werten. Er konzediert im weiteren Argumentationsgang dass die differentialethische Methode da ihre Grenze finde, wo es nicht zu konsensfähigen Analysen und Differenzierungen in der Bewertung von ethischen Szenarien komme.[55] Damit fehlt aber ein entscheidender Verfahrenshinweis, wie dann doch in der medizinischen Erkenntnis- und Handlungsituation zu einer *stets* notwendigen Entscheidung zu gelangen sei.

1.7 Prinzipien und Versuche einer Integration

Im Zusammenhang medizinethischer Konzeptbildungen steht die Frage und das Ringen um Kohärenz, um Harmonie und Ordnung von Mikrokosmos (Seele) und Makrokosmos (Gemeinwesen), im Zentrum, etwa unter Berufung auf die klassischen Tugenden.[56] Das eben führe zu den normativen Grundlagen der Medizinethik (Autonomie, Nicht-schaden, Nützen, Fürsorge, Gerechtigkeit), die untereinander in einer gewissen Konfliktspannung stehen könnten und doch auf das gemeinsame Prinzip der Menschenwürde zurückzuführen bzw. dieser unterzuordnen seien.[57]

Schöne-Seifert[58] versucht, die vier Prinzipien, wie sie von Beauchamp und Childress formuliert sind, in einen kohärenten Ansatz als Basis medizinethischer Entscheidungen zusammenzuführen. Es bleibt das Problem, dass die Beachtung eines Prinzips im Allgemeinen mit einer Verletzung eines der anderen Prinzipien einhergeht. Letztlich gelangt Schöne-Seifert zum Gedanken einer Güterabwägung, etwa zwischen Autonomie und Fürsorge oder Nicht-schaden und Gerechtigkeit etc., wobei übergreifende Orientierungsgesichtspunkte für einen Lösungsansatz bezogen auf die *konkrete* individuelle Gegebenheit des ärztlichen Handelns nicht deutlich elaboriert werden. Erforderlich ist hier die vertiefte Sicht auf das Arzt-Patienten-Verhältnis[59], die nur möglich ist unter Bezugnahme auf seine historische Entwick-

---

54 Sass 2006, S. 21 ff.
55 Sass 2006, S. 15.
56 Härle 2011, S. 57.
57 Härle 2011, S. 275.
58 Schöne-Seifert 2007, S. 32 ff.
59 Schöne-Seifert 2007, S. 88 ff.

lung und situative Bedingung, also durch Aufweis seiner Entwicklung und existentiellen Komplexität. Die in der Tradition der anthropologischen Medizin bereits enthaltenen und erfassten medizintheoretischen Grundlagen bleiben in diesem Entwurf weitgehend unberücksichtigt. Ein kurzer Rückgriff auf verschiedene Modelle des Arzt-Patienten-Verhältnisses betont diese Schwäche. Drei Modelle werden nebeneinander gestellt: a) das hippokratische Modell, b) das Vertragsmodell und c) das Partnerschaftsmodell. Im Modell a) übernehme ein aufopferungsbereiter Arzt die Verantwortung und die Entscheidung. Im Modell b) erwarte der Patient vom Arzt nicht mehr und nicht weniger als fachliche Dienstleistungen. Im Modell c) schließlich rücke der Arzt an den Patienten heran, indem er als beratender Experte eine Mitverantwortung für möglichst angemessene Patientenentscheidungen trage. Schlussfolgernd wird argumentiert, dass aus liberaler Sicht nur das Konzept (c) für unterschiedliche Patientenbedürfnisse und -präferenzen Raum biete.[60] Völlig außer Acht gelassen wird, dass es eben darauf ankommt, diese unterschiedlichen Aspekte, von denen jeder eine bestimmte Berechtigung hat, in der Erkenntnis- und Handlungssituation des Arzt-Patienten-Verhältnisses kritisch und methodisch zusammenzuführen. Die Arzt-Patienten Beziehung auf ein *partnerschaftliches Verhältnis* zu reduzieren, verdient Kritik, weil sie die Komplexität des Arzt-Patienten-Verhältnisses in keiner Weise widerspiegelt. Es ist hinzuweisen auf das bezüglich des Ansatzes von Pellegrino und Thomasma[61] und Veatch[62] (▶ Kap. 1.6) bereits kritisch Gesagte[63]. Bei Schöne-Seifert böte sich an, die unterschiedlichen Anforderungen des therapeutischen Prozesses unter Rückgriff auf die verschiedenen *Rollenaspekte* des Therapeuten bzw. des Arztes, und eine von daher mögliche theoretische Reflexion des therapeutischen Handlungsfeldes, zusammenzuführen.

Auch bei Wiesemann und Biller-Adorno[64] findet man keine hinreichende Ausarbeitung der komplexen Arzt-Patienten-Beziehung als gemeinsame, räumlichzeitliche Verortung in einer therapeutischen Situation. »Ersatzweise« wird hingewiesen auf die »Züge« eines Vertrages, die die Arzt-Patienten-Beziehung von vorneherein und auch ohne weitere Absprachen enthalte. Auch wird betont, dass die Arzt-Patienten-Beziehung stets auch rechtliche Pflichten, teilweise in Gesetzesform (Aufklärungspflicht, Schweigepflicht), umgreife. Wie aber nun mit Autonomie, Selbstbestimmung, Fürsorge, dem Thema der Ausgewogenheit von Individualwohl und Gemeinwohl (Gerechtigkeit) stets unter zusätzlich auch institutionell bestimmten Bedingungen umzugehen sei, wird nicht deutlich. Damit bleiben viele medizinethischen Fragestellungen in dem Dilemma konkurrierender Prinzipien stecken, ohne dass ein Weg darüber hinaus aufgewiesen wird, der jedoch für die medizinische Handlungspraxis entscheidend ist.

Die wiederholt betonte notwendige Offenheit in der Anwendung der Prinzipien ist bezogen auf *allgemeinethische* bzw. auch rein *theoretische* Ansätze hinnehmbar.

---

60 Schöne-Seifert 2007, S. 89.
61 Pellegrino, Thomasma 1993.
62 Veatch 1987.
63 Es ist klar, dass diese Autoren einen ganzheitlichen Ansatz erst gar nicht avisieren, sondern die Konzeptualisierung ihrer Perspektiven als Erweiterung des konventionellen Ansatzes auffassen.
64 Wiesemann, Biller-Andorno 2005.

Aufgabe einer Medizinethik ist es jedoch, zu praktischen Lösungsansätzen, d. h. zu einer irgendwie gearteten Integration der Widersprüche, voranzuschreiten. Birnbacher[65] schlägt vor, unter Rekurs auf verfahrensethische Ansätze über einen systematischen Diskurs und unter Bezugnahme auf Vernunftgründe zu einem Konsens zu gelangen.[66] Allerdings gibt es die für die Durchführung des diskursiven Verfahrens idealen Kommunikationsbedingungen, den theroretisch zu fordernden herrschaftsfreien und rational normenfindenden Dialog, in der allgemeinethischen Situation nicht. In der Anwendung auf medizinische und medizinethisch fundierte Entscheidungen bleibt dieser Ansatz in einem sehr direkten Sinne »unpraktisch«. Schockenhoff[67], der von der Unmöglichkeit bzw. der Einseitigkeit einer reinen Tugendethik wie auch einer reinen Prinzipien- bzw. Normenethik ausgeht, zieht in seinem theologisch fundierten Ansatz die Konsequenz dahingehend, dass er umgekehrt mit der Frage nach der »Idee des Guten« beginnt und von dort ausgehend die Anwendung der Tugenden und Prinzipien bestimmt. Das ist für die Medizinethik deswegen anregend, weil es in medizinischen Handlungsfeldern stets darum geht, wie Heilung unter der Vorstellung einer Idee des Guten zu befördern sei. Das ist für die nachfolgende Überprüfung einer getroffenen Entscheidung wichtig, aber ungeeignet für ein konkretes Entscheidungsverfahren, das unter vielen praktischen Zwängen, nicht zuletzt unter Zeitdruck, steht. Vieth[68], aus der Sicht eines Kohärentismus, plädiert dafür, subjektive und intersubjektive Geltungen von individuellen und gemeinschaftlichen Gegebenheiten unter einer *ästhetischen Qualität* der Stimmigkeit zusammenzuführen. Allerdings wird der deontologische Aspekt[69] im therapeutischen Handlungsfeld nicht erfasst. Auch findet eine *Konfusion* mit der *geschäftlichen Situation* statt. Diese ist jedoch stets getrennt zu halten von der ärztlich-therapeutischen Situation des Erkennens und Handelns. Das sicher ethisch zentrale Problem der Autonomie des Patienten soll mit der Dialog-Figur »informed consent« zu Respekt gelangen, was aber die zentrale medizinische Aufgabe einer *zuvor* zu leistenden fürsorglichen Erkenntnis (Diagnose) und einer nachfolgenden Indikationsstellung nicht ausreichend beachtet.[70]

In Verkennung der ärztlichen Handlungssituation und offenbar in der Absicht, ärztliches Handeln zu entidealisieren, wird vermerkt, dass der Arzt ja schließlich seinen Lebensunterhalt mit seiner Arbeit verdiene.[71] Dies zeigt vor allem, wie dringend es ist, therapeutische Handlungssituation und geschäftliche Verhandlungssituation im Blick auf ethische Anliegen theoretisch-reflexiv und praktisch verfahrensmäßig zu unterscheiden.

Therapeutisches Handeln hat das Ziel der Besserung von Krankheit, um dem kranken Menschen zu dienen. Bei medizinethischen Autoren, die selbst im ärztlichen Verantwortungsprozess stehen oder standen,[72] wird im Allgemeinen ein Ver-

---

65 Birnbacher 2007.
66 Birnbacher 2007, S. 99 ff.
67 Schockenhoff 2014.
68 Vieth 2006, S. 50 ff.
69 Vieth 2006, S. 64.
70 Vieth 2006, S. 66–68.
71 Vieth 2006, S. 64.
72 Wiesing 2009, S. 32–33.

mittlungsvorgang zwischen den objektivierbaren Merkmalen (Symptomen) und individuellen – personalen – Wertvorstellungen als notwendige Voraussetzung einer ethisch vertretbaren Handlungsentscheidung formuliert. Es bleibt die Frage, *wie* eine solche Synthese als Grundlage einer therapeutischen Indikationsstellung und einer ärztlichen Handlung gefunden werden kann. Hierzu bedarf es eines medizinethisch zu begründenden rahmengebenden Konzeptes, das das Erkennen und Handeln als Antwort auf die Integration subjektiver und objektiver Sachverhalte in Erfüllung eines ethischen Anliegens aufweist. Die Verantwortung und Verpflichtung zur Rechenschaftslegung hinsichtlich des Erkennens und Handelns resultiert aus den bereits vorausgesetzten allgemeinethischen Konzepten. Ausgehend von Max Weber[73] haben Hans Jonas[74] und Georg Picht[75] die aus der allgemeinethischen Argumentation resultierende Verantwortung in den Mittelpunkt gestellt. Dies reicht jedoch nicht aus, so argumentiert auch Wolfgang Wieland.[76] Es sind die »Rahmenbedingungen«, »unter denen sich Ziele wählen, Sachbereiche abgrenzen und Wertfunktionen übernehmen lassen«. »Eine Verantwortungsethik im Sinne einer Ethik der zweiten Linie kann daher immer nur eine Ethik gleichsam vorletzter Ziele sein. Dem Akteur liefert sie, um ihn zu befähigen, das Verfolgen und Erreichen seiner Leitziele zu optimieren, einschlägige Regeln und Normen.«[77] Die grundlegenden ethischen Konzepte, Methoden und Prinzipien kommen in einer *definierten Situation therapeutischen Handelns* auf den Prüfstand. Wenn ein *Dilemma*, ein unlösbar erscheinendes Problem, deutlich wird, d. h. ein Problem, zu dessen Lösung die zur Verfügung stehenden Schemata und Regeln nicht hinreichen, konstelliert sich eine *Grenzsituation* mit charakteristischen kognitiven und affektiven Konsequenzen. Im Bereich ärztlichen Erkennens, Entscheidens und Handelns treten Grenzsituationen häufig auf, oft ohne greifbare äußere Dramatik, aber für den therapeutischen Entscheider von umso höherer innerer Dynamik. Der Prozessablauf von präkritischer Unsicherheit, Grenzsituation und postkritischer neuer Lösungsgestalt kommt damit in den Blick. Dieser in der Situation des Erkennens, Handelns und Entscheidens zentrale prozessuale Ansatz *führt über die Spannungen sich widersprechender Prinzipien einer Prinzipienethik hinaus*, leitet über zum Diskurs und zeigt für eine Diskursethik auf, wann der Diskurs zu beenden und zum ethisch begründeten Handeln überzugehen ist. Diskursethik muss aufgehoben sein in einer Situation, in der der Diskurs verantwortlich zu führen und ethisch begründet zu beenden ist. Ethisch begründet, das bedeutet, dass in der Begegnung von Mensch zu Mensch, von Person zu Person, von Arzt und Patient in der Erfassung des Dilemmas die Grenzsituation sich zeigt, offenliegt und damit hermeneutisch zugänglich wird. Im *gemeinsamen* Verstehen der Grenzsituation ermöglicht sich die *existentielle Ent-*

---

73 Weber 1919.
74 Jonas 1979.
75 Picht 1969.
76 Wieland 1999, S. 96: »Für eine Ethik der zweiten Linie ist es charakteristisch, dass sie bestimmte Fragen nicht erörtert und auch gar nicht zu erörtern braucht, weil sie durch die Abgrenzung ihres Zuständigkeitsgebiets zumindest implizit bereits beantwortet sind.«
77 Wieland 1999, S. 99.

scheidung zur Lösung der Not.[78] Diese Lösung zeigt sich als Überwindung der Grenzsituation in einem neuen Wert, als eine lebbare *Zwischensynthese*.

Albert Schweitzer[79] sprach von einer Zusammenführung auf der Basis humaner Prinzipien des Gewissens, einer »Steigerung« der ethischen Verantwortung durch Humanität. Hartmut Kreß[80] nimmt den Gedanken auf und führt aus, wie aus allgemeinethischen Konzeptbildungen normative Leitlinien der Medizinethik[81] entwickelt werden können. So konsequent dieser Ansatz ist, haftet ihm doch die Umständlichkeit an, in jedem individuellen Fall, ausgehend von der Allgemeinethik, die spezielle medizinethische Problemstellung zu beantworten. In den bisher vorliegenden Ansätzen fehlen weithin Überlegungen, wie für die medizinethische Praxis durch Rückbesinnung auf die spezielle medizinische Erkenntnis- und Entscheidungssituation und durch die Erfassung ihrer strukturellen Charakteristika rascher Klarheit gewonnen und angemessen entschieden werden kann.

Die existentielle Ethik von Gernot Böhme[82] betont unter Bezugnahme auf Kierkegaard den Ernst und die Betroffenheit, die zur barmherzigen Handlung am Nächsten herausfordere. Richtig daran ist, dass diese existentielle Betroffenheit mit zum Ablauf des therapeutischen Prozessgeschehens gehört, und zwar von Anfang an. Sie ist jedoch im Rahmen einer *medizinischen* Bereichsethik und Bereichsfragestellung nur *ein* Aspekt von mehreren, nach denen im Kontext des Prozessablaufs medizinischen Erkennens und Handelns zu fragen ist. Eine exquisite Position nimmt die existentielle Betroffenheit ein, nämlich zu *Beginn* der Behandlung in der Situation der Not, bei notwendigen Entscheidungen und bei der *Beendigung* der Therapie.

Erkenntnis- und Entscheidungsverfahren, die vollzogen werden müssen, um in der therapeutischen Handlungssituation zu einer helfenden Handlung zu gelangen, basieren auf praktischer Philosophie und Ethik.[83] Die Erfassung und Eingrenzung der therapeutischen Handlungssituation ist offenzulegen und zu rechtfertigen unter Berücksichtigung eben ihrer spezifischen Problemlage. Zusammenfassend bleibt im Blick auf die oben diskutierten theoretischen Entwürfe festzuhalten, dass es Ziel sein muss, prinzipienbezogene Ansätze mit verfahrensethischen Methoden (Prozeduren) zu einer kohärentistischen Konzeptbildung weiterzuführen. Diese sollte deontologische und konsequentalistische Aspekte berücksichtigen und hinsichtlich einer Begründungstheorie zu einem reflektiven Balancement führen. Ein solches Ziel ist zu erreichen über einen Diskurs, gegebenenfalls unter kritischer Berücksichtigung diskurstheoretischer Aspekte. Dieser Diskurs muss aber begrenzt sein, muss, begründet durch die Ordnung und Struktur der therapeutischen Situation, sich formulieren und verantworten in einer existentiellen Position.

---

78 Jaspers 1965, S. 668 zur »existentiellen Kommunikation«, die »über alles zu Planende und methodisch zu Inszenierende« hinausgehe.
79 Schweitzer 1923. Berührt ist damit die Frage, ob und wie Verantwortungsethik und Gesinnungsethik überzeugend verbunden werden können.
80 Kreß 2009, S. 19.
81 Kreß 2009, S. 19.
82 Böhme 1997.
83 Nida-Rümelin 1996, S. VIII.

1.8 Binnenstruktur und Rahmenbedingen: Notwendigkeit einer Situationsdefinition

Die Unterscheidung von Binnenstruktur und Rahmenbedingung verhilft dazu, verantwortliches therapeutisches Erkennen, Handeln und Verantworten vorab transparent zu machen. Dies kommt den Überlegungen einer »Verantwortungsethik im Sinne einer Ethik der zweiten Linie«[84] nahe, die die für das medizinische Erkennen, Entscheiden und Handeln notwendigen Bedingungen differenzierend verdeutlicht. Durch eine *Situationsdefinition* wird eine klare Abgrenzung hinsichtlich der Reichweite der Verantwortung gegenüber dem Außen möglich. Die klare Erfassung der Rahmenbedingungen einschließlich ihrer Abhängigkeit von politischen Gegebenheiten bedeutet einen Gewinn an Transparenz nach innen und die Möglichkeit einer Abschirmung gegenüber, etwa politischer, Instrumentalisierung von außen. Dies schließt eine Auseinandersetzung mit den politischen Rahmenbedingungen nicht nur nicht aus, es ermöglicht eine solche erst. Durch Klärung der unterschiedlichen Rollenanforderungen (»Doppelagent«[85]) des verantwortlichen Arztes und der Bewusstwerdung seiner gleichwohl konsistenten Identität, die zugleich eine Begrenzung der Verantwortung und eine Abgrenzung gegenüber den ihn umgebenden politischen Randbedingungen darstellt, wird eine Sicherheit und Unabhängigkeit im therapeutischen Erkennen und Handeln erreicht, die auch eine Auseinandersetzung und Kritik mit wirtschaftlichen und politischen Rahmenbedingungen ethisch überzeugend gestalten lässt. Die Auseinandersetzung mit *Binnen- und Außenraum*, also der kreative Umgang mit Grenzen zwischen innen und außen, kann etwa unter Rekurs auf die strukturelle Rationalität (Nida-Rümelin)[86] methodisch verlässlich weiterentwickelt und einem Ideologievorwurf durch Überführung in eine situativ angemessene Dialektik[87] von vorneherein entzogen werden.

Die therapeutische Handlungssituation ist nach der Differenzierung von Binnenstruktur und Rahmenbedingungen als Binnenstruktur in einen aktuellen Kontext ethischer Konzepte einzuordnen. Da es ein einheitliches ethisches System als Grundlage der Einzelentscheidung nicht gibt, bleibt vor allem festzuhalten, dass eine verantwortliche Einzelentscheidung mehr ist als die Befolgung von Prinzipien und aufzuzeigen hat, worauf sie sich bezieht. Hier führt der später zu erörternde *prozessdynamische Ansatz* weiter. Zu beachten sind Spannungen des therapeutischen Binnenraumes aufgrund der durch die Solidargemeinschaft formulierten Begrenzung der Ressourcen. Für das Spannungsfeld deontologischer und teleologischer Begründungszusammenhänge der sozialen Rahmenbedingungen (Außenraum) bietet die Diskursethik einen Ansatz als vernünftig geführter Dialog. Für die ethische Reflexion des Arztes im Dialog mit dem Patienten im Binnenraum gilt, dass dieser Dialog in eine verantwortliche Entscheidung einmünden muss, die zum Handeln überleitet. Eine Ethik der Rahmenbedingungen kann *letztbegründet* wer-

---
84 Wieland 1999, S. 99.
85 Wiesing, Marckmann 2009, S. 52 ff.
86 Nida-Rümelin 2001.
87 Kick 2016.

den, etwa unter Bezugnahme auf biologisch-naturhafte Argumente, auf vertragstheoretische- oder Traditionsargumente, auf Vernunft oder Intuition. Hinsichtlich der Letztbegründungen (sozial)ethischer Fragen wird allerdings häufig keine Einigkeit zu erzielen sein. Dann ist es naheliegend, in der politischen Praxis mit Rawls[88] auf ein reflektives Gleichgewicht zu rekurrieren. Auch für die therapeutische Handlungssituation, die Ethik des Binnenraumes, geht es um eine Erkenntnissituation ineins mit den stets gegenwärtigen ethischen Fragen. Damit aber geht das Problem der therapeutischen Handlungssituation unter *Zurückstellung* möglicher Letztbegründungen (▶ Abb. 1.3) über in die Frage, wie *Einsicht* in die *Struktur dieser Situation*, dieser sehr speziellen Situation des therapeutischen Handelns, gewonnen werden kann und auf welches Ziel das Handeln gerichtet sein soll.[89] Im Binnenraum therapeutischen Handelns ist es möglich, die jeweilige, mehr oder weniger dramatische Dilemmasituation als Grenzsituation zu fassen, diese unter Beachtung des prozessdynamischen Ablaufs hermeneutisch zu erschließen und wo möglich zu einer Lösung zu führen.

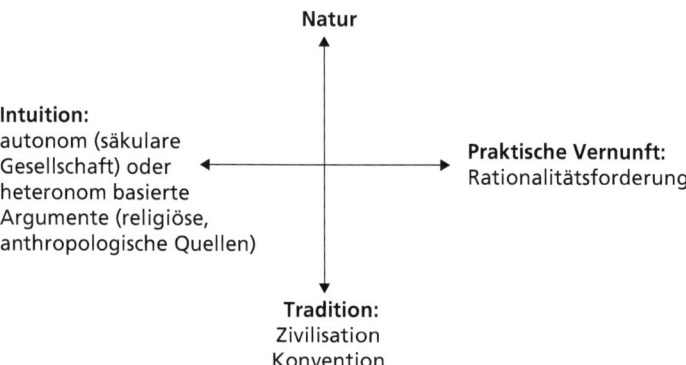

Abb. 1.3: Letztbegründungen allgemeinethischer Argumentation für die hier so genannten Rahmenbedingungen. Reflektives Gleichgewicht ist anzustreben (Rawls 1975).

Eine *medizinethische Konzeptbildung* für den Binnenraum muss die traditionellen allgemeinethischen Argumente zusammenführen und diese hinsichtlich ihrer medizinethischen Relevanz gegeneinander abwägen. Diese soll des Weiteren Respektierung und Kritik der Schlüsselbegriffe, etwa von Autonomie und Fürsorge, erlauben. Sie soll Orientierung gewähren in der Vermittlung von individuellem Wohl und Gemeinwohl. Das medizinethische Konzept soll Grundlage sein können für Legitimität, für zu verantwortende Eingriffe in die Integrität des Patienten seitens des Arztes im Sinne des Nützens und Nichtschadens unter Respektierung der Autonomie der Person und realistischer, auf Fakten beruhender Risikoeinschätzung. Dass es bei diesen medizinischen Fragen stets zugleich um Erfassung subjektiver

---

88 Rawls 1975.
89 Letztbegründungen sind im Blick zu behalten und in den Zusammenhang anthropologischer und menschenbildlicher Grundannahmen zu stellen.

1.8 Binnenstruktur und Rahmenbedingen: Notwendigkeit einer Situationsdefinition

Erlebnisanteile und objektivierbarer Merkmale geht, ist ebenso selbstverständlich wie schwierig. Dies soll von dem konzeptuellen Entwurf her ermöglicht und schließlich zu einem therapeutischen Handlungsentwurf zusammengeführt werden. Nicht zuletzt soll das medizinethische Konzept sicherstellen, dass Eingriffe auf der Basis eines *Krankheitsbegriffs*, im individuellen Fall einer *definierten Krankheit*, als Anknüpfungstatbestand erfolgen. Ein solcher Krankheitsbegriff bildet die Voraussetzung und Rechtfertigung ethisch vertretbaren eingreifenden Handelns. Hinzu kommt allerdings, dass in dem Moment, in dem ein Patient sich mit seiner Not dem Arzt anvertraut, ein *Schutzbereich* zu bilden ist, in dem sich das erforderliche Erkennen, Entscheiden und Handeln vollziehen kann. Diesen situativen Bereich zu begründen, zu ordnen und zu schützen ist Aufgabe der medizinischen Ethik. Es ist dies ein situativer Bereich, der ethisch notwendig und von direkten äußeren Einflussnahmen persönlicher Art und von einem speziellen Ökonomisierungsdruck freizuhalten ist. Es ist die zentrale Herausforderung für die Sozialethik, diesen therapeutischen Erkenntnis- und Handlungsraum als »therapeutische Situation« wirtschaftspolitisch zu finanzieren und sozialpolitisch umzusetzen und zu verantworten. Die im allgemeinen Wirtschaftsraum (Außenraum) herrschende Wirtschaftsordnung, etwa im Sinne der Ökonomisierung bestimmter Prozesse im Rahmen einer liberalen Wirtschaftsordnung, ist von der therapeutischen Situation her nicht zu kritisieren, solange nur die therapeutische Situation als geschützte Substruktur wirtschaftlich gesichert ist. In dem im Folgenden darzustellenden und zu entwickelnden Konzept der therapeutischen Situation wird dahingehend argumentiert, die medizintheoretischen Voraussetzungen aufzugreifen, zu explizieren und die Konsequenzen für ethische Transparenz und Orientierung nach innen aufzuzeigen. Zugleich wird bei diesem Vorgehen vermieden, bestimmte, etwa liberale oder anderswie organisierte Wirtschaftsordnungen generell zu kritisieren. Dies kann nicht primär Aufgabe einer Medizinethik sein, sondern wäre politisch, wirtschafts- und sozialethisch zu leisten.

Aus den bisherigen konzeptuellen Versuchen und ihrer Kritik resultiert die Frage nach einem weiterführenden Lösungsansatz. Ein medizinethischer Ansatz als bereichsethisches Anliegen hat folgenden Anforderungen zu genügen: Er muss die allgemeinethischen Argumente berücksichtigen und einbeziehen können. Trotz dabei auftretender Widersprüchlichkeiten in den ethischen Konzepten muss eine konkrete *praktische* Handlungslösung herbeizuführen sein. Die dabei ins Blickfeld gelangenden unterschiedlichen Rollenanforderungen des ärztlichen Akteurs, die charakteristischerweise in konfliktuöser Spannung nach innen und nach außen zugleich bestehen, sind durch einen identitätstheoretischen Ansatz zusammenzuführen. Durch einen solchen Ansatz ist die Wertstruktur des verantwortlichen Akteurs offengelegt bzw. zugänglich und diese zugleich auf das stets begrenzte, als therapeutische Situation bezeichnete Handlungs- und Verantwortungsfeld bezogen. Ein Lösungsansatz muss ferner die Erkenntnisprozesse in ihrer subjektiv-objektiven Doppelstruktur erfassen und in eine personale Synthese überführen können, die dann die Basis und Voraussetzung für einen *Entschluss* im Blick auf eine notwendige *Handlung* bildet. Hinsichtlich des Erkenntnisanliegens bleibt im Zentrum einer klinischen Phänomenologie, Krankheiten und behandlungsbedürftige Zustände der Not in ihrer psychosomatischen Doppelstruktur diagnostisch erfassen zu können. Das individuelle therapeutische Hilfsanliegen ist zudem in einen Ausgleich zu bringen mit dem Gerechtigkeitsanliegen hinsichtlich der Solidargemeinschaft. Medizinisches Erkenntnisanliegen von Krankheit, Not und Leiden und ethisches Erkenntnisanliegen müssen schließlich in einem Handlungsablauf geordnet und zusammengeführt werden. Treten nicht lösbare Dilemmata auf, hängt alles davon ab, dass ein Rahmen gegeben ist, in dem diese als Grenzsituation erfasst, geordnet und schließlich zu einer neuen Lösung, d. h. aufgrund einer Entscheidung zu einer Synthese geführt werden können.

Zu begründen sein wird im Weiteren, weshalb eine medizinische Ethik die Grenze zu beachten und zu bezeichnen hat zwischen medizinisch-ärztlicher Verantwortung und politisch-wirtschaftlich zu verantwortenden Rahmenbedingungen. Nicht selten mag es Ausdruck von Unkenntnis oder auch von simplifizierendem Wunschdenken seitens der politischen Entscheidungsträger sein, wenn sie sich scheuen, die Rahmenbedingungen offenzulegen, die mit einer politisch zu verantwortenden Limitierung der Mittel für den medizinischen Bereich zu tun haben. Ein medizintheoretisch stringenter Ansatz der therapeutischen Handlungssituation wird eben diese Trennlinie der Verantwortung zu erhellen und bewusst zu machen haben. Darüber hinaus wird eine solche *strukturelle Klärung* bzw. *Grenzziehung* auch *günstigere Voraussetzungen auf epistemologischer Ebene*, also hinsichtlich des Erkennens von Krankheiten schaffen als Basis adäquaten Handelns und Behandelns.

2 Argumentationslinien für ein Situationskonzept

2.1 Situationskonzept als Voraussetzung der Zusammenführung von subjektiven und objektiven Erkenntnisebenen

Der hier vorgelegte Ansatz beginnt mit der Frage nach der Struktur der therapeutischen Erkenntnis- und Handlungs*situation*, die historisch herzuleiten und sodann medizintheoretisch zu begründen ist. Von einer solchen klar definierten Perspektive aus ist dann zu prüfen, ob aktuelle ethische und epistemologische Probleme, so die Bewältigung der Dualität von Objektivität und Subjektivität, in einen überzeugenden Begründungszusammenhang zu stellen und überzeugender zu lösen sind. Rekurriert wird auf ein Situationsverständnis, das sich auf anthropologische und phänomenologische Argumente stützt.[90] Situationen sind allgemein stets auf implizite Sinnziele hin konstelliert. Das Sinnziel bezeichnet den Beginn und den Verlauf einer Situation. Mit der Erreichung des Sinnziels oder einem Verfehlen eben desselben findet die Situation ihren Abschluss und geht in eine neue Situation über. Situationen sind *begrenzte* Einheiten von Erleben, Erkennen, Verhalten und Handeln, die durch Zäsuren voneinander getrennt sind. Eine *spezielle* Situation wird definiert durch ein gegebenes Thema, genauer: wird bestimmt durch Sinnbezug und Wertziel. Die *therapeutische Situation* wird bestimmt durch ein Erkenntnis- und Handlungsfeld, das mit der Erkenntnis der Not eines Leidenden beginnt, dessen *Anruf* wahrnimmt und sich als *Antwort* auf ebendiese *Not* versteht. In der therapeutischen Erkenntnis- und Handlungssituation sind unterschiedliche Sinnebenen zu berücksichtigen: Die Sinnebene des unmittelbaren empathischen Angesprochenseins durch die Not, die Ebene der distanzierenden, objektivierenden Erfassung von Merkmalen und Symptomen und schließlich die Ebene der personalen Begegnung, die die vorausgegangenen Ebenen mit umfasst. Durch eine solche Beachtung der Erkenntnisebenen der therapeutischen Situation ist die Gefahr einer subjektivistischen oder auch objektivistischen Vereinseitigung der Positionen, wie wir sie auch aus der jüngeren Medizingeschichte[91] kennen, zwar nicht völlig gebannt, sie kann jedoch besser erkannt und sodann in einen gesamthaften personalen Ansatz übergeführt bzw. korrigiert werden. Durch einen solchen Ansatz wird es möglich, zugleich die Bedürfnisse des Patienten, seine Subjektseite, zu berücksich-

---
90 Jaspers (1932) 1973, S. 203.
91 Kick 1990, S. 367 ff.

tigen und die verallgemeinerbaren, wissenschaftlichen Erkenntnisse,[92] basierend auf der objektivierenden Ebene, in ein ganzheitliches, medizinisches Handlungsmodell einzuordnen, das dann erst *handlungsrelevant* ist.

Stets erhebt sich somit die Frage, wie die subjektive und die objektive Ebene zusammengeführt werden können. Eben dies ist aufgrund einer solchen vorgängigen Situationsbestimmung[93] möglich, aus der sich die Kriterien für die richtige Anwendung der Methoden, die Begrenzung und den geordneten Einsatz der zur Verfügung stehenden Erkenntnis- und Handlungsmöglichkeiten ergibt. Die seit der Aufklärung sich immer rascher entwickelnde objektivierende Medizin wurde in unterschiedlicher Vehemenz, aber doch stetig, begleitet vom »Aufschrei des Subjektes«[94]. Dieses Verhältnis von Objektivität und Subjektivität zu klären, ist nur möglich durch eine Erhellung der Beziehung von Arzt, Patient und Krankheit. Nur so ist zu einer Gewichtung der unterschiedlichen Sinnebenen zu gelangen. Weder die subjektive Perspektive des Therapeuten oder des Patienten noch die operationale Objektivierung der Symptome allein genügen dem Legitimationserfordernis ärztlichen Eingreifens. Beide Ansätze sind jedoch als Teilaspekte der ärztlichen Diagnostik und Therapie im Rahmen der therapeutischen Situation unter Beachtung des Verhältnisses von Arzt, Patient und Krankheit unverzichtbare Voraussetzungen legitimen Handelns.

Die so konzipierte Situation als eine therapeutische ist somit *gelebte* Struktur, die die in der medizinischen Praxis über Empathie gewonnenen subjektiven Erfahrungen mit den auf der objektivierenden Ebene erfassten Funktionsstörungen und Symptomen in einer personalen Begegnungsebene zusammenführt. Die Struktur der so gefassten therapeutischen Situation sollte im Weiteren einen Orientierungsrahmen geben für die Anwendung medizinethischer Prinzipien, so etwa derjenigen von Fürsorge und Autonomie, also für den Abgleich ihres Verhältnisses zueinander im ethischen Diskurs im gegebenen individuellen Fall. Dasselbe gilt für das Spannungsfeld von individuellem Wohl und Allgemeinwohl, d.h. dem verantwortungsvollen Umgang mit begrenzten Ressourcen, ferner dem Umgang mit auf empirischen Daten beruhenden, etwa utilitaristischen Konsequenzen und menschenbildlichen Konstanten (Personwürde). Zwar wird das Problem einer notwendigen Gewichtung der unter Umständen für eine bestimmte Problemstellung zunächst gegenläufigen Prinzipien in herkömmlichen Konzepten natürlich gesehen. Was jedoch fehlt, ist ein überzeugender »methodischer« Zugang, um zu einem notwendigen Abgleich zu kommen. Dies führt zur Verunsicherung in der Praxis der Entscheidung und des Handelns. Der vorgeschlagene Weg, die Bezugnahme nämlich auf die vorgängig zu bestimmende Struktur der *therapeutischen Situation*, stellt, so ist zu zeigen, den Zusammenhang her für ein ethisch und epistemologisch konsistentes Handlungskonzept, das die empirische Erkenntnislage im individuellen Fall mit dem allgemein anerkannten empirischen Wissensstand und ethischen Grundsätzen verknüpft.

---

92 Hierzu gehören alle Arten von verbreiteten Regelwerken zur Wirkung von Pharmaka oder anderen Therapiemethoden (Leitlinien).
93 Jaspers 1965.
94 Kick 2019, S. 69.

Weiterhin ist es möglich, eine solchermaßen konstituierte therapeutische Situation etwa auch im Rahmen einer öffentlichen Institution, eines Krankenhauses oder einer Gesundheitseinrichtung als in besonderer Weise zu schützende situative Einheit zu definieren und, wo nötig, mit guten ethischen und empirischen Argumenten zu verteidigen. Dabei darf im Blick bleiben, dass es hier zugleich um eine situative Einheit oder Substruktur des Gesamtsystems als Vermittlungsbereich zwischen Gemeinwohl und individuellem Wohl geht. Die so definierte therapeutische Situation ist der Bezugsrahmen, der auch seitens der Allgemeinheit zu schützen und insofern mit wirtschaftlichen Ressourcen unter politisch auszuhandelnden Bedingungen zu unterstützen ist. Das eben kann nur nachvollziehbar und transparent werden unter Rückbezug auf den Auftrag und die Grenzen einer therapeutischen Situation.

2.2 Situationsbestimmung als Voraussetzung von Krankheitsbegriff und Indikation

Die Struktur des medizinischen Erkenntnis- und Handlungsfeldes ermöglicht eine maßgebliche Konzeptualisierung von *Behandlungsbedürftigkeit* und eine Erfassung dessen, was unter *Krankheit* zu verstehen ist. Der medizinische Krankheitsbegriff ist deshalb von zentraler Bedeutung, weil sich mit diesem nicht nur diagnostisch-erkenntnismäßige, sondern auch therapeutische Konsequenzen, also ethische Fragestellungen der Legitimierung des Eingreifens und Handelns, verbinden. Im Zentrum steht hier zu zeigen, dass im Rahmen einer als *therapeutisch* definierten Situation subjektive Sichtweisen und objektivierende Verfahren ins Verhältnis zueinander zu setzen und schließlich zu einem handlungsrelevanten personalen *Krankheitskonzept* zusammenzuführen sind.[95] Krankheit wäre insofern eine leibseelische Konstellation der Gefährdung und Not, die *in* einer *bestimmten* ärztlich-therapeutisch bewusst zu machenden *Situation* erkannt werden kann. Sie enthält im Allgemeinen den Anruf, die Aufforderung, zu einem kleineren oder größeren helfenden Eingriff, gegebenenfalls Zuspruch. Die *Bestimmung von Krankheit* in der therapeutischen Situation entspricht einem ganzheitlichen, personalen Erkenntnisvorgang, der sich in dieser Situation seiner anthropologischen, epistemologischen und ethischen Grundvoraussetzungen bewusst werden kann. Dies schließt die Erfassung der subjektiv-objektiven Doppelstruktur von Krankheit und ihrer personalen Dimension stets mit ein. Das eben ermöglicht im Weiteren die Konzipierung der ärztlichen Indikation als einer *therapeutischen Offerte* unter gleichzeitiger Re-

---

95 Bisherige Krankheitskonzepte, die unabhängig von einer spezifischen therapeutischen Situation entworfen wurden, sind entweder subjektivistisch oder dem aktuellen Trend entsprechend eher objektivistisch oder sonstwie dogmatisch, also für einen ethisch legitimierenden Eingriff nicht belastbar!

spektierung einer diskursiven Ausgewogenheit, etwa von Fürsorgeaspekten und Autonomie.

Die *Indikationsstellung* impliziert aus ärztlicher Sicht nicht nur objektive Begründungszusammenhänge. Sie berührt stets auch die subjektiv-empathischen Seiten des Patienten und den situativen Zusammenhang. Eine klar definierte therapeutische Situation gibt zusätzlich die Möglichkeit, die sozialpolitischen Gegebenheiten bzw. Rahmenbedingungen zu erfassen, gegebenenfalls zu verhandeln und Anforderungen zu stellen im Blick auf die adäquate, ethisch vertretbare Verwirklichung der Behandlung von Krankheit. Inmitten der aufgeführten klassischen, epistemologischen und ontologischen Spannungsfelder zeigt sich im Weiteren historisch wie strukturell – etwa rollentheoretisch – besonders klar, dass eine reflektierte ärztliche Identität für eine ethische und therapeutische Entscheidungsfindung und zugleich für eine notwendige Auseinandersetzung mit den Rahmenbedingungen der therapeutischen Situation einen unentbehrlichen Anker darstellt. Das Verhältnis von Identität und Situation ist unter den realen gesellschaftlichen Gegebenheiten abzusichern, gegebenenfalls verlässlich und berechenbar zu halten, und zwar auch durch institutionelle »Einhegungen«. Hierzu gehören informelle Rollenzuordnungen und formelle rechtliche Gegebenheiten, als rechtlich definierte Verantwortung des Arztes für Indikationsstellung, Aufklärung und Durchführung eines Eingriffs.

2.3 Situationsbestimmung als Voraussetzung der Abgrenzung des therapeutischen Auftrags von sozialpolitischer Verantwortung und ökonomischen Rahmenbedingungen

Nach der fundamentalen Verunsicherung der bis zum Beginn der Neuzeit gültigen ärztlichen Identität,[96] die sich auf ein ganzheitliches Menschenbild gestützt und ihre Behandlungslegitimität daraus abgeleitet hatte, stellte sich mit der Aufklärung die Grundfrage, wie Macht und ärztliche Einflussnahme – also der medizinische Eingriff – innerhalb des Handlungsfeldes therapeutisch und ethisch überhaupt gerechtfertigt und legitimiert werden könne. Legitimierung durch Objektivierung als Anknüpfungstatbestand für das Handeln dominierte seit der Zeit der Aufklärung die wissenschaftliche Medizin das ganze 19. Jh. und 20. Jh. hindurch – und im Grunde bis heute. Gegenpositionen, die sich auf die Entdeckung des Subjekts als Legitimierungsversuche bezogen, führten im Weiteren zu Fehleinschätzungen und Einseitigkeiten, die in einer als »Humanum« propagierten Wunschmedizin kulminierten oder zeitweise gar in eine chaotische Antimedizin ausuferten. Hier kann ein entschiedener Verweis auf die Struktur der therapeutischen Situation den dringend

---

96 Kick 2006, S. 123.

erforderlichen Weg eröffnen, um die jeweilige, relevante Begegnungsstufe zu erkennen, die subjektive Stufe der Betroffenheit, die Distanz-Stufe der objektivierenden Erfassung verallgemeinerbarer Erkenntnisse und schließlich eine dritte Begegnungsstufe, diejenige der Partnerschaft von Arzt und Patient. Die grundsätzlichen Systemwidersprüche zwischen Ökonomie und Humanität im *sozialpolitischen* Raum aufzulösen, ist nicht Sache der *medizinischen* Ethik, wohl jedoch ist es ihre Aufgabe, die *Konsequenzen* eines herrschenden Wirtschaftssystems für die therapeutische Situation offenzulegen. Da Ressourcen im Gesundheitswesen naturgemäß immer begrenzt sein werden, wird deren Verteilung in der Situation der individuellen Not in der ärztlich-therapeutischen Verantwortung verbleiben und einem Verhältnismäßigkeitsgrundsatz folgen müssen, denn bei begrenzten Ressourcen verknüpft nur das Verhältnismäßigkeitsprinzip den Individualrechtsschutz in angemessener Weise mit dem Gleichheitsprinzip. Die Ausübung des Verhältnismäßigkeitsgrundsatzes kann nur durch Einzelfallbeurteilung, also in der therapeutischen Situation, richtig geschehen. Dies zeigt einmal mehr die grundsätzliche Bedeutung der therapeutischen Situation zur Rechtfertigung konkreten Handelns unter gegebenenfalls kritischer Bezugnahme zu den politischen und ökonomischen Rahmenbedingungen.

Die hier im Folgenden vorzunehmende *Analyse des Gesundheitssystems* zeigt, dass eine durchgängige marktliberale Kommerzialisierung kombiniert mit einem Wettbewerb um gewinnbringende Patienten unvereinbar ist mit sozialethisch und medizinethisch verantwortbarer ärztlicher Behandlung (vgl. ▶ Abb. 5.1, ▶ Abb. 5.2). Der ins uferlose gehende Verdrängungswettbewerb führt zur Unterversorgung der finanziell Schwachen und damit zur Gefährdung von Humanität und Menschenwürde. Demgegenüber muss die therapeutische Situation als *definierte, politisch gewollte* und *verantwortete Substruktur* des Marktes unter einen besonderen Schutz gestellt sein. Dies ist medizinisch und sozialpolitisch zu begründen und mit praktischen Lösungsansätzen zu verbinden, die sich von der *Struktur der therapeutischen Situation* her argumentativ untermauern lassen: Aus der Einsicht, dass der Patient über eine symmetrische Souveränität, die sogenannte Kundensouveränität, eben solange er Patient ist, nicht verfügt, ergibt sich die Konsequenz, dass die Arzt-Patienten-Beziehung aus dem Marktgeschehen heraus in eine »Schutzzone« übergeführt werden muss.[97]

Klarzustellen ist, dass therapeutisches Handeln mit einem *durchgängigen* marktwirtschaftlichen Geschehen (System) nicht in ethischen Einklang zu bringen ist. Würde man darauf bestehen, so riskierte das Verfahren zum Nachteil des schwächeren Verhandlungspartners, des Patienten, auszugehen. Zu berücksichtigen ist außerdem, dass es nicht um eine Ware im Sinne eines definierten Produktes, vielmehr um eine »Dienstleistung besonderer Art«[98] seitens des Arztes geht. Überlegungen zur ethischen Sinnstruktur der therapeutischen Situation zeigen darüber

---

[97] Zu beachten ist an dieser Stelle, dass hier nicht für oder gegen ein bestimmtes Wirtschaftssystem argumentiert wird; gesagt wird jedoch, dass die therapeutische Situation nach innen herauszuhalten ist aus den wie immer gegebenen Regeln des Wirtschaftssystems. Die von den politischen Repräsentanten des Wirtschaftssystems zur Verfügung gestellten Ressourcen sind von diesen sozial-ethisch zu begründen und zu verantworten.

[98] Vgl. ▶ Kasten 5.1.

hinaus, dass die Charakteristik der therapeutischen Offerte darin besteht, Güter zu verteilen und nicht zu verkaufen, nicht zuletzt solche Güter, die durch noch so viel Geld nicht zu haben sind,[99] nämlich menschliche Zuwendung, Menschenliebe und Barmherzigkeit. Im Weiteren wird zu begründen sein, dass es der Entwicklung einer Medizinethik bedarf, die ihre Verantwortung innerhalb der Mikrosituation überzeugend darstellt und zugleich in der gesellschaftlichen Auseinandersetzung um die Gestaltung der Makrosituation (Rahmenbedingung)[100] die damit gegebene sozialethische Herausforderung durch die *Formulierung ihrer klaren Position* wahrnimmt. Die Öffentlichkeit und auch die Gesellschaft haben einen Anspruch darauf, sich mit einer medizinethischen Position auseinanderzusetzen, die für eine ethisch vertretbare Substruktur, etwa als medizinische »Basisversorgung«, die aus dem Gefüge der Wettbewerbsökonomie und des Marktgeschehens herausgenommen ist, eintritt.

2.4 Situationsbestimmung als Voraussetzung der Unterscheidung von therapeutischem und geschäftlichem Handeln

Mit dem seitens bestimmter marktnaher Interessentengruppen angestrebten Ersatz des Begriffes »Patient« durch den Begriff »Kunde« wird suggeriert, dass auch beim Patienten von Autonomie, eben auch vom Vorliegen von Kundensouveränität auszugehen sei. Hier ist Unterscheidung notwendig. Zu unterscheiden sind die vollkommen unterschiedlichen Voraussetzungen des therapeutischen Handelns und der Regeln des geschäftlichen Handelns. Liegt nämlich Krankheit (Pathos) vor, sind die Interventionen und therapeutischen Offerten seitens des Arztes, in einem Vorgehen der dosierten Fürsorge, natürlich unter Respektierung intakter autonomer Anteile des Patienten, eben auf dieses Pathos abzustellen.

Bei einem Vergleich des Prozessablaufs von Therapiegeschehen versus Marketing respektive Verkaufsverhandlung ist zu zeigen, dass beim therapeutischen Prozessablauf die Frage des Nutzens für den Therapeuten völlig aus dem Spiel bleibt, jedenfalls bleiben soll. In der Marketing- und Verkaufssituation steht dagegen gar nicht stets die Objektivierung des Bedarfs im Vordergrund, vielmehr die Verdeutlichung der jeweiligen Interessenlage, getragen von subjektiven Bedürfnissen und Wünschen, die nicht notwendigerweise zu hinterfragen sind, die nach Verhandlung und Einigung über den Preis zu befriedigen sind.

Außer der Ethik des Arztes und sozialethisch vertretbaren politischen Rahmenbedingungen ist die *Ethik des Patienten* eine weitere elementare Voraussetzung, um eine therapeutische Lösung zu finden. Eine *Ethik des Kunden* impliziert die Erreichung eines Zieles, nämlich des ausgehandelten Vorteils möglichst für beide Part-

---

99 Sandel 2013; Kick 2005, S. 151–178.
100 Vgl. ▶ Kap. 5.

ner, wobei die Durchsetzung eigener Interessen Vorrang haben darf. Vom Arzt dagegen muss erwartet werden, dass er sich zusammen mit dem Patienten und ohne Einschränkung auf dessen Seite, gegen die Krankheit wendet.[101]

Unter Berücksichtigung der genannten anthropologischen und soziologischen Grundgegebenheiten lassen sich weitere Unterschiede zwischen *therapeutischer* Situation und *marktbezogener* Situation viel deutlicher herausarbeiten als bisher. Die Sinnstruktur der therapeutischen Situation lässt Gewinnerwirtschaftung im Sinne betriebswirtschaftlicher Wertschöpfung – dies wird sehr häufig auch in der Öffentlichkeit, in den Medien und kurioserweise von der Ärzteschaft selbst nicht erkannt – prinzipiell nicht zu. Dies gilt für ärztliche Praxen und ebenso für alle Organisationsformen von Krankenhäusern. Die Honorareinkünfte des Arztes bzw. des Therapeuten haben mit einer Erwirtschaftung von Gewinn in Entsprechung zu einem wertschöpfenden Geschäftsbetrieb nichts zu tun. Die Einkünfte sind eben *nicht Ergebnis eines Preises in einer frei verhandelbaren Marktlage bezüglich einer bestimmten Leistung oder eines Produktes.*

Aufmerksame Sorge gilt es den seitens der Politik formulierten Rationalisierungsaufforderungen zu widmen, da diese häufig darauf abheben, nicht etwa Betriebsabläufe zu rationalisieren, sondern vielmehr direkt in den therapeutischen Prozess, d. h. in die therapeutische Situation, einzugreifen. Sie stellen dann verkappte Rationierungsmaßnahmen dar. Dass Rationierungsmaßnahmen als solche klar gekennzeichnet werden, ist deswegen von grundlegender Bedeutung, weil sie als Instrument der Makrosituation der Verantwortlichkeit der politischen Entscheidungsträger und nicht der Verantwortung des in der Mikrosituation tätigen Therapeuten unterliegen. Die rechtlichen und sozialpolitischen Grundsatzentscheidungen der Makrosituation sind nach sozialethischen und wirtschaftsethischen Gesichtspunkten zu überprüfen. Ein gesundheitsökonomisches Rationale, das allein der Logik der Kosteneffektivität folgt, genügt zur Begründung der Ressourcenallokationen natürlich nicht.[102] Eben dies kann unter Bezugnahme auf die Struktur der therapeutischen Situation viel überzeugender dargestellt und verteidigt werden. Hier wird deutlich, dass es um die Sicherstellung von personalen Werten, Person- und Menschenwürde geht. Diese stehen wiederum in Bezug zum Anderen, zu dessen berechtigten Ansprüchen, wodurch auch Gerechtigkeitsprobleme in den Vordergrund rücken.

---

101 v. Engelhardt 2001, 2003, S. 34.
102 Marckmann 2005, S. 179–199.

2.5 Situationsbestimmung und dialektischer Bezug von Rolle und therapeutischer Identität

Die seit der Aufklärung durch Polarisierung belasteten und gefährdeten Identitätsbildungen des Arztes, die in der traditionellen reduktionistischen Objektivierung einerseits oder in einer ausufernden romantischen Subjektivierung andererseits Ausdruck fanden, führten in historisch klar zu belegende ethische Sackgassen und Katastrophen. Das Aufweisen und die Reflexion der dialektischen Bezogenheit von therapeutischer Identität einerseits und der unterschiedlichen therapeutischen Rollenanforderungen des Arztes andererseits im institutionellen Ordnungsgefüge der therapeutischen Situation führt jedoch weiter. Dabei ist seitens des Arztes zu überprüfen, ob für die erkannte Not eine praktische Lösung der Tat, als Nothilfe und Behandlung des Patienten, gefunden werden kann, deren Ethik sich in der Praxis bewährt. Dies führt zur Frage der näheren Klärung der therapeutischen Identität, der Entwicklung von Identität und Rolle im institutionellen Spannungsfeld als ethische Grundfrage.[103] Was aber resultiert aus dieser analytischen Einsicht bezüglich eines therapeutischen Identitäts- und Rollenverständnisses des Arztes?

Die unterschiedlichen Sinnstufen des therapeutischen Handlungsfeldes, also die Perspektive des Subjekts und die objektivierende Ebene, stehen und bleiben in einem Spannungsverhältnis zueinander. Rollentheoretisch sind sie zunächst aufzufassen als unterschiedliche Rollenanforderungen an den Arzt. Die Anforderungen gehen in diesem Rollenansatz jedoch nicht auf, sondern müssen im Prozessverlauf, der dazulegen sein wird, eben in eine neuartige Synthese, eine neue erweiterte Identität übergeführt werden. Dies ist möglich durch den Aufweis der dialektischen Beziehung von Rolle und Identität, die Identitäts- und rollentheoretisch zu begründen ist. Sie löst das Problem des einseitigen Verhaftetseins in einer dogmatisch fixierten Rolle, wie dem Arzt häufig, zuweilen zurecht, vorgeworfen wird.[104] Mit Offenlegung einer auf Gegenseitigkeit beruhenden gemeinsamen Interessenlage stellt sich die Machtfrage und damit die Legitimationsfrage des Eingreifens innerhalb des therapeutischen Handlungsfeldes ganz neu. Gezeigt werden kann, dass zunächst verdeckte, institutionelle oder durch die Rolle und den Wissensvorsprung vorgegebene Macht nach Offenlegung eben nicht in einen Machtkampf übergeht. Vielmehr kann die Macht nach Offenlegung in einen neuen ethischen Zusammenhang gemeinsamen Handelns und womöglich der Versöhnung gestellt werden.

Therapeutische Identität hat im Raum des Erkennens und Handelns um Ausgleich zwischen der objektivierenden Ebene und der Subjektstufe besorgt zu sein, um schließlich zu einer personalen Synthese der Perspektiven zu gelangen. Therapeutische Identität, so lautet die im Folgenden entwickelte Lösung, ist eine auf situative Ethik hin angelegte, also *existenzielle Identität*. Jede der wesentlichen Sinnstufen des Erkennens und Handelns in der Situation bedarf einer praktischen

---

103 Kick 2006.
104 Das gesamte Spektrum ideologiekritischer Anwürfe gegenüber der traditionellen »Arztrolle« geht in diese Richtung, kann aber wiederum dialektisch und kreativ im Sinne einer Erweiterung der Identität aufgegriffen werden.

Rollenausformung. Die therapeutische Identität ist jedoch eben nicht auf *eine* dieser Rollen festzulegen. Vielmehr geht es darum, diese Rollengegebenheiten schließlich auf eine dritte Sinnstufe hin zu transzendieren, auf eine näher zu reflektierende personale Sinnstufe. Mit der Offenlegung der dialektischen Beziehungen nicht nur zwischen Identität und Rolle, sondern auch zwischen Situation und Identität werden am ehesten jene ethischen Gefährdungen vermieden, die auch historisch häufig in der Ratlosigkeit gegenüber der Machtfrage kulminierten.[105] Das aber ist ein Missverständnis. Zwar wird Macht im Sinne einer Wirksamkeit auf definierte Ziele hin ausgeübt. Definierte Ziele sind in der therapeutischen Situation therapeutische Ziele, die repräsentiert sind in der therapeutischen Identität. Gezeigt werden kann, dass gerade in Zeiten gesellschaftlichen Wertewandels und institutioneller Destabilisierung Orientierung innerhalb der therapeutischen Handlungssituation ethisch begründet und somit verteidigt werden kann.

Die therapeutische Identität kann darauf überprüft werden, ob ihre in der therapeutischen Situation realisierten Werte ein reflektives Gleichgewicht (Rawls[106]) zwischen praktischer Vernunft und Intuition, zwischen biologischen Argumenten und zivilisatorischer Tradition erreichen können. Stets sollte im Blick bleiben, dass die ethischen Zwischensynthesen und ihre Realisierung bereits in den Zusammenhang einer sich weiterentwickelnden Situation bzw. einer strukturellen Rationalität[107] einzuordnen sind, die die Berücksichtigung der Naturprozesse und geschichtlich gewachsenen Konventionen mit umfasst.

2.6 Situationsbestimmung als Orientierungsrahmen zur Bewältigung von ethischen Dilemmata

Ein therapeutischer Prozess kann nur gelingen, wenn die Ethik jedes Akteurs, die Ethik des Arztes und die Ethik des Patienten, vorausgesetzt werden kann und schließlich, wenn die institutionellen Rahmenbedingungen *sozialethisch vertretbar* sind. Innerhalb dieser Rahmenbedingungen kann der Arzt seine Hilfe anbieten und handeln. Wird diese Grundstruktur für ärztliches Handeln und medizinethische Überlegungen nicht beachtet, besteht die Gefahr, in uferlose Diskurse zu geraten, die im Allgemeinen auf das Misstrauen hinauslaufen, es gehe um die Durchsetzung eines ärztlich-therapeutischen Konzeptes unter Anwendung von Macht. Zu beachten ist stets, ob der Arzt an einer solchen *Durchsetzung* gegen den Willen des Patienten überhaupt interessiert sein könnte. Gewiss dann nicht, wenn er dadurch keine persönlichen Vorteile erlangt! Dass Machtfragen umgekehrt *seitens der Patienten*, als Begehren formuliert, relevant werden können, zeigt sich bei Fragestellungen der

---

105 Kick 2006, S. 39, S. 41.
106 Rawls 1975.
107 Nida-Rümelin 2001.

Fortpflanzungsmedizin, indem es zum einen heißt, dass der Wunsch von Paaren nach einem eigenen Kind menschlich nachvollziehbar sowie ethisch legitim sei.[108] So richtig es ist, diesem allgemeinethisch als legitim anzusehenden Wunsch nicht generell zu widersprechen, so ist dieser Wunsch strikt zu unterscheiden von einer medizinischen Indikation und von einer ärztlichen Aktion, einer In-vitro-Fertilisation etwa, die auf einer Indikationsstellung beruhen muss. Ob ein solches Begehren medizinethisch zu bejahen ist, kann nur für den individuellen Fall, d. h. aufgrund einer Indikationsstellung in der spezifischen Situation, wie sie nach offener Abklärung der persönlichen, partnerschaftlichen, familiären und allgemein menschlichen Beziehungsgegebenheiten sich darstellt, entschieden werden. Einem etwa mit Macht unterlegten Anspruch auf eine Wunschverwirklichung ist mit ethischen Argumenten, basierend auf der ärztlich-therapeutischen Erkenntnis- und Handlungssituation, zu begegnen.

Hinsichtlich der aktiven Sterbehilfe und des ärztlich assistierten Suizids wird nicht selten *allgemeinethisch* argumentiert, dass auch in einem engeren theologischen Sinn, aus einem Verständnis des Lebens als Geschenk und Gabe Gottes heraus, keine absolute Lebenspflicht abzuleiten sei.[109] Damit ist jedoch nur der *allgemeinethische* – prinzipielle – Rahmen bezeichnet, jedoch für die konkrete ärztliche Entscheidungssituation keine ausreichende Aussage gegeben. »Aktive Sterbehilfe und ärztlich assistierter Suizid gehören zu den tragischen Grenzsituationen, über die die Medizinethik und das Medizinrecht nachdenken.«[110] Genau hier setzt die Aufgabe der *Medizin*ethik an, die einen Orientierungsrahmen für das Handeln selbst im *konkreten individuellen Fall* zu geben hat. Interessant ist der Hinweis auf die *Grenzsituation*, in der sich beide, der Patient wie der Arzt, befinden. In Grenzsituationen bedarf es einer Orientierung, denn dies bedeutet, dass dem Dilemma des Entscheidens nicht zu entkommen ist: Der Arzt kann schuldig werden durch Nichthandeln wie auch durch aktive Sterbehilfe. Mit der allgemeinethischen Feststellung des Entfallens einer absoluten Lebenspflicht ist nicht gesagt, was die Pflicht des Arztes, d. h. die ethische Handlungsvorgabe in der individuellen therapeutischen Problemsituation, ist. Auch die häufig nachgeschobenen Auflistungen[111] der Voraussetzungen, die für die Durchführung etwa einer terminalen Sedierung erfüllt sein müssen, reichen wiederum nicht aus zur Entscheidungsfindung im konkreten Einzelfall. Überlegungen hinsichtlich eines gesetzlichen Regelungsbedarfs sind richtig,[112] werden jedoch allenfalls geeignet sein, allgemeine Vorgaben – negativ ausschließend bzw. verpflichtend – zu formulieren, jedoch eine *individuelle* ethische Entscheidungssituation nicht treffen können.

Wenn die Struktur des *therapeutischen Handlungsfeldes* der therapeutischen Situation als Orientierungsrahmen nicht reflektiert und einbezogen wird, entsteht die prekäre Situation, dass für jeden Einzelfall die Konsequenzen für das ärztliche Handeln über die Prinzipien, ersatzweise die Codices oder Richtlinien herzuleiten

---

108 Kreß 2009, S. 185 ff.
109 Kreß 2009, S. 281.
110 Kreß 2009, S. 281.
111 Kreß 2009, S. 283.
112 Schweizerische Akademie der Medizinischen Wissenschaften 2006, Punkt 9.1.2.

sind. Besonders deutlich wird dies bei der Diskussion des Verhältnisses von Autonomie und Fürsorge.[113] Die Antinomie der Intentionen bleibt für die konkrete Situation unaufgelöst. Dies ist aber für die therapeutische Praxis äußerst unbefriedigend, da ungeachtet der widersprüchlichen Positionen zum therapeutischen *Handeln* zu gelangen ist. Diese Handlung kann darin bestehen, dass die fürsorgliche Haltung des Arztes in eine *situative, nämlich therapeutische Offerte* auf der Basis der erarbeiteten Indikation eingeht, die angenommen oder abgelehnt werden kann. Im Folgenden wird noch weiter zu erörtern sein, dass hier die *praktische Urteilskraft* für den *Einzelfall* ins Spiel kommt, allerdings nur dann stringent, wenn das Handlungsfeld zuvor als therapeutische Situation definiert worden ist.

Zweifellos führte der Zuwachs an medizinischer Verfügungsgewalt über das Leben durch medizinische Forschung und Technologie und die Pluralisierung der Wertvorstellung der Gesellschaft zu einer Krise des Ethos der Fürsorge. Wesentlich gespeist wurde die Krise durch die Behauptung, dass die Würde des Menschen in einer empirisch feststellbaren Autonomie gründe. Eine derartige Ethik der Autonomie dient jedoch nicht, sondern bedroht die schwächsten Glieder der Gesellschaft in ihrem Lebensrecht. Eine Ethik der Autonomie bedarf dringend einer Ergänzung durch eine Ethik der Fürsorge. Sie kann komplementär hierzu die Grundlage sozialpolitischer Ethik bilden.

Diese Synthese bildet eine Chance, über die häufig einseitige, polemisch problematisierte Betrachtung der Machtverhältnisse in der therapeutischen Situation hinauszugelangen. Freilich gilt auch, wie Karl Jaspers[114] betonte, dass es keine endgültigen Lösungen gibt, vielmehr in der existentiellen Kommunikation zwischen Arzt und Patient um die weiterführende, sinnhafte Lösung gerungen werden muss. Jede therapeutische Situation führt in ihrem prozessualen Ablauf an Grenzen und eben nicht selten über diese hinaus in die Grenzsituation. Dies gilt für den Patienten und auch für den Arzt als Begleiter und Schicksalsgefährten. Der Arzt ist verantwortlich für das verallgemeinerbare Wissen und die individuelle Anwendung im Erkennen und Handeln. Das Bewusstwerden der gemeinsamen Grenzsituation beider Akteure, des Arztes wie des Patienten, bezeichnet den Weg, um zu einer gemeinsamen Interpretation und Festlegung zu kommen, die auf eine konkrete Situation bezogen ist. *Die gelungene Synthese hebt den Widerspruch zwischen Autonomie und Fürsorge auf,* entspricht dem, was die Medizin dem Menschen schuldet, wie Wolfgang Huber formulierte.[115] Hier berühren, relativieren und bedingen sich Beziehungsethik und individuelle Gewissensethik. Sie führen zu einem zirkulären Modell von Autonomie und Fürsorge: Autonomie ist Voraussetzung der speziellen Beziehungsgestaltung, die Beziehung ermöglicht und aus humanitärem Belang Fürsorge anbietet. Fürsorge hat der Herstellung bzw. Wiederherstellung, der Autonomie und damit dem ganzheitlichen Heilungsprozess zu dienen (▶ Abb. 7.2).

Dilemmata erfordern neue Wertfindung und neue Wertsetzung, aus der dann verantwortliches Handeln hervorgeht.[116] Im Umgang mit den ethischen Dilemmata,

---

113 Rehbock 2005, S. 335.
114 Jaspers 1965.
115 Huber 2012.
116 Spaemann 1994.

den epistemologischen Dilemmata und auch im Blick auf das Dilemma zwischen Individualwohl und Gemeinwohl stellt sich die Frage nach einer Anthropologie, die die Dilemmata als solche wahrzunehmen gestattet und die zugleich zu einer bewussten Erfassung der sich von daher konstellierenden Grenzsituation ermutigt. Eine handlungsleitende Anthropologie weiß, dass diese zu bewältigen ist, um schließlich zu einer neuen Lösung zu kommen: Dies gelingt eben in der Erfahrung, Aneignung und Überwindung der Grenzsituationen.[117]

Die Konfrontation mit den beschriebenen klassischen Dilemmata führt den in der therapeutischen Situation befindlichen verantwortlichen Entscheider hin zur Offenlegung der Grenzsituation, *seiner* Grenzsituation, in der er sich tatsächlich befindet. Gerade in der dadurch ermöglichten Entdeckung der Conditio humana wird die Chance auf eine verlässliche und erweiterte Erkenntnis von Welt eröffnet und damit auf eine ethisch vertretbare Entscheidung. Eine weiterführende Klärung wird durch eine prozessuale bzw. prozessdynamische Sichtweise ermöglicht, die eine Prüfung, Infragestellung und Reflexion sowohl der Wertwidersprüche des ethischen Dilemmas wie der der Unsicherheit und Unabgeschlossenheit der empirischen Fakten erlaubt. Konfrontiert schließlich mit den Dilemmata zwischen individuellem Wohl und Gemeinwohl, zwischen begrenztem empirischem Wissen und akuter Handlungsnotwendigkeit stellt sich die Frage nach einem weiterführenden Ansatz, der es ermöglicht, zu einer kreativen Überwindung der Dilemmata im Sinne einer *ethisch vertretbaren Zwischensynthese* zu gelangen. So kann im Weiteren gezeigt werden, wie die Ratlosigkeit einer Diskursethik durch eine methodisch begründete Schluss- bzw. Entschlusssetzung überwunden werden kann. Die Argumente einer Pflicht- und Tugendethik werden berücksichtigt, aber nicht verabsolutiert bzw. missverstanden als Ausdruck konkretistischer Zwänge. Die Grenzsituation als Folge eines Dilemmas findet ihren Abschluss mit dem Übergang entweder in eine destruktive Prozessvariante, eine Gefährdung oder aber mit dem Gewinn einer neuen Balance der seelischen Struktur, Ausdruck eines neu entdeckten Wertes in Form einer ethisch vertretbaren Entscheidung.[118]

Ein rein verstehender, hermeneutischer Ansatz als Basis ethischer Begründungen ist für die therapeutische *Handlung*ssituation allerdings ungenügend, weil die handelnde Person sich ihrerseits unausweichlich und stets dem Bruch des Verstehbaren ausgesetzt sieht. Dieser Bruch des Verstehbaren ist bekanntlich Ausdruck des Einbruchs eines naturprozesshaft Biologischen in das leib-seelische Kontinuum oder einer nicht vorhersehbaren, freien existentiellen Entscheidung. Nicht zuletzt deswegen muss die Ethik der therapeutischen Situation dabei zusätzlich sowohl auf deontologische (Pflichtethik) und auf teleologische Begründungselemente zurückgreifen.

---

117 Jaspers 1965, S. 271.
118 Kick 2008.

3 Bestimmung der therapeutischen Situation

3.1 Situation und Situationsbegriff

Eine klare Situationsbestimmung ist nicht nur für die Medizin, sondern auch für die Pädagogik, die Soziologie und Politik, also für die Handlungswissenschaften überhaupt, von großer Bedeutung. Sie ist so plausibel, dass sie meist nicht hinterfragt wird. In der phänomenologischen Tradition[119] von Edmund Husserl geht es darum, einen Rahmen zu schaffen, in dem sowohl die Subjektseite wie die objektivierende Perspektive der handelnden Personen zusammengefügt und im Zeitablauf die Interaktionen bezüglich des Erkennens und Handelns auf ein Sinnziel hin einbezogen werden können. Situationen sind Sinneinheiten, die ohne einen entscheidenden Verlust nicht einfach verkürzt werden können.[120] So ist eine Situation eine »Einheit von Subjekt und Gegebenheit, bestimmbar durch das Thema, umgrenzt von einem Horizont«[121]. »Situationen sind umgrenzte Einheiten von Erleben, Verhalten und sozialen Interaktionen, die zwar auseinander hervorgehen und ineinander übergehen können, sich aber durch eine Grenze voneinander unterscheiden«[122]. Solange die *Regulationskapazität* der beteiligten Akteure nicht überfordert ist, sind Situationen auf selbstregulative Stabilität (steady state) ausgerichtet.[123] Vergleichbar einem Funktionskreis ist eine Situation ein sich selbst regulierendes Geschehen, das zwischen Lebewesen vermittelt, die sich in der Situation in ihrem Verhalten aufeinander beziehen.[124] Zu beachten ist freilich, dass die Abläufe in einem Funktionskreis nicht einfach determiniert sind, sondern durch Bedeutungsgebung und Bedeutungsrezeption sinnhaft aufeinander bezogen sind und damit viel mehr sind als eine lineare Kausalkette.[125] »Situationen entsprechen somit begrenzten Szenarien, die mit einem Problem beginnen und mit der Lösung des Problems – oder einer kleineren oder größeren Katastrophe enden«[126]. Um ein Sinnziel oder einen »Soll-

---

119 Fischer, Riedesser 1998, S. 65.
120 Thomas 1969, S. 60.
121 Thomas 1969, S. 60.
122 Fischer, Riedesser 1998, S. 65.
123 v. Uexküll, Wesiack 1988, S. 87 entwickeln den Situationsbegriff aus dem Konzept des Funktionskreises.
124 v. Uexküll, Wesiack.
125 v. Uexküll, Wesiack 1988, S. 89: »Eine Situation ist weder durch die Eigenschaften des Subjekts noch durch die objektiven Gegebenheiten allein definiert, sondern nur dadurch, wie gut oder wie schlecht beide zueinander passen und sich zu einem raumzeitlichen Gebilde ergänzen, zu einer belebten Bühne, die Lebens- und Überlebenschancen bietet.«
126 v. Uexküll, Wesiack 1988, S. 89.

wert« zu erreichen, bedarf es der kreativen Anstrengungen der Akteure, die konfrontiert sind mit fördernden und hindernden »Gegebenheiten«[127] der situativen Konstellation. Husserl fragt außerdem nach der vom Subjekt eingenommenen Perspektivität in der Situation. Er erreicht das dadurch, dass das wahrnehmende Subjekt aus der nur objektivierenden Fixierung erlöst wird. Dies ist für die gelebte Orientierung in jeder Handlungssituation, so auch der therapeutischen, von fundamentaler Bedeutung. Heidegger radikalisiert diesen Ansatz, indem die Wahrnehmung – was für alle Akteure einer Situation gilt[128] – weiterentwickelt wird zu einer Hermeneutik von »Betroffenheit« und »Auslegung«[129].

Situationen sind begrenzte Szenarien, definiert durch einen Anfang, einen bestimmten (Prozess-)Ablauf und ein Ende. Der Anfang einer Situation ist bestimmt durch die Ausgangslage, die von einem anzustrebenden Wert oder Sinngehalt, von einem Sollzustand, entfernt ist. Mit dem Erreichen des Sinnzieles ist die Situation abgeschlossen und es beginnt eine neue. Wird das Sinnziel nicht erreicht, so treten mehr oder minder hohe Spannungen auf. Es beginnt eine neue Situation mit einem neuen Problem; im Extremfall erfolgt ein Übergang in eine Grenzsituation. Das Ende einer Situation kann also nicht nur im Erreichen, sondern auch in einem Verfehlen eben dieses Sinnzieles gegeben sein. Daraus erwachsen dann weitere katastrophische oder bestenfalls kreative, eben innovative Konsequenzen.

Eine entscheidende Weiterentwicklung des Situationsbegriffes erfolgte durch Karl Jaspers[130]. Der Mensch existiert in Situationen. Er kann niemals aus einer Situation heraus, ohne in eine andere einzutreten. Die einfache Gegenüberstellung von Subjekt und Objekt, die in der therapeutischen Situation zu einer problematischen Reduzierung (Entfremdung) führt, wird zurechtgerückt: Der Mensch *ist* in der Welt, er steht ihr nicht einfach objektivierend gegenüber. In ihr wird Kommunikation zur existentiellen Kommunikation, zur Möglichkeit und Notwendigkeit der Transzendierung über die gegebene Situation hinaus.

Die empirische Soziologie versteht dagegen unter Situationen den Teil der äußeren Welt, von dem der Handelnde (Actor) gültige (valide) empirische Kenntnis haben kann.[131] Diese Sichtweise ist problematisch, weil sie epistemologisch eine zu kritisierende Reduktion enthält, die zumal für eine nachfolgende Handlungssituation ganzheitliche Maßstäbe bzw. einen Teil der Wirklichkeit verfehlt. Sie lässt sozusagen die »Hälfte« der Wirklichkeit, also die *inneren*, seelischen Bedeutungs- und Sinnzusammenhänge, unbeachtet. In der Feldtheorie wurde zwar versucht, die subjektiv-objektive Doppelstruktur der Situation aufzunehmen und zu präzisieren.[132] Zu Situationen gehören die relativen Positionen der Teile des Feldes in der Zeit sowie die Richtung und die Geschwindigkeit der Veränderungen. Undeutlich

---

127 Kick 2009b: Gegebenheiten sind im Weiteren entsprechend dem hier verwendeten Ansatz begrifflich zu spezifizieren als strukturelle »Werte« mit höherer oder weniger hoher dynamischer bzw. emotionaler Besetzung.
128 Sartre 1956, S. 450: Bei Jean-Paul Sartre wird zur Situation das, was vom Subjekt in Situation verwandelt wird und was von daher auf das Subjekt zurückwirkt.
129 Heidegger (1927) 1967.
130 Jaspers 1973b, S. 202 ff.
131 Parsons 1949.
132 Lewin 1963.

bleibt in diesem Ansatz, woher sich die motivationalen Kräfte konstituieren, die dieses Feld in Bewegung halten und zu einem Ziel bzw. zu einem Sinn hinführen, was allerdings für eine Ethik der Handlungssituation, sei sie therapeutisch oder politisch, stets im Blick zu behalten ist.[133] Konrad Thomas versteht unter einer Situation die kleinste Beobachtungseinheit bzw. Verlaufseinheit, »ohne die ein Mensch sich weder befinden, noch handeln, noch orientieren kann«[134]. Es kommt darauf an, das »Thema« zu erfassen.[135] Mit dieser Formulierung ist der »Sinnbezug« einer Situation, das Wertziel etwa bezüglich einer *therapeutischen* Situation, damit das *therapeutische Ziel*, bezeichnet. Das in die Situation eintretende Subjekt hat sich sodann mit dem Thema und den Gegebenheiten (»Widerständigkeiten des Konkreten«[136]) auseinanderzusetzen. Die Grenze schließlich des Feldes ist durch den »Horizont«, durch die Grenzen des von daher Erkennbaren und handlungsmäßig Erreichbaren, gesetzt.[137]

Mit dem Begriff des definierten Sinnhorizontes einer Situation ist zugleich die Diversifizierung von Situationen angesprochen, die sich eben hinsichtlich des Themas unterscheiden. Auch die therapeutische Situation ist bestimmt durch ihr Thema, ihr Sinnziel. Dieses besteht in der Suche nach Antworten auf die Not der Person, die mit dieser Not in die Situation eintritt, sie dadurch beginnen lässt. Mehr noch, sie wartet auf eine Antwort, setzt sich mit dieser auseinander, hofft zugleich auf eine Lösung und arbeitet daran mit, dieses Sinnziel zu erreichen.[138]

3.2 Ausgangsproblematik jeder therapeutischen Situation

Das therapeutische Handlungsfeld zeigt sich von Beginn an, insoweit in Abgrenzung von anderen Handlungsfeldern, primär unter dem Aspekt einer bestimmten *situativen Offerte*. Diese geht von einem zum helfenden Handeln bereiten Arzt aus, d.h. die situative Offerte des avisierten Handlungsfeldes wird bestimmt durch die Person des Arztes und seiner *therapeutischen Identität*, die die Inhalte und Reichweite der Verantwortung als Antwort auf die Not des Betroffenen bestimmt. Sie ermöglicht die zugleich wahrnehmende und zum helfenden Handeln bereite Beziehungsaufnahme zu einem Menschen, der als Patient wegen seiner Not in die therapeutische Situation eintritt und sie mit diesem Eintritt zu einer Erkenntnis- und

---

133 Thomas 1969, S. 55.
134 Thomas 1969, S. 56.
135 Thomas 1969, S. 57.
136 Janzarik 1988, S. 75.
137 Thomas 1969, S. 59.
138 Die wichtige Tatsache, dass das Sinnziel häufig noch nicht gegeben ist, sondern als Teil des kreativen Prozesses erst zu erarbeiten ist, muss als notwendige Weiterführung, wie sie der prozessdynamische Ansatz ausweist, berücksichtigt werden.

Handlungssituation mit therapeutischer Zielsetzung macht. Die therapeutische Identität des Arztes ermöglicht die Korrespondenz zu einem Patienten auf den drei notwendigen Beziehungsebenen[139], die eine jeweils anders gelagerte *Rollenakzentuierung*, unter Wahrung ein- und derselben *kohärenten Identität*, ermöglicht. Zu beachten ist ein elementares, unmittelbares, gefühlhaftes Angesprochensein des Arztes, als Betroffensein von Leid und Not, zugleich verbunden mit der Bereitschaft zur unmittelbaren Unterstützung des Hilfesuchenden. Diese Bereitschaft geht einher mit der Annahme der *Rolle als Helfer*, was als erste Phase der *situativen Offerte* den Beginn der therapeutischen Situation bezeichnet. Sie muss jedoch unmittelbar nachfolgend in eine notwendige Distanz übergehen, die für eine objektivierende Erfassung der Not, ihrer Gegebenheiten und kontextualen Bedingungen im leiblichen, personalen und biografischen Bereich (Weltbezug) notwendig ist. Sie hat im Weiteren der mit der therapeutischen Identität aufs engste verknüpften Herausforderung zu genügen, im Dialog einen Raum vorzubereiten, der eine existentielle Begegnung zwischen Arzt und Patient ermöglicht. Existentielle Kommunikation[140] führt subjektive und objektive Perspektiven und individuelle Sinnfindung zusammen. Hier ist Kommunikation dann nicht mehr Übermittlung von Erkenntnis durch zwingende Beweise,[141] sondern redende und antwortende Kommunikation von Existenz zu Existenz, vom *Ich* zum *Du*. Allerdings gibt es auch in einem solchen Begegnungsraum Grenzen des Verstehens, die sich zeigen als Widerständigkeit des Konkreten[142] in Form des biologisch-naturprozesshaften, des schicksalhaft Kontingenten oder als Folge einer zuvor nicht festgelegten bzw. nicht vorhersehbaren existentiellen Entscheidung.

Was das therapeutische Erkenntnis- und Handlungsfeld ermöglichen soll, ist die *Klärung des Rahmens* für einen *Prozessablauf*, der mit einer *Not* und einer *situativen Offerte* beginnt, mit einem *objektivierenden Erfassen* fortgesetzt wird und sodann in einem *personalen Begegnungsraum* und im Avisieren, schließlich im Erreichen eines therapeutischen Ziels zu einem Abschluss gelangt. Diese Situation als therapeutisches Handlungsfeld bildet somit einen Bezugsrahmen für einen Prozess, in dem Freiheitsgrade zurückzugewinnen sind, die, bedingt durch die Krankheit, verloren waren. Die therapeutische Situation findet ihren zeitlichen und sinnhaften Abschluss darin, dass der Patient seine ihm gemäße Autonomie wiedergewinnt, die sich gleichsam *als Begegnung* mit dem Arzt in der *Ablösung*, im Verlassen der therapeutischen Situation bestätigt.

Eine so verstandene therapeutische Situation fordert eine ärztliche Verantwortungsethik heraus, die vom Erkennen zum Handeln gelangt. Die sich dergestalt realisierende »relationale Verantwortungsethik« wirkt nicht herrschend, sondern helfend.[143] Fürsorge hat in der situativen Offerte einen hohen Wert, aber nur um der Wiederherstellung der existentiell gemäßen Autonomie zu dienen. Vorübergehend angebotene und wahrgenommene Fürsorge ist nicht zu verwechseln mit dem

---

139 v. Gebsattel 1953, S. 233–255.
140 Jaspers 1965, S. 668.
141 Tellenbach 1987, S. 747.
142 Janzarik 1988, S. 73.
143 Bonhoeffer (1949) 1998, S. 62.

Modus etwa eines Paternalismus. Fürsorge darf so rasch als möglich übergeleitet werden in eine existentielle Begegnungsstufe, in der die betreffende Person als Patient im gegebenen situativen Kontext sich – im Verlauf der zu behandelnden Not und Krankheit – neu begegnet und als autonom erkennt. So eröffnen sich erweiterte Erlebnis- und Handlungsräume, kurzum neue Lösungen im Umgang und in der Beziehung zwischen Person und Welt. Neue Lösungen entsprechen einer Erweiterung von Möglichkeiten des Handelns und von Freiheitsgraden, die als Erweiterung von Welt, als *Komplement von Welt* zu bezeichnen sind.[144] Therapie ist heilendes Komplement von Welt.[145] Auch die »Epiphanie des Antlitzes«[146] gehört als Erweiterung von Welt hierher und eröffnet neue Handlungsräume. Von Engelhardt[147] hat mit Blick auf die historische Entwicklung ausgeführt, in welcher Weise sich das Arztbild im Laufe der Geschichte gewandelt hat, vom Priesterarzt zum hippokratisch-empirischen Arzt, dann zum mittelalterlich-spekulativen Arzt und schließlich zum naturwissenschaftlichen Arzt. Diese unterschiedlichen Arztbilder und mit ihnen die therapeutischen Identitäten haben die therapeutische Situation bestimmt und inhaltlich geprägt. Damit ist jeweils ein Handlungsraum vorgezeichnet, der diesen für den in diese Situation eintretenden Patienten überschaubar macht: Eine Situation wird eröffnet, in der er Erfahrung sammeln und Vertrauen gewinnen und in einen weiterführenden therapeutischen Prozess eintreten kann. Natürlich haben diese genannten Arztbilder ihre historischen Bedingungen; sie sind von daher zu relativieren und auf Stärken und Schwächen hin zu reflektieren. Wir erwarten heute von einem Arzt mehr als nur eine eingeengte naturwissenschaftliche Positionierung des Erkennens und Reagierens. Es ergibt sich jedoch mit den so umschriebenen Grenzen der therapeutischen Situation zugleich die Chance der inhaltlichen Konkretisierung und damit der Vertrauensbildung.[148] Wichtig ist zu beachten, dass es mit der *Bereitschaft* zum Helfen nicht getan ist, sondern dass es stets darum geht, für die helfende Begegnung einen Raum der Orientierung zu bieten, der subjektive Betroffenheit zulässt und zugleich distanzierende Erfassung (Objektivierung) ermöglicht. Damit ist eine Situation beschrieben, in der sich die Stufen des therapeutischen Prozesses entwickeln können.

Aus der Bewusstmachung seiner Seinsbestimmung ergibt sich für den Menschen Identität, Ordnung und Grenzen, in denen er geborgen ist und in denen er Geborgenheit (Bergung) anzubieten vermag. Die therapeutische Situation ist zu erhellen aus der Seinsbestimmung der Akteure, aus ihrer Identität und dem Verhältnis von Identität und Situation. Von der Identität her, in ihr verwurzelt, wird er fähig, die begegnende Welt vom Moment ihrer Einmaligkeit her zu erfassen und allmählich in sie Vertrauen zu setzen.[149] Mit einer etwaigen Verunsicherung der Identitätskonstituierung des Therapeuten ergibt sich eine Destabilisierung der Situation und damit ein erhöhtes Risiko für ein Scheitern der Umsetzung des thera-

---

144 Kick 2005, S. 86.
145 Kick 2021, S. 46–62.
146 Levinas (1961) 2002, S. 443.
147 v. Engelhardt 2003.
148 Luhmann (1968) 2014.
149 Straus 1963.

peutischen Konzeptes und die Erreichung des Therapieziels. Das *therapeutische Handlungsfeld* ist im Gegensatz zu Alltagssituationen von vorneherein bestimmt durch das *spezifische* Sinnziel der Therapie. Von daher resultiert die *spezifische Struktur* des therapeutischen Feldes und die mit ihm sich konstellierenden Konditionen im Sinne der »Herausbildung einer gemeinsamen Konstruktion für den im Fokus stehenden Bereich«[150], den Heilungsprozess nämlich, als das Sinnziel der Situation.

Es gibt charakteristische *Gefährdungen für den therapeutischen Prozess* durch das Hereinwirken externer therapieferner Interessen, die man kennen muss: Vorsicht ist geboten im Bereich der *medizinischen Forschung*, die etwa auf die Erforschung von Grundlagen für innovative Behandlungsmethoden zielt. Die mit den Forschungsansätzen verknüpften Therapie- bzw. Heilungsversprechen (Hoffnungen) sind die Begründung dafür, die Forschung, einhergehend mit Eingriffen, verantwortlich zu wagen und durchzuführen. Zu beachten ist, dass ein Forschungsvorhaben nicht unter einem bestimmten »Privileg« steht. Grundsätze der Person- und Menschenwürde dürfen nicht außer Kraft gesetzt werden, um später mit den Ergebnissen dem Patienten zu dienen.[151] Vielmehr geht es darum, unter steter Wahrung von Person- und Menschenwürde Leiden, behandlungsbedürftige Dysfunktionen und Krankheiten zu erkennen, mit dem Ziel, darauf passende therapeutische Antworten zu finden und diese als Offerte dem Patienten anzubieten.[152] Forschungsanliegen haben also die therapeutische Situation stets zu respektieren, sind dieser untergeordnet und nicht vorgeordnet.

Auch der sogenannte freie Markt bedeutet eine Gefährdung für eine ethisch einwandfreie Antwort auf die Not des Patienten. Doch soll im Folgenden dargelegt werden, dass mit der Klärung und Konzeptualisierung der *Struktur* der therapeutischen Situation sich eine Lösung für dieses elementare Problemfeld abzeichnet. Erforderlich ist es, den Patienten mit seiner Krankheit und den behandelnden Arzt aus dem ökonomischen Einflussfeld der wirtschaftlichen Interessenten, die um Preise verhandeln und nach Gewinn streben, herauszunehmen und die therapeutischen Akteure in einem definierten »Schutzraum« zu verorten. Die Frage ist allerdings, *wie* das therapeutische Handlungsfeld von geschäftlichem Gebaren nach innen und von dem ökonomischen Druck von außen freizustellen ist und wie dies medizintheoretisch, politisch und sozialethisch zu begründen ist. Überlegungen[153] der anthropologischen Medizin können zu einer Klärung und Reflexion der menschenbildlichen Voraussetzungen führen und Antworten auf die Frage geben, warum es erstens überhaupt erforderlich ist, das therapeutische Handlungsfeld aus dem ökonomischen Einfluss- und Kräftefeld herauszuhalten, und wie zweitens eine Verankerung in einem ökonomisch funktionierenden System, das finanzielle Ressourcen zur Verfügung stellt, erfolgen kann, ohne das therapeutische Anliegen zu stören.

---

150 Brücher 1991, S. 58.
151 Ewig 2001.
152 Geigges 2007.
153 Bauer 2013.

Sozial- und gesellschaftskritische Konzepte, wie das von Foucault[154] und anderer Kritiker der sogenannten Schulmedizin, wollen die therapeutische Situation durch die Veränderung der gesamten Gesellschaft verbessern. Diese Ansätze sind politisch nicht durchsetzbar, jedenfalls fragwürdig, weil sie mit revolutionären Mitteln »zuerst« die ganze Gesellschaft ändern bzw. bessern wollen. Sie können jedoch am besten dadurch entkräftet werden, dass die strukturellen und ethischen Voraussetzungen des therapeutischen Handlungsfeldes geklärt und realisiert werden. Dann nämlich ist die Diagnostik von Krankheit eben nicht mehr dem Kräftespiel gesellschaftlicher Etikettierung und politischer Ausgrenzung ausgesetzt,[155] sondern wird aus jedem ökonomisch und gesellschaftlich problematischen Gefährdungsbereich herausgenommen bzw. vor diesem geschützt.

Therapie ist aufgehoben in der therapeutischen Begegnung, im Medium des Dialoges zwischen Arzt und Patient. Therapie ist jedoch kein privater Dialog und viel mehr als nur personaler Dialog. Therapie hat stets zum einen die Sicht *nach innen* zu berücksichtigen, in die therapeutische Situation hinein. Sie ist bestimmt durch ein weiter unten zu explizierendes dreistufiges Vorgehen. Neben subjektiver Betroffenheit kommt objektivierbares, verallgemeinerbares Wissen hinzu, verknüpft mit einem empirischen Rationale. Beide Bereiche sind einer anzustrebenden personalen Begegnung zuzuordnen, die die Grundlage einer Verständigung über einen therapeutischen Eingriff zum Wohl des Patienten bildet.[156] Die Rechtfertigung *nach außen* hat sich auseinanderzusetzen mit den ökonomischen und politischen Rahmenbedingungen sowie den gesetzlichen Regelungen, in denen der Arzt als »Homo politicus« seine Identität definiert, sein Handeln verteidigt und verantwortlich rechtfertigt (Apologetik).

Die therapeutische Situation ist der Bezugsrahmen, von dem aus der Arzt seine Anliegen hinsichtlich notwendiger Ressourcen zur Erfüllung seiner Aufgaben gegenüber Gesellschaft und Staat Ausdruck verleiht. Fragen der Ressourcenzuweisung und rechtlicher und administrativer Kontrolle des Gesundheitswesens unterliegen den zuständigen Gremien, gegebenenfalls der parlamentarischen Legislative. Hier ist der therapeutisch tätige Arzt nicht Entscheider, sondern er hat die Entscheidungen der Gesellschaft als Politikum zur Kenntnis zu nehmen und sich auf diese Limitierungen und Grenzen zu beziehen und einzustellen. Es kann allerdings zum Thema politischer Auseinandersetzungen werden, für adäquate Ressourcen einzutreten, hinsichtlich der rechtlichen Gestaltung als Berater zur Verfügung zu stehen und möglichst klare Positionen einzubringen. Im Idealfall findet hier eine Kommunikation mit der interaktiven Institution[157] statt, die in einem permanenten hermeneutischen Prozess die Brücke bildet zwischen Politik und medizinischer Wissenschaft und Praxis.[158]

---

154 vgl. Beitrag von Friedrich, Assadi 2013.
155 Foucault 1969: Eine grundlegende Kritik der Vorstellungen Foucaults, die medizintheoretische Ansätze vollständig ignoriert und rein soziologisch argumentiert, kann hier nicht erfolgen. Es lohnt auch nur die Erwähnung als besonders plastisches Beispiel einer ideologischen Schieflage (basierend auf einem »idealistischen Fehlschluss«).
156 Schmidt-Degenhardt 1994, 1996.
157 Kick 2014.
158 Schipperges 1971.

3.3 Klinische Phänomenologie und therapeutische Situation

Phänomenologie intendiert eine Beschreibung und intersubjektiv nachvollziehbare Analyse der in einer konkreten Situation sich erschließenden Phänomene des menschlichen Bewusstseins.[159] *Klinische* Phänomenologie hat darüber hinaus die Struktur der therapeutischen Situation als Grundlage des Erkennens und Handelns zu berücksichtigen. Die psychische und somatische Verfassung eines Menschen kann allerdings niemals allein aufgrund einer nur rein phänomenologischen Analyse auf alle praktisch und therapeutisch relevanten Konsequenzen hin ergründet werden. Das kann insbesondere dann nicht der Fall sein, wenn sich solche Konsequenzen eben erst aus einem nur *außerhalb* der konkreten Situation zu gewinnenden, empirisch verallgemeinerbaren Erfahrungswissen ergeben. Die Lösung wird dadurch ermöglicht, dass in der therapeutischen Handlungssituation bestimmte Sinn-Perspektiven oder »Sinnebenen« unterschieden werden. Mit einem solchen *klinisch-phänomenologischen* Ansatz ist die reine Phänomenologie der Bewusstseinsphänomene überschritten, jedoch ergibt sich eben dadurch die Möglichkeit, die jeder praxisbezogenen Wissenschaft inhärenten »Aporien der praktischen Vernunft« darzulegen. Ohne eine solche Beachtung der subjektiv-objektiven Doppelstruktur der therapeutischen Situation bleibt die Gefahr einer subjektivistischen oder auch objektivistischen Vereinseitigung der Positionen[160] bestehen, wie wir sie aus der jüngeren Medizingeschichte kennen. Um eine Urteils-, Entscheidungs- und Handlungskompetenz im Bereich der klinischen Medizin und – besonders hervorstechend – in der Psychiatrie zu gewährleisten, bedarf es außerdem zusätzlich ethischer Maßstäbe bzw. klarer Wert-Kriterien und transparenter Entscheidungsverfahren, die auf der Grundlage eines von dogmatischen Vorstellungen freien Menschenbildes beruhen.

Der phänomenologische Ansatz beabsichtigt die wissenschaftlich nachvollziehbare Erfassung der sich dem Arzt jeweils neu in der konkreten Situation erschließenden Erfahrung,[161] damit auch eine Überbrückung jenes methodologischen Hiatus, dem man sich in der Auseinandersetzung mit seelischen und körperlichen Erkrankungen, als psychophysische Gegebenheiten, unausweichlich konfrontiert sieht. Stets drohen dem um Erkenntnis bemühten Arzt Gefährdungen, die in zwei Extrempositionen liegen: der *objektivistischen Verabsolutierung* und der *subjektivistischen Vereinseitigung*. Systematisch berücksichtigt wird im phänomenologischen Erkenntnisprozess das die Erfahrung erst ermöglichende, jeweils zu reflektierende ärztliche Vorverständnis. Es ist offensichtlich, dass bei einer solchen phänomenologischen Betrachtungsweise detailbezogene Erfahrungen jeweils zu neuen Gesamteindrücken und von daher eben diese wiederum zu Neubewertungen vorgängiger Einzelerscheinungen führen können. Kraus[162] geht von einer damit

---

159 Husserl 1969.
160 Kick 1990 vgl.: Antipsychiatrie und Klinische Forschung als Extremvarianten
161 Kraus 1991.
162 Kraus 1991.

gegebenen, unmittelbaren Relevanz für die therapeutische Praxis aus. Phänomenologische Diagnostik ermögliche dann die Richtlinien und Normen für die rehabilitative und therapeutische Intervention aus dem diagnostischen Prozess selbst zu erschließen, ohne dass sie erst von außen und im Nachhinein hinzugefügt werden müssten. Offen bleibt hierbei allerdings, wie im konkreten Fall die in früheren Situationen gewonnene Erfahrung hinsichtlich ihrer verallgemeinerbaren Aspekte in jeweils neuen, nicht gänzlich übereinstimmenden Konstellationen fruchtbar gemacht werden kann. Andererseits ist einem rein operational-objektivierenden, empirischen Ansatz vorab entgegenzuhalten, dass vorliegende, verallgemeinerbare Ergebnisse allenfalls und nur dann in der therapeutischen Praxis individualisierend umzusetzen wären, wenn diese zu einer objektiv handlungsbegründenden Krankheitsdiagnose kausal-deterministisch stringent in Beziehung gesetzt werden könnten. Diese Voraussetzungen treffen aber praktisch niemals zu; überdies bleiben solche Krankheitsmodelle selbst abhängig von krankheitstheoretischen – naturalistischen – Vorannahmen und sind insofern nicht einfach »empirisch« begründet.

Auch in tonangebenden Handbüchern[163] der Psychiatrie, sofern sie sich zu medizintheoretischen Fragen überhaupt äußern, wird bevorzugt ein methodischer Dualismus vertreten, der durchaus um die Problematik einer reduktionistischen Vorgehensweise sowohl hinsichtlich der nomothetischen wie auch der idiographischen Erfahrungsrichtung weiß. Der gegebene Hiatus zwischen reduktiver Methodik und ganzheitlicher Betrachtungsweise wird gleichfalls angelegentlich problematisiert und mündet im Allgemeinen in das Desiderat, dass diese Spannung zwischen Praxis und Forschung, also zwischen menschlich existentieller, kommunikativer Haltung und modellhaft theoretischer Reduktion, auszuhalten sei.[164] Hier setzen nun eben die praktischen Fragen ein, insoweit es darum geht, generalisierbare Forschungsergebnisse der objektivierenden Ebene in ein begründetes medizinisches Handlungsmodell einzuordnen, das den Bedürfnissen des Patienten auch mit seiner Subjekt-Seite gerecht wird. Da diese Integration ein Erfordernis täglich gelebter klinischer Praxis ist, ist ein Hinweis auf das Aushalten der Spannung wichtig, kann jedoch allein nicht den erforderlichen Leitfaden und den Orientierungsrahmen für das Handeln ersetzen. Aus geschichtlicher Perspektive, d.h. im Blick auf jene Strömungen, die praktisch bereits nachhaltige Wirksamkeit erlangten, stellt sich die Frage so, ob sich zwischen einem realwissenschaftlichen Objektivismus, der seit dem 19. Jahrhundert mit seinem reduzierten Modelldenken die Klinik eroberte, und einem gegenläufigen »wissenschaftskritischen« Subjektivismus späterer Zeit wenigstens für die klinische Situation selbst eine tragfähige *neue Lösung* finden ließe.

Scheitert ein sogenannter realwissenschaftlicher Objektivismus in der therapeutischen, handlungsbezogenen Situation an der praktischen Uneinlösbarkeit der eigenen Kriterien, ist der ganzheitlich-phänomenologische Ansatz gegenüber den charakteristischen Gefährdungen eines erkenntnis- und handlungsbezogenen Subjektivismus nur dann gefeit, wenn die spezifischen Sinnstrukturen der jeweiligen Situation berücksichtigt werden. Zum einen soll aufgrund phänomenologischer Analyse ein vorliegender seelischer bzw. psychosomatischer Zustand eines Men-

---

163 Heimann 1979.
164 Heimann 1979.

schen erfasst und methodisch nachvollziehbar bestimmt werden. Die therapeutische Situation erfordert jedoch zum anderen die Einbeziehung verallgemeinerbarer Kenntnisse über die Regelhaftigkeit des Eintritts von Konsequenzen bestimmter Interventionen beim Vorliegen bestimmter, objektiv-operational festgestellter Merkmale. Dies gilt exemplarisch für die Regelhaftigkeit des Eintritts von Effekten biologischer wie psychosozialer Interventionen bei bestimmten psychophysischen Zuständen. Festzuhalten bleibt von daher, dass eine psychophysische Konstellation niemals allein aufgrund einer phänomenologischen Analyse auf alle praktisch relevanten Konsequenzen hin ergründet werden kann, insbesondere nicht auf solche, die sich erst aus einem außerhalb der konkreten Situation gewonnenen oder zu gewinnenden, empirisch verallgemeinerbaren Regelwerk ergeben.

3.4 Das therapeutische Handlungsfeld in der Vermittlung von Theorie und Praxis

Die *klinische* Phänomenologie zielt zum einen auf die Berücksichtigung von verallgemeinerbaren Erkenntnissen objektivierbarer und kausal-genetisch erklärbarer Sachverhalte, zum anderen aber auch auf das empathisch partizipierende Verstehen von Menschen in bestimmten Notsituationen. Empirisch objektivierende Wissenschaften beschränken sich zumindest im ersten Schritt durch ihre obligatorisch stets reduktive Methodik auf den Nachweis verallgemeinerbaren Wissens. Nicht zu kritisieren ist hierbei die passagere reduktive Zielsetzung der Natur- und Verhaltenswissenschaften, wenn sie sich dessen bewusst bleiben. Vielmehr geht es um die Frage, wie diese methodisch unvermeidbare – eben kontrollierte – Abstrahierung hinsichtlich ihrer Ergebnisse nachfolgend wieder hilfreich konkretisiert, d. h. in einer bestimmten Situation praktisch umgesetzt werden kann. Kriterien für die jeweils richtige Anwendung beider Vorgehensweisen, der empathisch-partizipierenden und der operational-objektivierenden, an sich und im Verhältnis zueinander können nicht aus den genannten Methoden der Erkenntnis selbst gewonnen werden. Vielmehr sind die *Kriterien unter Berücksichtigung der zu spezifizierenden therapeutischen Situation zu entwickeln*. Damit ergibt sich die situationsanalytische Frage nach den *Grundkomponenten* ebendieser therapeutischen Situation, ihrer Elemente, Implikate und Axiome. Nur aufgrund einer solchen vorgängigen *Situationsbestimmung*[165] lassen sich die Kriterien für eine klinische Phänomenologie entwerfen als Voraussetzung einer richtigen Anwendung und eines geordneten Einsatzes der zur Verfügung stehenden Erkenntnismittel und Handlungsmöglichkeiten. Klinische Phänomenologie ist in der therapeutischen Situation für den Therapeuten Orientierungsgegebenheit und Leitfaden. Empirische Befunde sind in ein Konzept, das im Hinblick auf das verantwortete Handeln Relevanz gewinnt, zu übersetzen. Es geht

---

165 Vgl. zum Situationsbegriff ▶ Kap. 3.1.

also darum, das Erkennen, das auf unterschiedlichen reduktiven Ebenen gewonnen wurde, zur Grundlage für eine Handlung in einer übergreifenden Sinnstruktur zu machen.[166]

Das Problem der situationsgemäßen Anwendung von verallgemeinernden Aussagen innerhalb des *ärztlichen* Handlungsfeldes ist philosophisch gesehen nur ein konkreter Spezialfall von vielen, wenn auch ein besonders komplexer und ethisch brisanter. Die Frage der Vermittlung von verallgemeinernden Aussagen einer Theorie und konkreter Praxis stellt sich auch in den *sonstigen angewandten Humanwissenschaften* entsprechend. Im Bereich der ärztlichen Praxis, wo es um die psychophysische Integrität und die möglichst weitgehende Wiederherstellung verlorengegangener Autonomie von Menschen geht, um die Durchführung bestimmter therapeutischer Interventionen unter Respektierung der Personwürde, sind die praktischen, moralischen und rechtlichen Implikationen allerdings weit komplexer und schwerer erfassbar als in anderen, nichtmedizinischen Erkenntnis- und Handlungsfeldern. Seit Kant wird weitgehend akzeptiert, dass es keine allgemeinen Kriterien bzw. Schemata zur Anwendung von Theorie auf Praxis bzw. von allgemeinen Regeln auf Einzelfälle geben kann: »Dass zwischen Theorie und Praxis noch ein Mittelglied der Verknüpfung und des Überganges von der einen zur anderen erfordert werde, die Theorie mag auch so vollständig sein, wie sie wolle, fällt in die Augen; denn zu dem Verstandesbegriffe, welcher die Regel enthält, muss ein Actus der Urteilskraft hinzukommen, wodurch der Praktiker unterscheidet, ob etwas der Fall der Regel sei oder nicht; und da für die Urteilskraft nicht immer wiederum Regeln gegeben werden können, wonach sie sich in der Subsumtion zu richten habe [...], so kann es Theoretiker geben, die in ihrem Leben nie praktisch werden können, weil es ihnen an Urteilskraft fehlt«[167]. Letzte Entscheidungsinstanz in der Applikation von Theorien und Regeln wird deswegen die in der langjährigen Ausbildung und Erfahrung geschulte Urteilskraft des Experten sein, mithin das, was im Allgemeinen als »Fachkompetenz« bezeichnet wird. Aus dieser allgemeinen philosophischen Einsicht folgt, dass es auch im Kontext des ärztlichen Tuns für die Anwendung von allgemeinen Regeln auf Einzelfälle keine weiteren zwischengeschalteten Regeln geben kann. Dann aber spielt die Erfahrung, d. h. die *geschulte* Intuition bzw. Urteilskompetenz, eine wesentliche und unverzichtbare Rolle in der klinischen Diagnostik und Therapeutik.[168] Sie kann eben weder auf der Ebene der Diagnostik durch empirisch fundierte, operational ausgearbeitete Diagnosemanuale noch auf der Ebene der Indikationserstellung durch quasi schematisch anzuwendende Handlungsdirektiven ersetzt werden.

---

166 Jaspers 1965.
167 Kant (1793) 1968, S. 275.
168 Kraus 1995.

3.5 Antimedizin und Antipsychiatrie: Historische Klärung der Positionen

Eben in diesem Zusammenhang des Theorie-Praxis-Problems hat nun eine typologisch bestimmte Argumentationsstrategie in den letzten Jahrzehnten in wechselnder Intensität die Aufmerksamkeit auf einen kritischen Bereich klinischer Praxis und zugleich auf eine bestehende Verengung der klinischen Perspektive gelenkt. Die Provokationen der Antipsychiatrie, die hier als bloßes Paradigma für eine gegen die wissenschaftlich fundierte Medizin als sogenannte Schulmedizin generell gerichtete Position herangezogen werden soll, zielten explizit auf die Infragestellung der sich durch ideologischen Objektivismus scheinbar ausreichend legitimierenden, professionellen Arztrolle und das damit verbundene Problem des Eingriffs.[169] Implizit standen hinter dem Protest der Antipsychiatrie in einer gewissen Entsprechung zu der späteren sogenannten *Komplementärmedizin*, die in ihren Auswüchsen antimedizinische Positionen einnimmt, ernstzunehmende Sinnfragen: zum einen die Frage nach dem *Sinnziel der ärztlichen Behandlung* und zum anderen die Frage nach der *Krankheitsdefinition* und der *Sinngebung der Erkrankung*,[170] Fragen, die offensichtlich von der etablierten Psychiatrie und der Medizin im Allgemeinen nicht hinreichend berücksichtigt worden waren. Die expliziten und impliziten Herausforderungen der Antipsychiatrie oder allgemeiner der sogenannten Anti-Schulmedizin konvergierten somit in der gemeinsamen Frage, wie das Verhältnis von Arzt, Patient und Krankheit zu bestimmen sei. Die Antwort, die in der Traditionskrise der Medizin seit der Mitte des 19. Jahrhunderts zunächst ausblieb, hätte im *Aufweis der Struktur der therapeutischen Situation* bestehen können. Dieser Aufweis ist erforderlich, um eben zu der für einen ethisch vertretbaren Handlungsentwurf erforderlichen Integration der unterschiedlichen Sinnebenen im Umgang von Arzt und Patient mit Krankheit und Not zu gelangen. Historisch ist hierbei zu berücksichtigen, dass die umfassende ärztlich-klinische Perspektive in einem bereits in der Mitte des 19. Jahrhunderts deutlich sich abzeichnenden Traditionsabbruch verlorengegangen war, im Rahmen jener Wende zum naturwissenschaftlich »reduzierten Modelldenken« in der Klinik, wie sie Schipperges dargestellt hat.[171] Naturwissenschaftliches Denken und objektivierende Distanz wurden zur einzigen verbindlichen Bezugsebene ärztlicher Handlungskompetenz und -konsequenz. Auch beispielsweise Virchow[172], um einen Exponenten des Übergangs vom philosophischen zum naturwissenschaftlichen Zeitalter in der Klinik zu nennen, ging davon aus, dass die naturwissenschaftliche Forschung und Ergebnisbildung zur Wahrheit und damit auch zum Guten und zum Wohl des Ganzen führe. Dadurch geriet der Legitimationszusammenhang ärztlichen Handelns auf die Ebene einer verabsolutierenden wissenschaftlichen Objektivierung, auf der die Legitimation, zumal und besonders offensichtlich in der Psychiatrie, nicht eingefordert werden kann und auch in der Folgezeit entgegen den

---

169 Cooper 1971; Foucault 1969.
170 Cooper 1971; Laing 1972; Szasz 1972.
171 Schipperges 1975, 1988.
172 Virchow 1877.

Fortschrittshoffnungen, die die Medizin des 20. Jahrhunderts beherrschten, nicht eingefordert werden konnte. Im Gegenteil, die Abhängigkeit von einem einseitigen naturwissenschaftlichen Objektivismus, der nicht mehr die menschliche Begegnung mit dem Schwachen suchte, führte in der Periode eines politisch totalitären Systems unter dem Einfluss einer menschenverachtenden, gleichwohl rational-empirisch-objektivierend argumentierenden Ideologie mit der Vernichtung von anvertrauten Patienten in die moralische Katastrophe.[173]

Als später, nach 1950, die provozierenden Ansätze der kritischen Theorie[174] *praktisch* relevant wurden, erschienen die jetzt den subjektiven Faktor einseitig hervorhebenden Reformen als die Realisationsfaktoren einer längst überfälligen Humanisierung der Arzt-Patient-Beziehung, die vor solchen »technokratischen« Exzessen hätte bewahren können und künftig bewahren sollte. Mit dem Gedanken einer symmetrischen Arzt-Patient-Beziehung sowie mit der Vorstellung, die objektivierende Betrachtungsweise abzuschaffen, war jedoch lediglich eine in der Psychiatrie besonders eklatante subjektivistische Wende vollzogen worden: Die vordem objektivistische Einseitigkeit der Perspektive wurde durch eine ebenso einseitige zum Subjektiven hin ersetzt.[175] Durch diese ideologisch begründete radikale Subjektivierung waren eine sich zugleich auch durch objektivierbare Befunde rechtfertigende medizinische Diagnostik und ein Krankheitsmodell, das auf die Erkennung von konkreten Krankheiten zielt, nicht mehr aufrechtzuerhalten.[176] In der Konsequenz konnte jeder therapeutische Eingriff als von subjektiven, therapiefremden, etwa von politischen Machtinteressen belasteten Motiven getragen zur illegitimen Manipulation erklärt werden, da eine objektivierende Begründung nicht gegeben werden konnte, genauer gesagt, nicht anerkannt wurde. Wie weit die Verunsicherung der professionellen Rollenidentität der Ärzte und insbesondere des Psychiater in jenen sechziger und siebziger Jahren des 20. Jahrhunderts ging, lässt sich zahlreichen Veröffentlichungen entnehmen.[177] Entscheidend ist nun, dass in dieser Krise des ärztlichen und psychiatrischen Selbstverständnisses immer deutlicher wurde, dass zum einen ein verabsolutierter naturwissenschaftlich objektivierender Standpunkt zur Erfüllung des ärztlichen Auftrags nicht tragfähig genug ist: Es war zu offensichtlich, dass objektive Naturerkenntnis, zumal angesichts der Grenzen des wissenschaftlich Erkennbaren, die Gefahr mitmenschlichen Desinteresses und der diagnostischen Ratlosigkeit in sich barg und so zu einem Verfehlen des therapeutischen Humanum führte. Andererseits zeigt sich in der subjektiven Vereinseitigung, als deren extremer Exponent nun eben die Antipsychiatrie und die Anti-Schulmedizin selbst zu gelten hatten, die Gefahr einer Auflösung der Verantwortungsstrukturen und schließlich einer Handlungsunfähigkeit des Arztes. Jede dieser methodischen Herangehensweisen konnte somit, wenn sie lediglich isoliert

---

173 Kick 1990.
174 Horkheimer 1937.
175 Kick 1990.
176 Szasz 1972.
177 Clark 1964: Es waren Fragen an der Tagesordnung, ob der Psychiater eine volle medizinische Ausbildung erhalten müsse, ob sich die Psychiatrie von der Körpermedizin abzulösen habe, ob der Psychiater nicht künftig durch das Berufsbild des Soziaters abzulösen wäre.

zur Geltung kamen, der Legitimationserfordernis des ärztlichen Handlungsfeldes in der klinischen Praxis nicht ausreichend nachkommen. Das Bewusstwerden dieser in der ärztlichen Handlungssituation offensichtlich angelegten Gefährdungen verlangte nach einer Neubesinnung als Grundlage überzeugenden, vertrauenswürdigen therapeutischen Handelns.

3.6 Subjektive, objektive und personale Sinnebene der therapeutischen Situation

Am historischen Beispiel wird deutlich, dass weder die subjektive Perspektive des Therapeuten und Patienten noch die operational-objektivierende Bezugnahme allein dem Legitimationserfordernis ärztlichen Eingreifens in der therapeutischen Situation entsprechen kann. Beide Ansätze sind jedoch als Teilaspekte der ärztlichen Diagnostik und Therapie sowie zur Bestimmung des Verhältnisses von Arzt, Patient und Krankheit unverzichtbare Voraussetzungen. Eine Lösung für den verlangten integrativen Erkenntnisakt kann durch eine Klärung der epistemologischen und ethischen Grundvoraussetzungen wesentlich befördert werden. Hierzu hat von Gebsattel[178] Ausführungen von fundamentaler Bedeutung gemacht (▶ Kasten 3.1). Er unterschied *drei Sinnstufen ärztlichen Erkennens und Handelns*; auf jeder dieser Stufen begegnen sich der Arzt und der kranke Mensch in anderer Weise.[179] Zum einen ist dies die elementar persönliche Begegnungsstufe des unmittelbaren Angerufenseins durch die Not des Leidenden, welche den Kontakt zwischen Helfer und Patient herstellt. Hinzu kommt die sachlich differenzierende Sehweise, die auf dem Boden einer ärztlichen Untersuchung und Befunderhebung näherungsweise Objektivität ermöglicht und die in der Psychiatrie die operationalisierte-psychopathologische Methodik einschließt. Die Begründung auf der ersten und zweiten Ebene hat sich jedoch auf einer weiteren, der personalen Begegnungsebene zwischen Arzt und Patient, zu bewähren.

Mit der Begegnungsstufe stellt sich explizit die Frage nach dem Menschenbild bzw. einer Werte setzenden und handlungsleitenden medizinischen Anthropologie. Zwei Hauptfragen sind zu unterscheiden und zu klären: zum einen die Frage nach Gesundheit und Krankheit und zum anderen die Frage nach dem gesunden und kranken Menschen als Person. Für den Bereich der Medizin ist diese Frage, die auf die *Integration reduktiver Perspektiven in ein personales Ganzes* zielt, nur mittels einer Theorie zu beantworten, deren praktische Aufgabe es ist, die Fundierung des ärztlichen Handlungsfeldes als *therapeutische Situation* zu begründen. Letztere hat Transparenz herzustellen und Rechenschaft darüber zu geben, wie Gesundheit und Krankheit professionell von den Begründungsmustern her verantwortet werden,

---

178 v. Gebsattel 1953.
179 v. Gebsattel 1953.

3.6 Subjektive, objektive und personale Sinnebene der therapeutischen Situation

wie die Sinnstufen der therapeutischen Situation zu unterscheiden sind, wie sie ineinandergreifen, wann welche Stufe relevant wird und wie unter den erschwerten Bedingungen eines Krankheitsgeschehens personale Begegnung dennoch offengehalten und ermöglicht werden kann. Für die klinische Praxis bedeutet dies, dass der Arzt aufgrund seiner professionellen, ethisch-moralischen und kommunikativ-dialogischen Kompetenz zu entscheiden, aber auch mittels empirischer Argumente zu belegen hat, welche Sinnebene, die subjektive, objektive oder personale, in welcher Entscheidungssituation relevant ist. Schließlich wird man auch hier, wo es um die Berücksichtigung medizinischer Befunde und zugleich um die Beachtung moralischer und rechtlicher Normen in der therapeutischen Situation geht, auf Kants Konzept der Anwendung und Integration von empirischem Detailwissen in das ganzheitliche therapeutische Begegnungsfeld zurückverwiesen. Wieland hat in jüngerer Zeit diese Problemstellung aufgegriffen, als Applikationsaporie benannt und analysiert. »Will man nicht darauf verzichten, das Handeln durch allgemeingültige Normen bestimmt sein zu lassen, und will man zugleich der Tatsache Rechnung tragen, dass sich keine Methode entwickeln lässt, die die Richtigkeit der jeweiligen Zuordnung von Norm und Einzelfall garantieren könnte, so bleibt eigentlich nur der Ausweg, den Vollzug der Normenanwendung nicht fest mit einem bestimmten Verfahren zu verbinden, sondern stattdessen einer Instanz anzuvertrauen. Im Einzugsbereich des individuellen Handelns kann die Urteilskraft die Funktion einer solchen Instanz übernehmen. Die *Urteilskraft* pflegt man in Anspruch zu nehmen, wenn die Befolgung von *Verfahrensregeln* allein nicht ausreicht, um *Applikationsaufgaben* zu lösen. Die Urteilskraft ist denn auch, wie man spätestens seit Kant weiß, ein Vermögen, das die Erledigung seiner Aufgaben niemals an eine formale Technik delegieren kann«.[180] Um eine ebenso theoretische wie praktische Urteils- und Entscheidungskompetenz zu gewährleisten, die zum Zwecke einer Humanisierung des ärztlichen Handelns moralisch und zudem rechtlich erforderlich ist, bedarf es einer Reflexion und Berücksichtigung ethischer Einstellungen, die sich für die Praxis am ehesten von einem diesbezüglich fundierenden Menschenbild her begründen und verdeutlichen lassen. Gerade wenn der anthropologische Aspekt freigehalten wird von dogmatisierenden Normen, stellt sich die Frage der zu verwirklichenden Werte in der konkreten Situation jeweils in neuer Weise. Dadurch jedoch wird es möglich, mit den in jeder praxisbezogenen Wissenschaft unumgänglichen »Aporien der praktischen Vernunft« leben und human handeln zu lernen.[181] Umgekehrt bedarf die Medizin aber auch und gerade wegen dieser Aporien stets einer selbstkritischen, »sich rechtfertigenden Theorie, die wieder als Praxis evident wird«[182].

---

180 Wieland 1989; Kick, Diehl 1998, S. 56
181 Gadamer 1993.
182 Schipperges 1975.

3.7 Macht und Legitimität im therapeutischen Handeln

Probleme um Machtausübung und Einflussnahme des Arztes wurden seit der Antike klar erkannt und auch thematisiert. So ist das Corpus Hippocraticum nicht zuletzt Ausdruck dieser Einsicht. Sie fand ihren Niederschlag in der Formulierung der ethischen Grundsätze, die begründet waren in einem ganzheitlichen Menschenbild, das maßgeblich war für die ärztliche Haltung und das therapeutische Handeln bis zum Beginn der Neuzeit. Selbstverständlich vorausgesetzt wurde, dass der Arzt als Helfender und Heilender dem lebensdienlichen Handeln verpflichtet war, das die Grundlage des Vertrauens bildete für den, der in Not war und der sich deshalb in eine therapeutische Situation begab.

Mit Beginn der Neuzeit, verstärkt im Verlauf des 19. Jahrhunderts, zerfiel die ganzheitliche, menschenbildliche Perspektive,[183] wesentlich befördert durch die zunehmende Dominanz eines empirisch verengten Ansatzes und durch die unbestreitbaren praktischen bzw. technischen Erfolge des reduktionistischen Wissenschaftsverständnisses. Daraus folgte eine fundamentale Verunsicherung der bis dahin gültigen therapeutischen Identität,[184] die sich auf das ganzheitliche Menschenbild gestützt und ihre Handlungslegitimität darauf bezogen hatte. In dieser Unsicherheit und Unklarheit stellte sich die Frage der Legitimation ärztlichen Handelns und Eingreifens neu. Diese gegenüber den neuen situativen Anforderungen sich ergebende Unsicherheit, in der sich ein Entwicklungsbedarf im Sinne einer weiter zu differenzierenden ärztlichen Identität und Ethik anzeigte, gelangte in der Folge zu fragwürdigen Lösungsvarianten.

Macht wird dort ausgeübt, wo ein Bewusstsein Ziele und Werte erkennt und über Entscheidungsfähigkeit verfügt, die Kräfte auf die Werte auszurichten.[185] Nun ist es aber so, dass in der therapeutischen Situation jedes therapeutische Handeln einen Eingriff und insofern ein Ausüben von Macht auf dem Terrain der sozialen, körperlichen und personalen Integrität des Notleidenden bedeutet. Mit der prinzipiellen Anerkennung der Autonomie der Person des Patienten, die spätestens seit der Aufklärung als Menschenwürde und personale Würde anerkannt und formuliert war, stellte sich die Frage, was eben diese Autonomie für die therapeutische Situation bedeute, in der ja eine ganz bestimmte Asymmetrie durch den objektiven Wissensvorsprung des Arztes hinsichtlich der Krankheit gegeben war. Seitens der ärztlichen Ethik war klar, dass es bezüglich eines Eingriffs einer Legitimation bedurfte. Woraus resultierte eine solche notwendige Legitimation für die Ausübung von Macht?

Bemerkenswert früh stand aber auch fest, dass Macht keinesfalls nur vom handelnden Arzt, sondern auch vom Patienten ausgeübt werden konnte. Im antiken Griechenland gab es zwei Arten von Ärzten, den *Sklavenarzt* und den *Arzt der*

---

183 Kick 1990, S. 371.
184 Kick 2006, S. 38 f.
185 Guardini 1952, S. 15.

Freien.[186] Diese Arzttypen unterschieden sich bezüglich der Rahmenbedingungen, die die Beziehungs- und Abhängigkeitsstruktur bestimmten. Der Arzt der Freien behandelte solche Persönlichkeiten, die sich aufgrund freier Entscheidung in die therapeutische Situation begaben und sich kraft eigenen Entschlusses entziehen konnten. Auch der Arzt konnte in Freiheit in die therapeutische Offerte eintreten, den Verhandlungsgegenstand, das Wohl des Patienten nämlich, bearbeiten und schließlich den Patienten aus der therapeutischen Situation als einen Mündigen entlassen. Der Sklavenarzt dagegen verhandelte mit dem Sklaven als Patienten nicht, sondern diagnostizierte, objektivierte und bestimmte, was zum Besten des erkrankten Sklaven zu tun sei. Hier blieb es also, wesentlich bedingt durch die Beziehungsgegebenheiten, nämlich die einseitige Abhängigkeit, bei einem entsprechend instrumentellen Behandlungsansatz unter Vernachlässigung der personalen Aspekte des jeweiligen Patienten. Es gab noch einen weiteren Arzttyp, den des Leibarztes. Der Arzt des Tyrannen, nämlich eines buchstäblichen »König Kunde«, war durch extreme Abhängigkeitsverhältnisse gekennzeichnet. Die Beurteilung (Ergebnisqualität) wurde seitens des »König Kunde« gleichfalls auf der quasi »objektivierenden«, tatsächlich jedoch höchst subjektiven Stufe zur Kenntnis genommen. Entsprach der Therapievorschlag und vor allem der Effekt nicht den durchaus subjektiven Vorstellungen des Patienten respektive Tyrannen, was häufig genug der Fall gewesen sein dürfte (da es dem Wesen vieler Krankheiten entspricht, sich nicht einfach beseitigen zu lassen), lief der Arzt Gefahr, disqualifiziert, wenn nicht bestraft oder in seiner Existenz bedroht zu werden.

3.8 Legitimierungsversuche durch Objektivierung und die Entdeckung des Subjektes

Macht und Einflussnahme können innerhalb eines therapeutischen Handlungsfeldes im Blick auf den Patienten und seine Krankheit heilsam oder störend eingesetzt werden. Die Grundfrage ist also, wie Macht und ärztliche Einflussnahme – als Eingriff – innerhalb des Handlungsfeldes zum einen therapeutisch optimiert und zum anderen ethisch gerechtfertigt und legitimiert werden können. Voraussetzung des Eingreifens schien zu sein – so stellte es sich im Rahmen der sich entwickelnden naturwissenschaftlichen Medizin dar – *Tatbestände* zu erkennen, die als Anknüpfungstatbestände zur Begründung bzw. Rechtfertigung bestimmter Vorgehensweisen und Eingriffe herangezogen werden konnten. Dann könnte das verfügbare verallgemeinerbare Wissen ethisch hinreichend gerechtfertigt umgesetzt werden. Nach dem Verlust der ganzheitlichen Selbst- und Weltsicht schien sich gerade von daher eine Lösung für die ethischen Grundfragen therapeutischen Eingreifens anzubieten. Die umfassende ärztlich-klinische Perspektive war in einem bereits in der

---

186 v. Engelhardt 2001, S. 379 ff.; v. Engelhardt 2003, S. 3 ff.

Mitte des 19. Jahrhunderts sich deutlich abzeichnenden Traditionsabbruch verloren gegangen, in jener Wende zum naturwissenschaftlich »reduzierten Modelldenken« in der Klinik, wie sie Schipperges dargestellt hat.[187] Naturwissenschaftliches Denken und objektivierende Distanz schienen die einzig verbindliche Bezugsebene ärztlicher Handlungskompetenz und -konsequenz zu sein. Dadurch geriet der Legitimationszusammenhang des Handelns auf die Ebene einer *wissenschaftlichen Objektivierung,* auf der dieser – weder in der wissenschaftlichen Praxis noch in der Medizin als einer Handlungswissenschaft – überzeugend eingefordert werden kann. Dennoch dominierte zunächst das Bestreben, subjektive Momente als störende Faktoren der reinen Lehre, der objektivierenden Sichtweise, aus der Erfassung des Krankheitsgeschehens zu eliminieren und so zu präziseren empirischen Kenntnissen zu gelangen, aus der sich möglichst bruchlos ethisch zu rechtfertigende Handlungs-Konsequenzen ableiten sollten.

Als Reaktion auf die Aufklärung und im Kontrast zu ihrem objektivierenden Reduktionismus ergaben sich Gegenströmungen, die das Subjekt und mit ihm das Subjektive des Aufbegehrens berücksichtigen wollten. Dies geschah nun allerdings ebenfalls in einer Art vereinseitigender Funktionalisierung des Subjekts und des Subjektiven,[188] die sich in dem Bestreben zuspitzte, die asymmetrische Beziehung zwischen Arzt und Patient zu diskreditieren und die objektivierende und mit dieser die apersonale Perspektive bezüglich der Krankheit als einen ethischen Irrweg abzuschaffen.[189] Damit wurde aber zunehmend die subjektive Sichtweise verabsolutiert: In den sich nachfolgend abzeichnenden Entwicklungen wurde deutlich, dass mit diesem human motivierten Versuch, nur das Subjekt zu berücksichtigen, die Grundprobleme des klinischen Erkennens und Handelns, damit aber das Problem ethisch verantworteter Ausübung von Macht und Einfluss, genauso wenig lösbar waren. Vielmehr führte dieser Ansatz zu neuen Fehleinschätzungen, Unstimmigkeiten und Ungerechtigkeiten. Objektivierende Medizin wurde in der Konsequenz als Instrument repressiver sozialer Kontrolle des Individuums und Repräsentanz bloßer, dem Machterhalt dienender bürgerlicher Konventionen und Wertnormen aufgefasst,[190] und nicht als ein notwendiger Teil einer umfassenden therapeutischen Identität und Ethik. Durch die isolierte und alleinige Berücksichtigung der subjektiven Perspektive, also etwa des Wunsches der Patienten oder der subjektiven Vorlieben des Arztes, entfiel ein objektivierender Rechtfertigungszusammenhang, etwa einen therapeutischen Eingriff zu begründen oder abzulehnen. In der *psychiatrischen* Krankheitslehre wurde diese Problematik am deutlichsten. Von exemplarischer und erhellender Bedeutung sind Äußerungen von Autoren im Umkreis der sogenannten Antipsychiatrie des 20. Jahrhunderts, die die therapeutische Situation ausschließlich unter dem Gesichtswinkel der Macht analysierten. Zwar trafen sie in der Kritik eines *ausschließlich* objektivierendes Ansatzes Richtiges, jedoch nahmen sie nicht wahr, dass sie selbst durch die subjektivistische Vereinseitigung der Machtfrage in ihrer eigenen Wirklichkeitssicht befangen waren, die Machtfrage nur anders

---

187 Vgl. ▶ Kap. 4.3; Schipperges 1975, 1988; Virchow 1877.
188 Kick, Diehl 1998, S. 56.
189 Kick 1990, S. 370.
190 Kick 1990, S. 370.

3.8 Legitimierungsversuche durch Objektivierung und die Entdeckung des Subjektes

stellten, jedoch nicht überwanden. Foucault[191] hatte Kliniken als Unterdrückungs-Institutionen des Polizei- und Staatsapparates bezeichnet und brachte seine Kritik auf die griffige, aber sehr einseitige Formel: »Den Kern des Problems bildet die Gewalt.« Weiter heißt es: »Exponent dieser Gewaltausübung ist die psychiatrische Institution, die diejenigen repressiv korrigiert oder ausgrenzt, die nicht gewillt oder fähig sind, sich an mehr oder weniger willkürlich festgesetzte gesellschaftliche Normen anzupassen.«

Die den *subjektiven Faktor* einseitig hervorhebenden Reformen erschienen vor allem in der Mitte des 20. Jahrhunderts als die Realisationsfaktoren einer längst überfälligen Humanisierung der Arzt-Patienten-Beziehung, die vor solchen objektivierenden Exzessen hätte bewahren können und künftig bewahren sollte. Mit dem Gedanken einer ausschließlich und durchwegs symmetrischen Arzt-Patienten-Beziehung, der Abschaffung der objektivierenden Betrachtungsweise, war jedoch lediglich eine subjektivistische Wende vollzogen worden, das heißt die vordem objektivistische Einseitigkeit der Perspektive wurde durch eine ebenso einseitige hin zum Subjektiven ersetzt. Damit war eine ärztlich fundierte medizinische Ethik weder zu erreichen noch aufrecht zu erhalten. In der Konsequenz konnte jeder therapeutische Eingriff nach subjektiver Beliebigkeit als illegitime Manipulation aufgefasst bzw. zu einer solchen erklärt werden.[192]

Entscheidend ist nun, dass in dieser Krise der ärztlichen Identitätsbildung[193] tatsächlich deutlicher wurde, dass zum einen ein verabsolutierter naturwissenschaftlich-objektivierender Standpunkt zur Erfüllung des ärztlichen Auftrages nicht tragfähig genug ist: Es war zu offensichtlich, dass objektive Naturerkenntnis, zumal angesichts der Grenzen des wissenschaftlich Erkennbaren, die Gefahr mitmenschlichen Desinteresses und der Ratlosigkeit in sich barg und zu einem Verfehlen des therapeutischen Humanum führte. Andererseits zeigte sich in der subjektiven Vereinseitigung, als deren Exponent die romantische Medizin bis hin zur Antipsychiatrie zu gelten hat, die Gefahr einer Auflösung der Verantwortungsstrukturen und schließlich einer Handlungsunfähigkeit des Arztes. Jede dieser Ebenen konnte somit, wenn sie lediglich isoliert zur Geltung kam, dem Legitimationserfordernis ärztlicher Handlungszusammenhänge nicht entsprechen. Das Bewusstwerden dieser in der ärztlichen Situation offensichtlich angelegten und dem wissenschaftlichen Erkennen inhärenten Aporien wies sehr dringlich auf eine notwendige *Neubesinnung*.

---

191 Foucault 1969.
192 Basaglia 1973; das Scheitern des Versuchs, die genannten, historisch jüngeren antipsychiatrischen Konzeptionen mit einem Zugewinn an Humanität in die Praxis umzusetzen, ist bekannt: Heinrich 1979; Cording-Tömmel 1986.
193 Kick 2009, S. 94 ff.

3.9 Sinnstufen ärztlichen Erkennens und Handelns: Therapeutische Situation als integratives Aufgabenfeld

Der ärztliche Akteur findet sich vor einem schwierigen integrativen Aufgabenfeld. Eine Leitlinie für den verlangten integrativen Balanceakt kann durch eine Orientierung hin auf das vorgegebene *ärztliche Handlungsfeld* und durch eine Klärung ihrer anthropologischen Grundvoraussetzungen gewonnen werden. Von Gebsattel[194] unterscheidet drei Sinnstufen ärztlichen Erkennens und Handelns. Auf jeder dieser Stufen begegnen sich der Arzt und der kranke Mensch in anderer Weise. Die elementar-persönliche Stufe ist die Begegnungsstufe des unmittelbaren Angerufenseins durch die Not des Leidenden, welche den Kontakt zwischen Helfer und Patienten herstellt. Sie ist zugleich die Begegnungsstufe, in der mit der Befangenheit des Patienten in seinem Leid die Subjektivität des Patienten und eine elementare Empathie des Arztes dominiert. Zu beachten ist zweitens die sachlich differenzierende Entfremdungsstufe, das heißt eine Sehweise, die auf dem Boden einer ärztlichen Untersuchung und Befunderhebung näherungsweise Objektivität ermöglicht. Diese distanzierend-objektivierende Ebene ist für den diagnostischen und therapeutischen Prozess unerlässlich; die diagnostische Objektivierung ist eine unabdingbare Komponente der Indikationsstellung[195] für einen ärztlichen Eingriff. Da jeder Eingriff ein Wagnis umschließt, bedarf dieser eben einer besonderen Legitimation. Die Begründung auf der ersten und zweiten Ebene hat sich jedoch auf einer weiteren, eben der dritten Begegnungsebene, zu bewähren, derjenigen nämlich der Partnerschaft von Arzt und Patient. Eine zentrale ärztliche Aufgabe besteht darin, sich der jeweiligen, relevanten Begegnungsstufe bewusst zu sein und praktische Folgerungen für das Erkennen und Handeln daraus zu ziehen.

Kasten 3.1: Sinnstufen ärztlichen Erkennens und Handelns (von Gebsattel 1953)

1. Die elementar-sympathetische Sinnstufe des Angerufenseins durch die Not eines Begegnenden (Unmittelbarkeitsstufe)
2. Die Sinnstufe des eigentlich ärztlichen Überlegens, Planens, Handelns: die diagnostisch-therapeutische Sinnstufe (Entfremdungsstufe – Distanznahme)
3. Eine die vorhergehenden Weisen der Begegnung umfassende Sinnstufe, die Stufe der Partnerschaft von Arzt und Kranken (personale Stufe)

Nun aber stellt sich die Frage, ob sich überhaupt ein Weg für die praktische Umsetzung dieser weitgespannten ethischen Ansprüche finden lässt, die einhergeht mit der Aufhebung der initialen Machtfrage in einem neuen gemeinsamen Wert, einem Zusammenfinden von Arzt und Patient. Kann es dazu überhaupt feste Hand-

---

194 v. Gebsattel 1953, 1975, 1988.
195 Vgl. ▶ Kap. 4.6.

lungsanweisungen geben oder ist es nicht vielmehr so, dass Lösungen hier über die Möglichkeiten einer professionalisierten und institutionalisierten Heilwissenschaft hinausgehen? Zwar gilt, dass nur im Rahmen von institutionellen Strukturen Daseinsformen zu entwickeln, Rechtssatzungen und Vorschriften zu geben sind, durch die nicht nur die Überlieferung der Lehre und Kunst möglich würde, sondern auch Gefahren abgewehrt werden könnten, so Jaspers.[196] Doch können institutionelle Strukturen, auch wenn sie sich auf ein ökonomisches oder ethisches Rationale stützen, die Verwirklichung des ärztlichen Auftrages und der ärztlichen Ethik nicht gewährleisten. Hierzu bedarf es einer Transzendierung der institutionellen Gegebenheiten und professionellen Muster, die erst die Möglichkeit hin zu einer personalen Synthese eröffnet. Ihr Gelingen setzt zweierlei voraus: Eine Voraussetzung wendet sich an die Institution und die andere an den therapeutischen Rollenträger. *Institutionen – definierte Systeme – gehen nicht auf in soziologischen Bedingtheiten*; sie verkörpern *Leitideen*. Leitidee der klinischen Institution ist aber die, einen Rahmen zu bilden für die Erfüllung des ganzen ärztlichen Auftrages, der die Integration aller dreier Begegnungsstufen umfasst. Die klinische Institution hat zuallererst den Rahmen sicherzustellen, in dem sich die therapeutische Situation ausgestalten kann. Zugleich damit soll sie unter diesen Perspektiven auch Raum geben für ärztliche Forschung und objektivierende Diagnostik, die die verallgemeinerbaren Erkenntnisse berücksichtigt, dabei jedoch nicht die diesbezüglichen therapeutischen Ziele um des Menschen willen aus den Augen verliert.

3.10 Die therapeutische Situation als »gelebte Struktur«

Mit einem solchen klinischen bzw. handlungsorientierten Ansatz ist die *deskriptive* Phänomenologie im Kontext der therapeutischen Situation offensichtlich wesentlich erweitert zu einer ganzheitlichen klinischen Phänomenologie. Eine derartige Erweiterung ist aus folgenden Gründen erforderlich: 1. Im Hinblick auf die in der medizinischen Praxis unabweisbar notwendige Empathie und das Verstehen als individualisierendem Erkenntnismodus und die zugleich sich zeigenden Erkenntnisgrenzen auf der Basis von Empathie und Verstehen. 2. Im Hinblick auf die gleichzeitig erforderliche Berücksichtigung vorliegender verallgemeinerbarer Befunde, die auf operational-objektivierend erfassten diagnostischen Merkmalen basieren. Deren Berücksichtigung entspricht bei therapeutischen Eingriffen und bei der kontrollierten Durchsetzung bzw. dem Einhalten der technischen Regeln eben einer unverzichtbaren Säule der medizinischen Kunst. 3. Im Hinblick auf eine immer wieder zu erneuernde *Offenständigkeit* bezüglich einer *Integration der subjektiven und objektiven Sinnebene* hin zu einer *personalen Begegnungsebene*. 4. Im

---

196 Jaspers 1965, S. 679.

Hinblick auf eine umfassende Rechenschaftsgabe bezüglich der rechtlichen und ethischen Verantwortbarkeit von Interventionen (z. B. dass notwendige und rechtlich begründete Eingriffen in die Autonomie der Person stets unter strikter Respektierung der Personwürde geschehen). Daraus resultiert aus der Sicht einer *theoretischen Medizin* die Notwendigkeit, ihr Krankheitskonzept und ihre Krankheitslehre konsistent zu begründen: Gleichartigen Phänomenen und Phänomenkonstellationen können unterschiedliche psychophysische Prozesse und psychosoziale Konstellationen zugrunde liegen, aus denen sich dementsprechend unterschiedliche ärztlich-therapeutische Handlungserfordernisse ergeben. Diese Konstellationen sind so weit als möglich empirisch und theoretisch-argumentativ stringent zu explizieren. Objektivierende Methoden sind stets mit einer hermeneutisch verstehenden, also die Arzt-Patient-Beziehung berücksichtigenden Perspektive zu verbinden, ohne die schwerwiegende, praktische Entscheidungsverantwortung des Arztes aus dem Blick zu verlieren.

Das eben in dieser notwendigen Überschreitung sich realisierende Spannungsfeld konkretisiert den therapeutischen Begegnungs- und Handlungsraum, stellt Anfragen an ein maßgebliches medizinisches Ethos, das das Maß gibt für Begegnung, indem es Maße setzt hinsichtlich rechter Distanz und Nähe zwischen Patient und Therapeut. In der personalen Begegnung von Patient und Therapeut gilt es, gemeinsam die Diskontinuität der Phänomene subjektiver und objektiver Art zu überbrücken und zugleich zwischen Sinnlichkeit und abstrakter Wissenschaft zu vermitteln. Das Ergebnis eines solchen Vermittlungsvorganges ist nicht die generelle bzw. theoretische Lösung, etwa des methodischen Dualismus von Subjektivität und Objektivität, vielmehr konkrete therapeutische Praxis. Insofern nämlich, als diese Vermittlung jeweils mehr ist als das Erkennen und Verstehen von Person und Situation unter den sehr speziellen Gegebenheiten eines Krankheitsgeschehens, ist sie darüber hinaus immer schon *schöpferisches Komplement* eines Vorfindlichen und damit neue Werte setzende Antwort, eben therapeutisches Handeln.

Für Karl Jaspers ist von grundlegender Bedeutung die von Husserl wesentlich beeinflusste Situationsbestimmung, die als *existentielle Bestimmung* eine vertiefte Ausformung in dem Konzept der *Grenzsituation* erfuhr. Für Karl Jaspers bestimmt der Situationsbegriff eben das, worin der Mensch existiert, worin der Mensch faktisch ist. Karl Jaspers: »Weil Dasein ein Sein in Situationen ist, so kann ich niemals aus der Situation heraus, ohne in eine andere einzutreten.«[197] Der Mensch kann also über die bloße Faktizität hinaus in einen Raum der Möglichkeiten gelangen, um einen selbstgesetzten Daseinsentwurf zu verwirklichen. Damit ist der Mensch in der Welt. Die Gegenüberstellung ist nicht mehr einfach die von Subjekt und Objekt, sondern die von Selbst und Welt. Die Person kann, so Karl Jaspers, in der Situation in ihrem »Gehäuse« (sei es in der Form der Institution, der Rolle, der quasi-ideologisierten Rationalität oder ideologischer Ausformungen welcher Art auch immer) verharren und so »abgeschirmt« vor den Antinomien des Lebens bleiben. In der Konfrontation mit Tod, Schuld, Zufall und Kampf wird dieses Gehäuse aufgesprengt und die Grenzsituation offengelegt.

---

197 Jaspers (1932) 1973, S. 203.

3.10 Die therapeutische Situation als »gelebte Struktur«

Zu unterscheiden sind hierbei der potentielle Charakter der (situativen) Struktur und die Aktualität des Feldes[198] nach Realisierung der Potentialität. Diese Unterscheidung fällt nicht zusammen mit dem Gegensatz von Subjektivität und Objektivität. »Hervorzuheben ist, dass auch gelebte Situationen, ungeachtet des jeweiligen Anteils von Widerständigkeit keine objektiven Gegebenheiten sind.«[199] Die strukturellen Bestände sind allerdings die Voraussetzung der Aktualisierung von gelebter und erlebter Situation.[200] Somit ist die Situation ein »Instrument einer beschreibenden und nach Möglichkeit auch objektivierenden Annäherung an einen subjektiven Sachverhalt, der sich synchron als psychisches Feld, diachron als gelebte Struktur, genauer gesagt als begegnend und antwortend gelebte Struktur, darstellen lässt.«[201] Dieser Situationsbegriff im Sinne einer gelebten Struktur soll im Weiteren aufgegriffen und auf die spezifische therapeutische Situation, also auf die Situation des erkennenden und handelnden Therapeuten, bezogen werden, der sich zunächst als Person in die konventionell vorgegebene Rolle – in das »Gehäuse«[202] – fügt, dann aber im Moment der Aktion aus diesem verantwortlich heraustritt und sich damit der Grenzsituation konfrontiert sieht.

---

198 Janzarik 1988, S. 73.
199 Janzarik 1988, S. 73.
200 Janzarik 1988, S. 73: »In den Situationen sind strukturelle Anteile wesentlich mit enthalten; imaginierte Situationen formieren sich ausschließlich aus strukturellen Beständen. Wenn im hier entwickelten Sprachgebrauch die Verschränkung von Struktur und Situation erscheint, ist nicht das Verhältnis zwischen Subjektivität und einer wie immer zu denkenden «Wirklichkeit» gemeint. Es geht in der Spannung zwischen Potentialität und Aktualität um das Verhältnis zwischen der Struktur und dem situativ geordneten Feld, um die Rückbezogenheit, die die gestaltend in das Feld hineinwirkende Struktur ihrerseits abhängig von den gelebten wie den gegenwärtigen Situationen macht.«
201 Janzarik 1981.
202 Jaspers 1919.

4 Therapeutische Situation als Orientierungsrahmen für das Erkennen und das ethische Handeln

4.1 Stellenwert von Autonomie im Verhältnis von Arzt und Patient

In der Reflexion des Stellenwertes der Autonomie des Patienten in der therapeutischen Situation stößt man konsequent auf das Spannungsfeld von Autonomie und Fürsorge, damit auf das Thema der therapeutischen Einflussnahme und Machtverteilung bzw. -ausübung. Machtverhältnisse, genauer potentieller Machtmissbrauch, müssen stets im Blick bleiben:[203] Offenzulegen ist selbstverständlich, dass in einer durch Geschäftsgebaren bestimmten »Situation der Not« der »Konsument« (Patient!) ohne wirklich freie Wahlmöglichkeit wäre. Das Arzt-Patient-Verhältnis könnte jedoch umgekehrt auch in ein Ungleichgewicht geraten, wenn der Arzt vom Willen des Kranken abhängig wäre, aufgrund sozialer Dominanz etwa oder durch Abhängigkeit von Bezahlung und Honorar. Eine Lösung wird in dem institutionell zu verankernden, rechtlich eingehegten Dreiecksverhältnis der Macht-Balance zwischen Ärzten, Patienten und gesellschaftlicher Institutionalisierung bzw. Staat, angestrebt. Für einen befriedigenden therapeutischen Prozess genügt dies nicht. Aktuelle Gestaltungsformen sind freilich von einem weitgehend institutionalisierten Informed-consent-Verhältnis geprägt, welches das als paternalistisch bezeichnete System ablösen soll. Aus dem Blick gerät dann, dass es in der therapeutischen Situation eben darum geht, die Machtfrage durch eine klare ethische Position des Arztes, ergänzt durch eine Ethik des Patienten wie auch der sozialethischen Rahmenbedingungen, aufzuheben. Die Grundfragen sind ja nicht: »Wer setzt sich durch?«, auch nicht: »Wer hat welche Wünsche?« oder: »Wer leistet was als Dienstleister?«. Grundlegende Voraussetzung der Durchführung einer therapeutischen Handlung ist außer der Not und dem Wunsch seitens des Patienten, behandelt zu werden, die ärztliche *Indikationsstellung*, die mit dem Patienten zu erarbeiten ist. Die Indikation ist vom Arzt verantwortlich zu präsentieren, damit sich der Patient schließlich spezifisch mit ihr auseinandersetzen kann. Wenn erwünscht, kann der Patient sodann unter Begleitung und Beratung des Arztes zustimmen oder ablehnen. Durch die Indikationsstellung, wenn sie in dieser Weise herangezogen wird, ist der zweifachen Gefährdung durch eine wunscherfüllende Medizin einerseits und durch eine paternalistische Vereinseitigung andererseits zu entgehen. Wichtig ist zu beachten, dass die Autonomie des Patienten nicht nur einer Gefährdung durch

---

203 Wiesemann 1997, S. 67–90.

unangemessene Nicht-Berücksichtigung, sondern auch durch Verabsolutierung bzw. Ideologisierung von Autonomievorstellungen ausgesetzt ist.[204] Der stete Rückgriff auf den Willen des Patienten (Autonomie) führt zu einer »Vernachlässigung der äußeren Bedingungen«, zu einer Ausblendung des soziokulturellen Zusammenhangs, der ein ethisches Problem, eine Indikation, wesentlich mitbestimmt. Die rigide und formalistische Verfolgung eines Informed-consent-Verfahrens unter den Vorzeichen der Autonomie des Patienten als Prinzip führt nicht stets zum Wohl und kann für den Patienten zur Belastung werden, die das Leiden vermehrt. Umgekehrt ist eine autoritär-paternalistische Umsetzung einer Indikation, etwa ohne Zustimmung oder gar gegen den Willen des Leidenden, nicht Fürsorge, sondern bedeutet eine Verletzung der Autonomie der Person, ist also Unrecht, außerdem rechtswidrig! Wichtig ist die folgende Unterscheidung, die zuweilen in der Kritik am Paternalismus fehlt: Nicht die ärztliche Indikationsstellung als solche ist »paternalistisch«; die Ausarbeitung einer Indikation ist vielmehr die professionelle Pflicht des Arztes. Paternalistisch wäre vielmehr die manipulative *Durchsetzung* eines therapeutischen Eingriffs aufgrund einer gestellten Indikation gegen den Willen und ohne Zustimmung des Patienten. Eine Ethik der ärztlichen Handlungssituation muss Orientierung und Raum geben bezüglich der patientenbezogenen Autonomieprinzipien. Sie muss aber auch Sensibilität für eine unumgängliche und notwendige Fürsorge bereitstellen. Daraus folgt, dass die jeweils zu findende individuelle, situative ethische Vertretbarkeit weder durch eine kontextfreie Prinzipienethik gelöst werden kann, noch auch durch einen »contextual approach« allein lösbar ist.[205] Die Prinzipienethik hat vielmehr unter Berufung auf ihre menschenbildlichen Grundlagen die jeweils individuelle Applikation innerhalb der therapeutischen Situation offenzulegen und den Einsatz von Fürsorge mit dem Ziel der Erreichung von möglichst hoher Autonomie zu rechtfertigen. Eine gute Medizin bewährt sich da, wo sie eine *Position* vertritt und sich nicht »für jedwedes Ziel einer ökonomisierten Leistungsgesellschaft« bzw. für eine wunscherfüllende Medizin als einer bloßen Dienstleistung hingibt.[206] Allerdings ist es dann auch erforderlich darzulegen, wie eine solche medizinische *Position als eine therapeutische legitimiert* werden kann. Das hat im Rahmen einer medizintheoretischen Begründung unter Bezugnahme auf die Struktur der therapeutischen Situation zu geschehen. Ausgehend von der Orientierung, die die therapeutische Situation zu geben vermag, kann dann eine verantwortbare individuelle Entscheidung erfolgen.

Die Notwendigkeit eines Bezugs zum Handlungsfeld und Sinnbezug ist, wenn Fragen der Autonomie des Patienten ins Spiel kommen, offensichtlich. Die Unangemessenheit des reinen Autonomieprinzips wird rasch deutlich, wenn die Aussagen zur medizinischen Indikation (basierend auf professionellem Wissen und einer zusätzlichen Berücksichtigung der individuellen Situation) bezüglich eines *kom-*

---

204 Maio 1997.
205 Grodin 1995, S. 20; Maio 1997, S. 105–106.
206 Am Beispiel des Enhancements (Maio 2014, S. 101) ist zu zeigen, dass ein solches in bestimmten Konstellationen vertretbar ist, in anderen nicht. Dabei wird deutlich, dass es nicht – etwa unter Berufung auf ein Prinzip – um eine generelle, kategorische Ablehnung bzw. Akzeptanz von Enhancement geht, sondern darum, dass Enhancement nicht in die Sphäre einer ethisch kritiklos umgesetzten »bloßen Dienstleistung« gerät.

munikativen Transfers Vertrauen voraussetzen. Natürlich geht es nicht um eine Einschränkung der Patientenautonomie, sondern um eine angemessene Kommunikation von vorneherein, die der Situation, dem Menschen und der Krankheit angepasst und angemessen ist. In der Auseinandersetzung mit der Indikation als ärztliche Aufgabe erweist sich die Autonomie der Person in besonderer Weise als Möglichkeit der Entscheidung im Sinne einer Zustimmung oder Ablehnung. Wichtige Etappen und Zwischenschritte sind je nach Situation erneut zu reflektieren, um der Auseinandersetzung mit der Indikation Raum zu geben. Auch diese Auseinandersetzung ist ärztliche *Fürsorge*, auf die der Patient mit guten Gründen vertrauen sollte, anders gesagt: auf die er sich in diesem Zusammenhang verlassen können muss, eben um seine Autonomie wahrzunehmen. Daraus ergibt sich, dass Autonomie nur in einem therapeutisch verantworteten Prozessablauf, der basiert auf gegenseitigem Vertrauen und in dem Fürsorge ihren Stellenwert hat, sinnvoll und lebensdienlich realisiert werden kann.[207]

Dass die Patientenautonomie ein Schlüsselkonzept der Identität des Patienten und zugleich des ärztlichen Handelns darstellt, wird aktuell vielerorts, so auch von Claudia Wiesemann und Alfred Simon[208] betont. Die gefährdende Desorientierung durch ein nicht hinreichend reflektiertes Autonomiekonzept jedoch zeigt sich in Fällen, wie sie von Winkler und Marckman diskutiert werden:[209] Gefragt wird danach, ob *Therapieverzicht* gegen den Patientenwillen möglich sei. »Wo sind die Grenzen dieser Autonomie, wenn der Patient eine Behandlung wünscht, die aus ärztlicher Sicht unangemessen ist?« Hier taucht eine Unklarheit auf, die vermeidbar ist, wenn Bezug genommen wird auf das Ordnungs- und Orientierungsgefüge der therapeutischen Situation. Denn auch in solchen Situationen bleibt die *Autonomie* des Patienten unbestritten. Allerdings ist die Letztverantwortung für die *Indikationsstellung* beim Arzt verortet. Die Autonomie des Patienten zeigt sich selbstverständlich nicht in einer beliebigen Wahl oder einem beliebigen Wunsch, sondern bezieht sich auf eine selbständige – autonome – *Auseinandersetzung mit der Indikation*, schließlich in einer *Zustimmung oder Ablehnung des indizierten Eingriffs*. Wunscherfüllende Medizin wird es auch in einer solchen Situation nicht geben können. Geäußerte Wünsche sind bereits vorgängig in eine ganzheitliche Indikationsstellung zu integrieren, also einer medizinethisch vertretbaren Grundüberzeugung zuzuordnen. Die Verschiebung des Problems auf den Kostenfaktor, wie in dem hier diskutierten Fall, ist abwegig. Vielmehr stellt sich die Frage so: Wenn Ressourcen überhaupt zur Verfügung stehen, kann die formulierte und verantwortbare Indikation im Kontext der therapeutischen Offerte umgesetzt werden. Liegt eine Indikation nicht vor, ist eine solche auch dann *nicht* durchzuführen, selbst wenn Ressourcen zur Verfügung stehen. Fehlen Ressourcen, kann der Arzt die an sich gegebene Indikation aufgrund von Ressourcenmangel nicht realisieren. Ein Verfahren, das Ärzte dazu zwingt, eine aussichtslose und unsinnige Therapie fortzuführen, für die keine Indikation besteht, »nur«, weil es dem Willen des Patienten

---

207 Huber 2006.
208 Wiesemann, Simon 2015.
209 Winkler, Marckman 2012.

entspricht, ist ethisch jedenfalls nicht zu begründen.[210] Die Beurteilung einer speziellen Therapie als »aussichtslos« geht in die verantwortliche Indikationsstellung ein. Die Indikationsstellung ist eine ärztliche Aufgabe.[211] Für die *Umsetzung* einer gegebenen Indikation ist der Wille bzw. mutmaßliche Wille des Patienten entscheidend und nicht das Ermessen der behandelnden Ärzte. Es besteht hinsichtlich der medizinethischen Position Einigkeit, dass Ärzte eindeutig und ausschließlich dem Wohl der Patienten und der so verstandenen Wiederherstellung ihrer Autonomie verpflichtet sind. Dies gilt für den individuellen Patienten in Abgrenzung vom Wohl, den Wünschen und Bedürfnissen der Angehörigen oder der Gesellschaft. Die Gefahr einer »Doppelmoral«, durch die, wie manche Autoren fürchten, der Arzt zum Sachwalter der Interessen Dritter oder auch der Gesellschaft werden könnte, hat der Arzt aufmerksam im Blick zu behalten und nach Selbstprüfung seine Position unter Bezugnahme auf die angewendeten ethischen Prinzipien in der individuellen therapeutischen Situation mutig zu verteidigen (Apologetik).[212]

Damit ist die Frage der Autonomie des Arztes gegenüber Kräften und Interessen, die von außen Einfluss auf ihn auszuüben versuchen, berührt. Wenn nämlich das ärztliche Aktionsfeld, die therapeutische Situation, nicht *definiert* und *gesichert* ist, wird die Autonomiefrage nicht nur als *gefährdete Autonomie des Patienten*, sondern als *gefährdete Autonomie des Arztes*[213] relevant. Von einem Aufsichtsratsvorsitzenden eines privaten Klinikkonzerns (2008) konnte man dazu vielsagend hören, dass die auf Vertrauen basierende Beziehung zwischen Patient und Arzt abgelöst sei; sie sei die Basis der »alten Medizin« gewesen. Die »neue Medizin«, als Massenmedizin, kenne keine Vertrauens- und Beziehungsebene; vielmehr handele es sich um *Leistungsaustausch*, nicht um *Beziehungsregulation*[214]. Diese Auffassung ist medizinethisch unerhört und zum einen schon allein deshalb nicht vertretbar, weil der Patient, solange er sich durch Krankheit bedroht fühlt, eine »Kundensouveränität« nicht ausüben kann. Zum anderen ist die Aufmerksamkeit zu richten auf die Autonomie des Arztes, die sich in der Auseinandersetzung mit den Betreibern von Gesundheitseinrichtungen, allgemein in der Positionierung gegenüber Kostenträgern zu bewähren hat. Diese üben mit ökonomischen Argumenten Druck aus. Sie können dies nach den Regeln des liberalen Marktes unter Beachtung institutioneller bzw. rechtlicher Vorgaben tun. Diesem Druck gegenüber, also in der *Verteidigung und Bewusstmachung des geschützten Raumes der therapeutischen Situation* nach außen, hat sich der Arzt zu bewähren, um seiner Verantwortung für das Wohl des Patienten in der individuellen Arzt-Patient-Beziehung nach innen gerecht zu werden.

---

210 Gaul 2002, S. 166.
211 Gaul 2002, S. 166.
212 Pollmächer 2015.
213 Ndaal 2012.
214 Lynch 2008, zitiert nach Wild, Biller-Adorno 2008.

4.2 Krankenhaus und Gesundheitseinrichtung als Institution im Spannungsverhältnis zur therapeutischen Situation

Für den Bereich des Krankenhauses und seinen »Organisationszweck«, der dem Kranken und seiner Heilung dienen soll, der aber stets auch auf ökonomisches Überleben zielen muss, um diesen Hauptzweck weiter zu erfüllen, besteht die Herausforderung darin, die sich hieraus ergebenden Widersprüche zu überbrücken. Ohne eine definierte, Grenzen setzende Substruktur, die ihrerseits, ethisch begründet, anerkannten Schutz genießt, kann dies nicht gelingen.[215] Erforderlich ist eine therapeutische, nämlich *geschützte Situation* zu definieren und zu gewähren, genauer: innerhalb der Institution die Rahmenbedingungen zu sichern, die nötig sind, um ärztliches Handeln, eben ethisch vertretbar, zu *ermöglichen*. Wichtig ist, dass dem ärztlichen Akteur in der klinischen Institution ein therapeutischer Entscheidungs- und Handlungsraum eingeräumt wird, in den der Patient als Hilfe- und Ratsuchender eintreten kann. Der Therapeut steht in der therapeutischen Situation als Akteur in der Position des Gebers. Man hat dies als »Dienstleistung« im ökonomischen Sinne bezeichnet, was jedoch medizinethisch unzulässig und falsch ist: Der Arzt verteilt von der Gemeinschaft zur Verfügung gestellte Ressourcen und stellt seine eigenen therapeutischen Leistungen zur Verfügung. Er ist nicht *Dienstleister*, der für einen Preis zu engagieren ist, vielmehr ein aus freien Stücken *Dienender*, von dem – ethisch begründet völlig zurecht – mehr erwartet wird, als für einen Preis zu haben ist. Das ist relevant, weil der so definierte und verstandene therapeutische Akteur mit der ihm vorgeordneten Institution in ein Spannungsfeld geraten kann, nämlich dann, wenn er, medizinethisch begründet, etwas zu geben für erforderlich hält, was die Institution nicht zur Verfügung stellt. Dies verlangt bei einer nach ökonomischen Prinzipien arbeitenden gesellschaftlichen Institution, wie ein Krankenhaus in unserem Wirtschaftssystem es ist, eine dauernde gespannte Aufmerksamkeit, gegebenenfalls auch die Erwägung eines Eingreifens mit politischen Mitteln, um eine Korrektur zu erreichen. Ein Krankenhaus soll zum Organisationszweck machen, dass »die professionellen Akteure tun können, was sie moralisch sollen«. Genau dies kann jedoch in einem nach *nur* marktwirtschaftlichen Gesichtspunkten ausgerichteten Krankenhaus- und Gesundheitssystem nicht einfach vorausgesetzt werden, weswegen die Frage aufgeworfen ist, wie die *Position des therapeutischen Akteurs* gegenüber der Organisation, in der er arbeitet, zu definieren ist.[216]

Der therapeutische Akteur sieht sich hier laufend in ethische Spannungsfelder gestellt, geht es doch um das Wohl des einzelnen Patienten *und* die Überlebensnotwendigkeit der Institution zum Wohl des Gesamts anderer Patienten (Allge-

---

215 Heubel 2012: Dies wird in dem Ansatz etwa von Heubel, der ohne eine solche Substruktur auszukommen sucht, deutlich.
216 Heubel 2012: Dies wird in den zitierten Überlegungen von Heubel leider nicht geleistet.

meinwohl), also um einen Ausgleich. Von Fröhlich[217] wird darin eine Herausforderung für eine Transzendierung der individuellen Einzelsituation hin auf die Gemeinschaft und somit eine permanente, *allgemeinethische bzw. politische Herausforderung* im Blick auf Verteilungsgerechtigkeit und Allgemeinwohl gesehen. Obwohl dies grundsätzlich richtig ist, muss klar gesehen werden, wie schwer, dies praktisch ist. Zu vor muss jedenfalls gezeigt werden, wie damit ethisch umzugehen ist. Dies wiederum setzt voraus zu begründen, wie das Handlungsfeld der beteiligten Akteure zu definieren und sodann, etwa auch rechtlich, »einzugehen« ist. Der Rückbezug auf das ärztliche Ethos ist richtig, löst jedoch nicht die Frage, wie die Situation selbst definiert, wie diese Einhegung gestaltet und verteidigt werden soll, in der der Arzt verantwortlich handeln und Sorge tragen kann für das Wohl des Patienten. Klarzustellen ist, dass staatlicherseits die rechtlichen Bedingungen herzustellen und die ökonomischen Ressourcen zur Aufrechterhaltung der strukturellen Voraussetzungen bereitzustellen sind, dass sich der Arzt medizinisch und menschlich in einer definierten, nämlich geschützten Situation dem Patienten zuwenden kann. Diese definierte Situation ist die *therapeutische Situation*, die durch eine seitens des Arztes vertretene Rolle als eine ethisch *bestimmbare Position* auszufüllen ist und die ihn zugleich befähigt, sich nach außen mit den *Rahmenbedingungen der Situation* (klinische Institution) adäquat und, wo nötig, kritisch auseinanderzusetzen. Wo nötig! Denn seine Hauptbetätigung besteht in der Behandlung kranker Menschen unter dem Schutz der therapeutischen Situation.

Medizintheoretisch wird eine solche ärztliche Positionierung häufig nicht reflektiert: Damit wird zugleich auf eine Definition der therapeutischen Handlungssituation verzichtet und auf eine *allgemeinethische Argumentation* rekurriert. Dabei werden die schutzbedürftigen Besonderheiten der therapeutischen Situation, die stets auf Erkennen und Handeln zugleich, auf der Basis einer personalen Begegnung, zielen, nicht hinreichend berücksichtigt. Auf diese Weise entsteht eine allgemeine Situationsbeschreibung, die nicht der *ärztlichen* Erkenntnis- und Handlungssituation entspricht. Eine solche Situationsbeschreibung geht von einem Kampf der Interessen aus, die eben in der Auseinandersetzung in humanverträgliche, menschendienliche Bahnen zu lenken seien.[218] Hier liegt das häufig von Nicht-Ärzten vertretene strukturelle Missverständnis vor, dass es in der therapeutischen Situation primär um Macht und Durchsetzung von Zwecken mit Hilfe von Macht gehe. Zwar mag es bedauerlicherweise Ärzte bzw. therapeutische Akteure geben, die im Dialog ungenügend aufklären und zu wenig von der Not des Patienten erfassen. Weniger naheliegend ist dagegen, dass ein Therapeut Interesse daran hat, Macht auszuüben in der Weise, dass er eine aus seiner Sicht vertretbare oder dringliche Indikation mit Macht und gegen den Willen des Patienten durchzusetzen versucht. Hier im Sinne einer dann sogenannten Paternalismuskritik Verdacht zu hegen, ist abwegig, vor allem dann, wenn eine ideelle oder materielle Interessenslage nicht besteht, weswegen ein Arzt einem Patienten ein therapeutisches Verfahren aufdrängen oder gar aufzwingen sollte. Diese Gefahr einer verdeckten oder offenen Beeinflussung hin auf »therapeutische« Ziele in Verbindung mit eigennützigen, materiellen Vorteilen

---

217 Fröhlich 2014, S. 50.
218 Kreß 2009, S. 19.

für den Arzt gibt es allerdings dann, wenn der *Patient als Kunde* definiert und er in die Rolle des *anscheinend autonomen souveränen Verhandlungspartners* gedrängt wird. Allgemeinethische Überlegungen können für eine patientenorientierte Medizin fruchtbar gemacht werden, indem das Arzt-Patienten-Verhältnis mit einer *Ethik des Dialogs* verbunden wird. Doch reicht dies nicht aus, weil das *Behandlungsangebot*, als *therapeutische Offerte*, auf der Basis einer Indikation, darüber hinaus geht bzw. als *ärztlich-therapeutische Aufgabe* vorab *situativ spezifiziert* ist. Damit einher geht die Notwendigkeit und die Pflicht seitens des Arztes, den Dialog *verantwortlich* zu beenden, um dann entschieden zu einem Behandlungsangebot, zu einer zu erläuternden Indikationsstellung und therapeutischen Offerte überzugehen. Genau das bezeichnet man als ärztliche Gewissensentscheidung. *Die Machtfrage ist in der Gewissensentscheidung des Arztes aufgehoben, genauer: die Macht des Arztes besteht eben darin, den Diskurs ethisch begründet und verantwortlich zu beenden. Dabei wird auch die Beendigung – unabdingbar – zum Wohl des Patienten als therapeutische Offerte formuliert.* Genau dies muss im Spannungsfeld von Institution und therapeutischer Situation möglich sein und geleistet werden.

4.3 Der subjektiv-objektive Doppelaspekt in der personalen Erfassung von Krankheit als Voraussetzung verantwortlichen Handelns

Spätestens seit dem Beginn des 19. Jahrhunderts und dem seitdem in der Klinik dominierenden Empirismus, Objektivismus und Reduktionismus wird nicht nur die wissenschaftliche Forschung, sondern auch das breite *öffentliche* Bewusstsein überwiegend geprägt von einem naturwissenschaftlichen, um Objektivierung kreisenden Krankheitsbegriff. Später, im 20. Jahrhundert, kam es unter heftigen Auseinandersetzungen schließlich zu einer Trendwende des Krankheitsverständnisses, das soziale Bedingungen und psychologische Einflussfaktoren vermehrt einbezog. Dass Krankheit nicht hinreichend und nicht ausschließlich über somatopathologische Naturprozesse bzw. *objektivierbare* somatische Befunde definiert werden kann, darüber gibt es einen breiten Konsens.[219] Wenn allerdings zu der weitgehenden Folgerung gelangt wird, dass die Feststellung von Krankheit gesellschaftlich bedingt sei oder etwa gar einer von der Gesellschaft vorzunehmenden Entscheidung unterliege, ist das eine bemerkenswert einseitige, ihrerseits subjektivistische, jedenfalls keine ganzheitliche Sichtweise. Allerdings ist richtig, dass eine Gesellschaft – die Solidargemeinschaft – als Politikum entscheiden kann und soll, für welche »Krankheiten« bzw. für welche seitens der Medizin als »krank« bezeichneten Zustände, Gegebenheiten oder Normvarianten sie eben solidarisch einstehen will. Die *rechtliche Krankheitsfestlegung*, die zusätzliche sozialpsychologische Aspekte einbe-

---

219 vgl. Hess, Herrn 2015.

ziehen kann, ist der medizinischen *nachgeordnet*, muss jedoch in der sozialethischen, stets auch politisch zu verantwortenden Auseinandersetzung mit dem *medizinischen Krankheitsbild* so erfolgen, dass der Hilfsbedürftigkeit des betroffenen Kranken nach Maßgabe sozialpolitischer Verantwortung auch entsprochen wird. Daraus jedoch die Schlussfolgerung zu ziehen, dass die Gesellschaft bestimme, bestimmen könne oder solle, was *medizinisch* als Krankheit zu definieren sei, geht fehl.

Der medizinische Krankheitsbegriff ist deshalb von zentraler Bedeutung, weil sich mit diesem nicht nur diagnostisch-erkenntnismäßige, sondern selbstverständlich auch therapeutische Konsequenzen, also Begründungszusammenhänge des Eingreifens als Indikation, damit ethische Fragestellungen verbinden. Insofern kann die Frage, was unter Krankheit zu verstehen sei, im Rahmen des medizinischen Erkennens und Handelns nicht zurückgestellt werden. Seit der Infragestellung oder gar dem offensichtlichen Scheitern eines rein naturwissenschaftlich-objektivierenden Krankheitsbegriffs ist klinisch einigermaßen Konsens, dass menschliche Krankheit, so wie sie für uns lebensweltlich relevant wird, weder subjektiv, von der Subjektseite allein betrachtet, noch aufgrund nur objektiver oder objektivierbarer Parameter zu bestimmen ist. Doch eben von daher erhebt sich die Frage, wie beide Sichtweisen zu erfassen und dann adäquat ins Verhältnis zueinander zu setzen, schließlich als ganzheitliche Gegebenheit und Zielvorgabe mit einem Handlungskonzept zu verknüpfen sind. Krankheit ist insofern eine leib-seelische Konstellation der Gefährdung und Not, die sowohl in ihrer Subjektseite wie ihrer Objektseite in einer noch näher zu bestimmenden, ärztlich-therapeutischen Situation ganzheitlich erkannt werden kann. Sie enthält die Aufforderung zu einem kleineren oder größeren helfenden Eingriff bzw. therapeutischen Handeln. Beide Perspektiven, die objektivierende wie die subjektive, sind als Teilaspekte der medizinischen Diagnostik und Therapie, also zur Bestimmung von dem, was Krankheit ist, unverzichtbare Voraussetzung. Es ist in dem Ringen um eine diagnostische Erfassung darauf zu rekurrieren, dass die Bestimmung von Krankheit innerhalb der therapeutischen Situation methodisch einer integrativen Intention entspricht, die sich ihrer anthropologischen, epistemologischen und ethischen Grundvoraussetzungen bewusst ist. Wiederholt ist auf die drei grundsätzlichen ordnungsstiftenden Ebenen, wie sie der Struktur der therapeutischen Situation entsprechen, Bezug zu nehmen:[220] die elementar-persönliche Begegnungsstufe des Erkennens der Not, die sachlich-differenzierende und objektivierende Erfassung der leib-seelischen Gegebenheit, schließlich die personale Begegnungsstufe. Krankheit ist in diesem ganzheitlichen Ansatz Ausdruck eines Ungleichgewichts dahingehend, dass eigenregulatorische Momente nicht mehr ausreichen, die Balance wiederherzustellen. Genau insoweit ist Krankheit ein Zustand der Not, der in der therapeutischen Situation und nirgendwo sonst richtig zu erfassen ist. Um das eigenregulatorische Gleichgewicht wieder herzustellen, das System möglichst in den Regelbereich zurückzuholen, ist eine *Intervention* aus einem *übergreifenden System* heraus erforderlich. Eine solche Intervention kann gegebenenfalls der Betroffene selbst tätigen, der Betroffene nämlich, der sein Leben ändert. Dann erübrigt sich eine Therapie, eine therapeu-

---

220 v. Gebsattel 1953.

tische Situation konstelliert sich nicht, steht nicht zur Debatte. Ein Eingriff kann jedoch auch auf Ersuchen des Betroffenen aus der therapeutischen Situation heraus seitens des Arztes vorgenommen werden. Krankheit ist im medizinischen Sinne so eben nicht nur ein objektivierbares Defizit von pathogenetischem Format, das in Symptomen zum Ausdruck kommt, sondern sie ist eine existentiell-personale Konstellation, die objektive und subjektive Perspektiven umgreift, handlungsrelevant ist (also eine Begründung zum helfenden Handeln abgibt) und erkennbar wird unter Rückbezug auf die kommunikative Ebene der ärztlich-therapeutischen Situation.

Für den komplexen Bereich psychischer Abweichungen und Dysfunktionen rekurrieren Autoren[221] zumeist auf das, was üblicherweise als »klinisch relevant« bezeichnet wird. Unter Bezugnahme auf das diagnostische und statistische Manual der American Psychiatric Association (2013)[222] wird psychische Krankheit definiert als »klinisch bedeutsame Beeinträchtigung im Denken, der Emotionsregulierung oder im Verhalten«. Damit ist jedoch eine bloß objektivierende Ebene angesprochen, wie auch in der folgenden beispielhaft herangezogenen Definition von Krankheit: »Aus medizinischer Sicht liegt eine Erkrankung dann vor, wenn eine für das Leben und das Überleben des Individuums relevante Störung einer Organfunktion besteht.«[223] Der Krankheitsbegriff sei »kontext-sensibel« zu verwenden. Das ist eine wichtige Einsicht, die fragen lässt, *wie* dies geschehen soll und auf welchen Kontext hin relativiert werden soll. »Eine Erkrankung im klinischen Sinne liegt also nur dann vor, wenn die betroffene Person unter ihren Halluzinationen leidet oder in ihrem Alltagsleben wesentlich beeinträchtigt ist, so dass ihre Gesundheit gefährdet wird«[224]. Was unter »Kontext« verstanden wird, ist nicht hinreichend präzisiert. Die Formulierung ist seltsam, weil damit Krankheit definiert wird als das, was die Gesundheit gefährdet, und nicht als etwas, was – bereits eingetreten – die Gesundheit abwandelt, stört und beeinträchtigt. Nehmen wir das verwendete Beispiel der Halluzinationen, so wird rasch klar, dass Halluzinationen selbstverständlich Zeichen einer Krankheit, eines Krankheitszustandes sein können, auch wenn sie keine subjektiven Leiden verursachen und wenn sie keine akute Gefährdung nach außen mit sich bringen.[225] Hier erscheint es dringlich, nach einem definierten *Bezugsrahmen* zu fragen, der eben die Kontextsensibilität und die daraus resultierende Erkenntnis näher bestimmen lässt. Elementar ist es, den Kontext als *therapeutische Situation* klarzustellen, um zu einer diagnostischen Einordung zu gelangen auf der Grundlage von Hilfsbedürftigkeit, von Not und Hilfe.

Belässt man es bei dem *zusammenhanglosen* Erfassen von subjektiver und objektiver Sichtweise unter Bezugnahme auf einen nicht weiter spezifizierten »Kontext«, so ergibt sich im Ergebnis formal-logisch konsequent, dass gar keine Krankheit

---

221 Schramme 2015.
222 Psychiatric Association 2013: DSM-5.
223 Heinz 2015.
224 Heinz 2015.
225 Beispiele wären »stille« kosmische Halluzinationen, etwa bei schizophrenen Residualsyndromen, die einigermaßen sozial integriert sind und die sich nicht über die Halluzinationen beklagen, deshalb unter Umständen gar keine Behandlungen anstreben oder diese gar ablehnen etc.

vorliege, so die Schlussfolgerung des Autors.[226] Auch wenn es so ist, dass Funktionseinschränkungen objektivierend nicht bestätigt werden können und subjektiv Störungen nicht erfasst bzw. seitens des Patienten nicht wahrgenommen und geklagt werden, so ist auf der personalen Ebene unter der Voraussetzung einer therapeutischen Situation dennoch zu prüfen, ob bei ganzheitlicher Betrachtung durch die vorliegenden Halluzinationen eine gravierende *Einschränkung der Lebensmöglichkeiten* des Betreffenden gegeben ist. Eine solche Einschränkung der Lebensmöglichkeit, die mit den Mitteln der klinischen Phänomenologie[227] (▶ Kap. 3.3 und ▶ Kap. 3.4) festzustellen ist, hat dann als klar gültiger Beleg für das Vorliegen einer Krankheit im klinischen Sinne zu gelten. Daraus resultiert nicht, dass auch eine Therapie durchzuführen ist, etwa wenn diese gar nicht gewünscht oder abgelehnt wird, wohl jedoch resultiert, dass eine therapeutische Offerte zu erfolgen hat. *Sie ist aufrechtzuerhalten, solange die Krankheit besteht, stets auf dem Boden der Begründung, dass eben Krankheit erkannt worden ist.*

Vor der Durchführung eines Eingriffs muss der Patient aufgeklärt werden. Zweck, Bedeutung und Tragweite des Eingriffs sind ihm zu erläutern, einschließlich der damit verbundenen Risiken. Der Eingriff darf nur vorgenommen werden, wenn der Patient einwilligt. Die Frage ist stets, wie die gewonnenen Informationen, so auch der Überschuss an Informationen, dem Betroffenen unterbreitet werden. Vorrangige Überlegung ist, dass diese Informationen im Rahmen einer therapeutischen Situation verantwortlich, d. h. so, wie der Betroffene diese ohne Schaden verarbeiten kann, unterbreitet werden. Die Präsentation dieser Informationen ist im Rahmen der therapeutischen Situation wie ein *Eingriff* in das leib-seelische Gesamt zu handhaben.[228] Dies bedeutet konsequenterweise, dass mit dem Patienten eine *Indikation* zu erarbeiten ist, so wie er es kann und ohne zusätzlichen Schaden verträgt. Der Patient kann dann zustimmen oder ablehnen. In der Konsequenz der therapeutischen Situation liegt es aber auch, dass, wenn eine therapeutische Kontraindikation für eine Offenlegung besteht, etwa die Gefahr einer Akuisierung, eine solche Eröffnung *innerhalb* der therapeutischen Situation nicht zu verlangen ist.[229]

4.4 Ärztlich-therapeutisches Handlungsfeld

Zahlreich sind die Versuche, von einem *allgemeinethischen Ansatz* her die *speziellen* medizinethischen Bereichsfragestellungen und mit ihnen das Handlungskonzept des Arztes und das Konzept der Interaktion zwischen Patient und Therapeut zu

---

226 In Zweifel zu ziehen ist, ob im vorliegenden Fall überhaupt die Bestimmung der objektivierenden Ebene der Leistungsminderungen und sonstigen Störungen hinreichend erfolgt ist.
227 Kick, Diehl 1998, S. 53–57.
228 Kirchhof, Tanner 2015.
229 Dies schließt eine rechtliche Einforderung und Durchsetzung nicht aus. Damit ist allerdings die therapeutische Situation verlassen.

4 Therapeutische Situation als Orientierungsrahmen des Handelns und Erkennens

entwickeln. In der Praxis zeigt sich, dass es unmöglich ist, auf diese Weise eine konsistente medizinisch-ärztliche Argumentation überzeugend zu formulieren, zumal in den konkreten klinischen, im Allgemeinen unter Zeitdruck stehenden Entscheidungssituationen. Wiesing weist darauf hin, dass Medizin als reine Erkenntniswissenschaft nicht möglich sei. Zusätzliche Elemente seien notwendig, nämlich ethische Werte, pragmatische Regeln und persönliche Disposition, die aus einer Erkenntniswissenschaft nicht ohne Weiteres ableitbar seien.[230] Die Rede von den »angewandten Naturwissenschaften« trivialisiere die Probleme, die sich auf dem Weg von einer wissenschaftlichen Theorie bis zur Anwendung am individuellen Menschen ergäben[231]. Um Wissen in Handlung umzusetzen, bedürfe es einer »Praxeologie«[232]. Allerdings sind die Voraussetzungen nicht ausreichend benannt, innerhalb derer sich eine solche Praxeologie entwickeln und umsetzen ließe. Damit aber ist die Frage gestellt nach der Person des Arztes, den durch ihn repräsentierten und gelebten Werten, mithin nach seiner ärztlichen Position.

Diese Voraussetzungen, die später noch genauer zu bestimmen sein werden als therapeutische Identität, sagen etwas aus über die Reichweite der Verantwortung des handelnden Akteurs, des Arztes, in einer konkreten therapeutischen Handlungssituation. Diese spezielle Aussage findet ohne Weiteres Anschluss an allgemeiner formulierte Handlungstheorien: »Erst die Stellungnahme des sittlichen Subjekts, das sich seiner Identität und der *Situation der Verantwortung* für das Handeln bewusst ist, macht aus Gegenständen des Interesses moralisch relevante Werte, aus Strebenszielen zu beachtende Güter«[233]. Spezifische Identität und die daraus resultierende Übernahme von Verantwortung konstituiert eine definierte Situation, so eben hier eine therapeutische Situation. Eine Situation, innerhalb derer sich der ärztlich-therapeutische Auftrag verwirklichen kann, ist eine ethisch begründete Situation mit mehreren Akteuren. Stets ist damit zu rechnen, dass innerhalb von Situationen zwischen den Akteuren, ärztlichen und weiteren professionell-therapeutischen Akteuren und dem Patienten, auch Konkurrenzen um Werte und Deutungshoheit, also um Macht und Einflussnahme, gegeben sind bzw. entstehen.

Wieland[234] betont die Wichtigkeit und Bedeutung klarer Grenzen für ein ärztlich-therapeutisches Handlungsfeld. Er beschreibt das therapeutische Handlungsfeld im Blick auf Dilemmata und ungelöste Probleme als *Grenzsituation* einhergehend mit den Notwendigkeiten *neuer Lösungsfindungen,* die ein Heraustreten aus vorgegebenen Rollenmustern erfordern, um zu neuen verantwortbaren Synthesen zu gelangen: Es sind dies *eben solche Synthesen, die durch diese Grenzen und die sie begründenden Situationen bestimmt und ermöglicht werden.*

---

230 Wiesing 1993, S. 122.
231 Wiesing 1993, S. 128; Wiesemann 1992, S. 8–9.
232 Wiesing 1993, S. 128.
233 Honnefelder 1991, S. 30: »Es ist das Handeln selbst, so lässt sich das Argument mit den Mitteln der modernen Handlungstheorie formulieren, das mich zur Annahme eines Subjekts nötigt. Denn wenn Handeln heißt, sich von Gründen bewegen lassen, Absichten haben oder Ziele als Ziele verfolgen, kann Handeln gar nicht ohne ein Subjekt beschrieben werden, das ja oder nein sagen kann, das von sich aus einen Anfang setzen kann.«
234 Wieland 1999.

Wie die bisherigen Überlegungen zur therapeutischen Situation gezeigt haben, führt die Erfassung und Bestimmung des Rahmens des ärztlich-therapeutischen Aktionsfeldes zu größerer Erkenntnis-Transparenz und Handlungssicherheit. Von der Sicherheit und Deutlichkeit der Grenzen der Situation, ihrer Beständigkeit, Verlässlichkeit und Vertrauenswürdigkeit hängt nämlich ab, inwieweit ein in dieses Feld eintretender Akteur einen Vertrauensvorschuss wagen kann. Dies gilt sowohl für den therapeutischen Akteur, den Arzt, wie auch in besonderer Weise für den Patienten, der das Wagnis eingeht, sich in eine besondere Situation der Abhängigkeit zu begeben und sich ohne Vorbehalte vertrauensvoll zu öffnen. Diese Situation hat dann zugleich etwas mit dem Berufsethos des Arztes wie auch mit »vorlaufendem« Vertrauen zu tun. Dieses Vertrauen lässt sich weder auf eine rationale Erwartung reduzieren noch als eine nur emotionale Haltung auffassen. Vertrauen basiert auf beidem und ist zugleich mehr. Ein definierter und verlässlicher situativer Rahmen ist Vorbedingung für Vertrauen. Vertrauen ist seinerseits Vorbedingung für eine offene Kommunikation als Voraussetzung für eine effektive Indikationsstellung auf der Basis des offenen Dialoges, der zur entscheidenden und notwendigen Erkenntnis von Person, Krankheit und situativen Gegebenheiten führt. Dieser »Rahmen« bezeichnet die Grenzen, innerhalb derer das Erkenntnis- und Aktionsfeld der therapeutischen Situation auszumachen ist. Dieser Rahmen ist zusätzlich institutionell zu sichern und ethisch sowie rechtlich zu begründen. Von all diesen Voraussetzungen hängt ab, ob sich über die Zeit »Systemvertrauen« entwickeln kann.[235]

Ist Medizinethik damit ein Sonderfall der Ethik? Hier ist zu differenzieren. Das Spezifikum der Medizinethik ist eben nicht auf der Seite des Ethischen zu suchen. Vielmehr besteht es im *Handeln in besonderen Situationen*, weil Medizin nicht nur eine Form von angewandter Wissenschaft ist, sondern eine *praktische Wissenschaft*[236]. Das ist von zahlreichen Autoren, so von Schipperges[237], Wolfram Schmitt[238] und auch Giovanni Maio[239] betont worden. Mehr noch, Medizin ist eine praktisch-normative Wissenschaft, die mit deontologischen Begriffen und Argumenten operiert und auf solche angewiesen ist.[240] Der zentrale Begriff der Diagnose ist als wissenschaftlich zu begründende Erkenntnis in einen Handlungszusammenhang eingebettet, in dem eine Diagnose gestellt werden kann und gerechtfertigt werden muss.[241]

Am Beispiel des sogenannten »Enhancements« lässt sich exemplarisch zeigen, dass es elementar darauf ankommt, zu unterscheiden, in welcher Situation die Frage nach dem Charakter der Medizinethik gestellt wird. In einem *vor-therapeutischen* Kontext geht es natürlich zunächst um die *allgemeinethische* Fragestellung, ob nämlich Enhancement grundsätzlich als sozialethisch vertretbar zu akzeptieren oder schließlich, ob ein solches abzulehnen und gegebenenfalls gesetzlich zu verbieten ist. Tritt der Wunsch nach Enhancement innerhalb einer therapeutischen Situation auf,

---

235 Luhmann 1989, S. 50 ff.
236 Trampota 2017, S. 96.
237 Schipperges 1988.
238 Schmitt 2003, S. 9–16.
239 Maio 2014, S. 9.
240 Trampota 2017, S. 99.
241 Trampota 2017, S. 99.

wird sie zu einer *individuellen medizinethischen Problemstellung*, damit zur Frage nach dem Vorliegen einer ethisch zu begründenden therapeutischen Handlungsoption. Ob in einem ganz konkreten Einzelfall schließlich Enhancement als therapeutischer Eingriff durchgeführt werden darf, hängt von dem Vorliegen einer konkreten medizinischen Indikation sowie dem Vorliegen der weiteren ethischen und juristischen Voraussetzungen ab, wie sie im Rahmen eines diagnostisch-therapeutischen Verfahrens innerhalb der therapeutischen Situation zu beantworten sind. Hier ist weder der *subjektive Wunsch* eines Patienten noch die *objektive Befundlage* allein ausschlaggebend. Es muss vielmehr nach einer übergreifenden personalen Handlungsperspektive gefragt werden, wie sie in einer definierten therapeutischen Situation erkannt und in dem mit ihr gegebenen *Erkenntnis- und Handlungskontext* gewonnen werden kann. So kann ein individuelles Erkennen von Gründen, ein gemeinsames Abwägen der Chancen und Risiken, erfolgen. In einer solchen, als therapeutische Situation definierten und insofern *geschützten und von daher exquisit günstigen Erkenntnissituation*, ist viel mehr über Gründe und Hintergründe vorliegender Fakten und Motive zu erfahren als etwa in einer gänzlich anders angelegten Situation geschäftlicher, administrativer oder juristischer Auseinandersetzung bzw. Verhandlung.

4.5 Der Außenraum der therapeutischen Situation als Politikum

Für eine ethische und therapeutische Entscheidungsfindung ist der Bezug auf eine reflektierte ärztliche Identität unverzichtbar. Von der ärztlichen Identität her definiert sich aber auch das Verantwortungsfeld ärztlichen Erkennens und Handelns, eben die therapeutische Situation und ihre Grenze. Das Verhältnis von Identität und Gesellschaft ist unter gesellschaftlich realen Gegebenheiten stets *abzusichern*, verlässlich und berechenbar zu halten, und zwar auch durch institutionelle »Einhegungen«. Hierzu gehören informelle und formelle Rollenzuordnungen und rechtliche Gegebenheiten. (Rechtlich definierte Verantwortung des Arztes für Indikationsstellung, Aufklärung, Durchführung u. a.) Die ärztliche und therapeutische Ethik in der Verantwortung des einzelnen Arztes ist die Basis angestrebter Sicherheit und Verlässlichkeit für den Patienten. Eine weitere Differenzierung formalisierter Bedingungen, also insbesondere der gesetzlichen Rahmenbedingungen, ist als unverzichtbares Element stets im Blick zu behalten.

Definiert man die therapeutische Situation in dieser Weise nach innen, sind im Sinne einer gesamthaften Erkenntnis- und Handlungssituation auch die externen sozialen und sozialpolitischen Rahmenbedingungen klarer in den Blick zu nehmen. In einer solchermaßen nach innen und außen definierten Situation können die Aktionen der Beteiligten deutlicher gesehen und eben deren *Verantwortung* unter Beachtung dieser Grenze nach innen und außen besser erfasst werden. Wenn die

Grenzen der Verantwortung definiert sind, kann strukturelle Verantwortung innerhalb dieser Grenzen übernommen, können Dilemmata für den konkreten Fall erfasst und einer nachvollziehbaren Lösung zugeführt werden.

Das *Fehlen eines theoretischen Bezugsrahmens* für die oben beschriebene, ärztliche Handlungssituation wurde von einer Reihe medizinethischer Autoren durchaus gesehen und kritisiert. Wolfgang Wieland spricht von der ärztlichen Handlung als einem Handeln in Grenzsituationen.[242] Es sei für eine »Ethik der zweiten Linie« charakteristisch, dass sie bestimmte Fragen nicht erörtere und auch gar nicht zu erörtern brauche, weil sie durch die Abgrenzung ihres Zuständigkeitsgebiets zumindest implizit bereits beantwortet seien.[243] Eine Ethik der zweiten Linie könne mit ihrer Arbeit erst beginnen, wenn die Frage nach der Legitimität von Grundnormen mit unbedingtem Geltungsanspruch eine explizite, implizite oder wenigstens eine fiktive Antwort gefunden habe.[244] Damit ist erneut die Grundfrage berührt, wie nämlich die Grenzen für ein ärztlich-therapeutisches Handlungsfeld zu ziehen seien. Geht es um Letztbegründung, so ist stets eine Grenzsituation erreicht mit ihren komplexeren hochaffektbesetzten Abläufen und der Notwendigkeit neuer Lösungsfindung.[245] Für die allgemeine Ethik ergibt sich die Konsequenz, dass angesichts der Vielzahl der Handlungsmöglichkeiten und -notwendigkeiten in der wissenschaftlich-technischen Zivilisation ständig neue Positionsbestimmungen, basierend auf Entscheidungssituationen als Grenzsituation und als spezielle Verantwortungsübernahme, erforderlich sind. Dabei geht es um die Unterscheidung von therapeutischer und politischer Handlungssituation sowie deren institutioneller Einbindung. Übereinstimmend hiermit grenzt Wolfgang Wieland das eigentliche *ärztliche Entscheidungsfeld*, das relevant ist für den direkten Umgang mit dem individuellen Patienten, gegenüber dem *politischen Entscheidungsfeld* ab, das die Verantwortung impliziert für Ressourcen, Allokationen und die Respektierung sowie die Garantie der damit angesprochenen Grenzen.[246]

Erhellend für die Verdeutlichung der unterschiedlichen situativen Bedingungen und deren Anforderungen ist es, dem therapeutischen Vorgehen und der Zuteilung von Gütern *innerhalb* der therapeutischen Situation die Verfahren der Allokation im Außenraum zu kontrastieren, die Bestandteil der Ethik der Rahmenbedingungen der therapeutischen Situation sind. Eine moralphilosophisch völlig befriedigende Lösung des Allokationsproblems als Problem der allgemeinen und hier der sozialpolitischen Ethik gibt es nicht und ist nicht zu erreichen. Meinungsverschiedenheiten und Positionsdifferenzen werden bleiben, die jeweils vernünftig zu begründen und schließlich in demokratischen Gremien zu entscheiden sind. Für Gerechtigkeitsfragen gibt es jeweils unterschiedliche Argumentationsstränge der Bewertung. Für die Verteilung knapper Güter in der therapeutischen Situation gilt, dass individuelles Patienteninteresse und Gerechtigkeitsfragen nur durch Beachtung eines Verhältnismäßigkeitsgrundsatzes durch den Arzt in der therapeutischen Si-

---

242 Wieland 1999, S. 99.
243 Wieland 1999, S. 96.
244 Wieland 1999, S. 96.
245 Kick 2015, S. 22 ff.
246 Wieland 1999, S. 101.

tuation ausgeglichen werden können. *Vernünftige* Meinungsverschiedenheiten in der Allokationsfrage sind dahingehend aufzugreifen, sie als sozialethisches und damit gesellschaftspolitisches Problem zu begreifen. Bei Problemen der Allokation ist stets zu bedenken, inwieweit hier auch rechtliche Mittel zu fordern sind, jedenfalls dann, wenn die Fragen ethisch (konzeptuell) umstritten sind.[247] Ein zentrales Ressourcenproblem, das medizinisch allgegenwärtig ist, betrifft die Frage, die Behandlung welcher Krankheiten von der Solidargemeinschaft finanziert werden sollen. Es geht dabei um die politisch verantwortete Formulierung von Legitimitäts-Standards auf der Basis öffentlicher Vernunft. Legitim ist dann das, was durch öffentliche Gründe gegenüber allen Bürgen gerechtfertigt werden kann.[248] Normative Entscheidungen der Rahmenbedingungen der therapeutischen Situation beruhen auf politischen Entscheidungen. Dies gilt für die sozialpolitischen *Rahmenbedingungen* der ärztlichen Handlungssituation, *nicht* für die therapeutische Situation selbst.

4.6 Indikation im Kontext der therapeutischen Situation

Um den medizintheoretischen Bestand und die praktischen Konsequenzen des Begriffs der Indikation gehen die Auffassungen weit auseinander: Indikation befasst sich mit den Gründen, die das therapeutische Handeln leiten, berührt damit grundsätzliche ethische Fragen, Erkenntnisprobleme und krankheitstheoretische Probleme. Die theoretischen und praktischen Probleme des Erkennens von Krankheit sind über die Indikation verknüpft mit dem Bewustwerden eines unter Umständen unaufschiebbaren Handlungsbedarfs. Indikation figuriert somit als Ringen um ein wesentliches Bestimmungsstück ärztlichen Eingreifens und Handelns, stets unter der Voraussetzung aufgeklärter Zustimmung. Auseinandersetzungen um die Indikationsstellung treten aber auch da auf, wo es um den Stellenwert des Wunsches und Willens des Patienten hinsichtlich der Durchführung eines ärztlichen Eingriffs geht. Vollends prekär wird die Frage einer Indikation, wie etwa in der Wunschmedizin, dann, wenn etwa in Zweifel gezogen wird, dass eine Indikationsstellung überhaupt die Feststellung eines Krankheitsgeschehens zur Voraussetzung habe. Auf welche Handlungsgründe soll sie sich dann beziehen? Die Gefahr eines subjektivistischen Verwirrspiels ist groß! Ist Wunsch und Wille des Patienten für sich genommen ausreichend? Oder geht es um die Einschätzung des Arztes, die sich dann der Kritik stellen müsste, etwa paternalistische Motive umzusetzen.

---

247 Die sogenannte Wesentlichkeitslehre des Bundesverfassungsgerichts hat hierzu Grundsätze aufgestellt (BVerfGE 47, 46 (55); 49, 89 (127).
248 Iorio 2015, S. 293.

Schließlich gibt es auf der anderen Seite Überlegungen, auf eine *Indikationsstellung* überhaupt zu verzichten und empirisch objektivierend sich stattdessen auf eine rationale Nutzen-Schaden-Abwägung basierend auf einer objektivierbaren Befunderfassung zu beschränken. Lösungen gehen also in zwei Richtungen: Zum einen auf den *Indikationsbegriff* überhaupt zu verzichten und die empirische Erkenntnis eines objektivierbaren Nutzens bzw. eines Schadens als Grundlage der Handlungsentscheidung bzw. Empfehlung heranzuziehen. In dem Versuch von Marckmann[249] liegt das Bestreben, keine normativen (paternalistischen) Vorstellungen seitens des Arztes, sozusagen über den Kopf des Patienten hinweg, in die Indikationsstellung einzumischen. Dem liegt die Vorstellung zugrunde, dass in ein ärztlich verantwortliches Handlungsgeschehen über empirische Gründe hinausgehende normative Vorstellungen nicht einfließen sollten. Dies jedoch ist ein grundsätzliches Missverständnis der dem Wesen nach von Anfang an ethisch zu begründenden einheitlichen diagnostisch-therapeutischen Verfahrensweise. Was sonst bliebe, wäre ein reduktionistisches, objektivierend-empiristisches Modell, das in die ethische Sackgasse führt, weil es ethischen Überlegungen gar keinen Raum ließe und sich komplett von einem empirischen Risikokalkül abhängig machte. Natürlich kann ein Patient von der vorgeschlagenen Therapie abweichende Wünsche und Vorstellungen entwickeln, etwa einer solchen Therapie , wie sie unter einem einfachen risikokalkulierten Nutzen-Schaden-Modell naheliegend erscheinen mag. Dann bliebe dem Arzt nur, unter Rekurs auf sein ursprüngliches Risikokalkül den Eingriff abzulehnen oder dem Wunsch und Willen des Patienten zu folgen, und zwar auch entgegen der empirischen Befundlage und der daraus resultierenden Nutzen-Schaden-Abwägung. Ein etwaiger Dialog mit dem Patienten würde ratlos in dem schroffen Gegensatz von subjektivem Wunsch und objektiver bzw. objektivistischer Befundlage verharren. Eben ein solcher Gegensatz kann im Rahmen der therapeutischen Situation sinnbezogen aufgenommen und bearbeitet werden, falls dies vom Patienten gewünscht ist.

Die Überlegung von Wiesing[250], im Rahmen der Indikationsstellung auf den Krankheitsbegriff bzw. auf eine »strikte Koppelung an den Krankheitsbegriff« zu verzichten, wird theoretisch nicht von der Indikation her begründet, vielmehr auf die Unklarheit des Krankheitsbegriffes verschoben, die einen solchen Verzicht nahelege. Es könne eine ärztliche Indikationsstellung auch dann erfolgen, wenn keine Krankheit vorliege, also etwa bei ausgesprochenen Patientenwünschen. Wie allerdings die Indikation in diesen Fällen ermittelt werden soll, bleibt unklar mit der Formulierung, »innerhalb des Beschränktseins das Beste für den Patienten zu ermitteln»[251]. Der Begriff des »Beschränktseins« ist von Wiesing nicht in seiner existentiellen, subjektiv-objektiven Doppelstruktur erfasst und fällt damit hinsichtlich der theoretischen Ausarbeitung ganz eindeutig hinter den ganzheitlichen Begriff der »Not«[252] zurück. Auch fehlt jede Bezugnahme darauf, in welcher *Situation* das »Genötigtsein« bzw. »Beschränktsein« festzustellen ist, ferner wie dieses gegenüber

---

249 Marckmann 2015, S. 113–124.
250 Wiesing 2017, S. 148.
251 Wiesing 2017, S. 149.
252 v. Gebsattel 1953.

dem Arzt vorgetragen wird und wie dieses wiederum vom Arzt aufgenommen und personalistisch integriert werden soll. Dies ist aber das zentrale Problem einer ganzheitlichen Indikationsstellung, die Grundlage einer *therapeutischen Offerte* und schließlich einer Zustimmung oder Abweisung durch den Patienten ist. Der Beginn der Klärung der Indikation, der Voraussetzung der Abhilfe der Not, beginnt mit dem Anruf seitens des Patienten, d. h. mit dem Eintritt des Patienten in die therapeutische Situation wegen seiner Not. Hinsichtlich einer diagnostischen Typologie der Not ist zunächst unerheblich, ob ein definierbarer medizinischer Krankheitsprozess vorliegt, ob der medizinische Kern der Notlage zunächst unerkannt bleibt oder ob dieser in einer allgemein menschlichen psychosozialen Not liegt. In jedem Fall ist eine entsprechende Indikation zu stellen, um auf dieser Grundlage eine therapeutische Offerte zu formulieren, die nachvollziehbar und letztlich seitens des Arztes zu rechtfertigen ist. Ob eine Indikationsstellung für ein ärztliches Eingreifen auch möglich sei, wenn eine medizinische Krankheit im engeren Sinne nicht oder noch nicht vorliegt bzw. feststellbar ist, ist im Rahmen eines ganzheitlichen Ansatzes konsistent zu bejahen, dann eben, wenn eine *Not* nicht nur als subjektiver Wunsch, sondern zugleich als ärztlich zu erfassende Befundlage, als eine somatopsychosoziale Konstellation, festzustellen ist. Voraussetzung einer solchen Indikationsstellung auf der Grundlage einer somatopsychosozialen Konstellation ist die verlässliche *Bezugnahme auf eine Orientierung gebende therapeutische Situation*. Im Rahmen der Beziehungsaufnahme in der therapeutischen Situation wird Beziehungswissen zugänglich, das mit objektivierenden Verfahren gar nicht erfassbar ist. Dieses ist aber gleichwohl Teil der Wirklichkeit und muss unabdingbar in eine *ganzheitliche* Indikationsstellung und in den weiteren therapeutischen Prozess einfließen. Sowohl der Versuch, sich auf rational-empirische Schaden-Nutzen-Risiko-Abwägung zu beschränken, wie auch der Vorschlag, auf den Krankheitsbegriff zu verzichten, sind problematischer Ausdruck einer fehlenden Orientierung innerhalb der von vorneherein unausweichlich gegebenen konkreten *therapeutischen Situation*.

Die Überlegungen von Neitzke[253] streben in ihrer prozessualen Betrachtungsweise und der Unterscheidung von medizinischer und ärztlicher Indikation etwas Richtiges an. Im Rahmen der medizinischen Indikation sollen die objektivierbaren, verallgemeinerbaren Erkenntnisse bezogen auf ein bestimmtes Krankheitsbild erkannt werden. Danach folgt der zweite Schritt einer individualisierenden ärztlichen Indikationsstellung bezogen auf einen bestimmten Patienten mit seiner Persönlichkeit und seinem psychosozialen Kontext. Unberücksichtigt bleibt allerdings methodisch die *personale Synthese* als Ergebnis einer Zusammenschau subjektiver und objektivierbarer Faktoren. Diese sollte in einem dritten gesonderten Schritt als Ergebnis einer Auseinandersetzung und auf der Grundlage einer gemeinsamen Entscheidung von Arzt und Patient erfolgen. Kettner greift diesen Aspekt auf,[254] indem er von einem »Arzt-Patienten-Wirkbündnis« spricht. Dabei bleibt jedoch theoretisch unberücksichtigt, dass dieses Wirkbündnis nicht in einer beliebigen, offenen Situation stattfindet, sondern unter den verpflichtenden, aber auch schützenden Gegebenheiten eines definierten, therapeutischen Pflichten- und Aufga-

---

253 Neitzke 2015, S. 83–93.
254 Kettner 2015, S. 141–155.

benspektrums steht. Diese situativen Gegebenheiten bestimmen nicht nur ethisch, sondern auch epistemologisch, und zwar über eine beliebige duale Beziehung zweier Partner hinaus das Rollenverhältnis der Partner als eine *verpflichtende* und *definierte Therapiesituation*.

Im Rahmen der medizinischen Indikationserarbeitung und Indikationsstellung sind beide, Arzt und Patient, auf Vertrauen angewiesen, das eingeleitet wird und gerechtfertigt ist durch die Erkenntnis der Schutzbedürftigkeit des Patienten und seiner Not in einer Situation, die auf Therapie hin angelegt ist. Daraus resultiert, dass der Patient im Rahmen der Indikationsstellung und der Offerte, die aus der Indikation hervorgeht, dem Arzt in einer ganz bestimmten Situation, der Situation der Not, vertrauen darf, »vertrauen können muss«. Seitens des Arztes ist die Indikationsstellung somit, wie Maio formuliert, nichts weniger als ein »Bekenntnis zum Ziel, allein dem Wohl des Patienten genügen zu wollen«[255]. Hier wird auf verpflichtende Besonderheiten der Situation, in der sich Arzt und Patient gemeinsam befinden, hingewiesen, wobei die Systematik der *therapeutischen Situation* dabei allerdings nicht hinreichend deutlich wird.

Die Indikation ist ins Zentrum des Erkenntnisanliegens der therapeutischen Situation zu stellen, um zu einem adäquaten therapeutischen Behandlungsvorschlag zu gelangen. Zu dem epistemologischen Anliegen, das in der ersten Stufe nach Betroffenheit und Erkenntnis der Not voranschreitet zu einer Objektivierung der Befundlage, um diese in den Zusammenhang verallgemeinerbarer Erkenntnisse zu stellen, tritt hinzu das personale und ethische Anliegen des Vertrauens und der Beziehungsaufnahme zwischen Arzt und Patient. Dieses eröffnet Zugang zu dem für die Indikation notwendigen Beziehungswissen, das methodisch anders nicht zu erlangen ist. Dadurch ergeben sich Einsichten in die individuelle Verfasstheit, die weit über die subjektive Wunschvorstellung des Patienten und auch über die objektivierbaren, empirischen Risiko-Nutzen-Überlegungen hinausgehen. Die Indikationsstellung folgt somit prozessual der Dreistufigkeit des Erkennens und Handelns in der therapeutischen Situation, wie sie von Gebsattel 1953[256] formuliert hat. Der Arzt hat im Rahmen des Prozessablaufs innerhalb der therapeutischen Situation epistemologische und ethische Komponenten, beide, im Blick zu behalten. Darüberhinausgehend sind auch Aspekte des individuellen Wohls in den Zusammenhang des Allgemeinwohls zu stellen. Deutlich wird, dass bei Berücksichtigung der therapeutischen Gegebenheiten als Situation, wie sie hier aufgegriffen werden, zum einen die Beziehungsrealität zwischen Arzt und Patient anders und viel spezifischer gelagert ist als ein freundschaftliches personales Partnerschaftsverhältnis und zum anderen weit über ein interpersonell vereinbartes, kontraktuelles, also vertragliches Verhältnis hinausgeht. Es wird aber auch nicht und genauso wenig erfasst durch ein nur institutionelles, formal-rechtliches Verhältnis. Zur institutionellen Sicherung[257] (Karl Jaspers) treten zahlreiche informelle, teils durch Tradition und Konvention,

---

255 Maio 2015, S. 75. Vgl Kap. VI. Eine marktförmige Dienstleisterbeziehung ginge dagegen von zwei souveränen Partnern aus, die sich in beiderseitigem Interesse zum beiderseitigen Vorteil, auf ein Ziel einigen.
256 v. Gebsattel 1953, S. 81 ff.
257 Jaspers (1913) 1965, S. 679.

teils durch Intuition aus der Situation heraus bestätigte Vertrauensfaktoren hinzu, die beschreibbar sind in einer Dialektik von Rolle und Identität, die sich stets neu zu bestätigen und zu bewähren hat (▶ Abb. 7.4).

Die Indikationsstellung des Arztes soll eine oder mehrere Varianten von medizinischen Eingriffen bzw. Verfahren vorschlagen, mit denen ein therapeutisches Zwischenziel oder, sofern möglich, ein übergreifendes Therapieziel erreicht werden kann. Stehen mehrere Verfahren zur Verfügung, so hat der Arzt mit wissenschaftlichen, d. h. rational-empirischen Argumenten objektivierend Chancen und Risiken abzuwägen. Dies muss aufgrund von verallgemeinerungsfähigen empirischen Fakten, auf den speziellen Befund und Patienten bezogen, geschehen. Es ist klar, dass empirische Ergebnisse zu berücksichtigen sind, deren Anwendung (Applikation) auf den konkreten Fall bezogen – aufgrund der nie völligen Kongruenz (bei kasuistischer Argumentation) oder nie ausreichend verallgemeinerungsfähiger Datenlage – für die notwendige Spezifizierung eine bestimmte Unsicherheit anhaftet. Die Indikationsstellung ist jedoch kein nur auf die objektivierenden Aspekte beschränktes und sich nur von daher rechtfertigendes Verfahren. Vielmehr hat die Indikationsstellung zu korrespondieren und zu antworten auf ein ganzheitliches Krankheitsverständnis, das die Subjektseite des Patienten und seine Person einbezieht. Die Indikationsstellung hat also prozessual die klassischen drei Stufen der therapeutischen Situation zu durchlaufen, wie sie ein ganzheitliches Erkennen des Leidens einer Person voraussetzt. Eine Indikation kann folglich richtig nur gestellt werden innerhalb einer *Situation*, in der *ganzheitliches Erkennen* möglich ist: Zu durchlaufen ist also auch bei dem Erkenntnisziel der Indikation zunächst die Unmittelbarkeitsstufe (als Subjektstufe seitens des Arztes wie des Patienten). Die Subjektstufe ermöglicht das Erkennen einer Not und eines Bedürfnisses des Patienten, was den Arzt aufruft und insoweit auch verpflichtet zu der Überlegung, welche Hilfe, bzw. welcher Eingriff erforderlich ist. In der zweiten, objektivierenden Stufe ist das verfügbare, verallgemeinerbare Wissen in Korrespondenz zu bringen zu dem konkret vorliegenden Fall. In einer dritten personalen Begegnungsstufe ist auf der Basis dieser Zwischenergebnisse mit dem Patienten dialogisch zu klären, welche speziellen personalen Gegebenheiten für die ganzheitliche Indikationsstellung von Belang sind. Dem folgt eine *prozessuale Zäsur:* Diese ermöglicht eine Reflexion der existentiellen Verantwortungsübernahme seitens des Arztes, die als *ärztliche Positionierung* zu bezeichnen ist. Sie ist dem Patienten gegenüber als *Indikationsstellung* zu formulieren. Diese ganzheitliche Indikation und das in ihr enthaltene therapeutische Vorgehen, als Eingriff, kann der Patient als therapeutische Offerte annehmen (informed consent) oder ablehnen bzw. angebotene Therapievarianten auswählen, gegebenenfalls nach zusätzlicher Beratung durch den Arzt oder weiterer Berater. Mit der Annahme der therapeutischen Offerte, also eines von der Indikationsstellung abgedeckten therapeutischen Verfahrens durch den Patienten, findet die Indikationsstellung für den Arzt und den Patienten ihren Abschluss. Damit kann die Durchführung der Therapie auf der Basis des »informed consent« beginnen.

Seitens des Arztes bzw. des therapeutisch Verantwortlichen ist verpflichtend, die Position der Indikation so zu formulieren, dass sich der Patient dann letztendlich konsentierend oder ablehnend damit auseinandersetzen kann. Phänomenologisches Erfassen des psychischen und somatischen Bereichs ist die Voraussetzung für hermeneutischen Zugang und Dialog. So ist eine Annäherung an die Wahrheit und zugleich existentielle Stimmigkeit zu erreichen. Zu fragen ist, ob ein solches individualisierendes Verfahren noch Wissenschaft sei oder einfach nur Praxis.[258] Jedoch, auch die praktische Umsetzung ist Teil der Gesamtwissenschaft Medizin. Denn das Problem von Wissenschaft und Praxis in der Medizin liefe sonst darauf hinaus, dass das eine Wissenschaft (etwa Naturwissenschaft) sei, deren Umsetzungen in der Praxis dagegen nicht wissenschaftlich. Aus dem hier Vorgetragenen geht jedoch hervor, dass *in der therapeutischen Situation* unterschiedliche wissenschaftliche Methoden zusammentreffen, zusammentreffen müssen, um eine ganzheitliche Sicht zu ermöglichen und um eine möglichst umfassende, hilfreiche, medizinisch-wissenschaftliche Umsetzung zu sichern. Hierzu gehört das verallgemeinerbare, häufig mit naturwissenschaftlichen Methoden gewonnene Wissen zum einen und zum anderen die hermeneutische Annäherung an die individuelle Person, was gleichfalls, aber methodologisch völlig anders gelagerte, wissenschaftliche Erkenntnis darstellt.

Es ist wichtig zu sehen, dass eine *therapeutische* Offerte unter Bezugnahme auf eine *Indikationsstellung* erfolgt, die das generalisierbare Wissen bereits in Beziehung zu den individuellen personalen Gegebenheiten des Patienten gesetzt hat. Die Indikationsstellung wird jedoch im Blick auf eine *handlungsmäßige* Umsetzung erst dann relevant, wenn in einem weiteren Arzt-Patienten-Dialog verständige Zustimmung seitens des Patienten erfolgt ist.[259] Einigkeit besteht darin, dass eine Legitimierung für ein ärztliches Eingreifen in die leibliche Integrität des Patienten nur bei Vorliegen einer Indikation *und* der Zustimmung des Patienten, als informed consent, gegeben ist. Im Übrigen impliziert die Indikationsstellung, wie bereits dargestellt, aus ärztlicher Sicht *nicht nur objektive Begründungszusammenhänge*. Sie berührt stets auch die subjektiv-empathische Seite des Patienten und *den situativen Zusammenhang*, wie dieser aus der therapeutischen Situation hervorgeht. Die Indikation stützt sich demnach auf die weiter oben entwickelte *ganzheitliche Befunderfassung* innerhalb des Bezugsrahmens der therapeutischen Situation. Eine objektiv identische Symptomkonstellation kann in einem Fall zu einer bestimmten Indikationsstellung führen, in einem anderen Fall nicht.

Bei der Festlegung eines Therapiezieles und der Erarbeitung einer Indikation trifft man auf die Frage der Einbeziehung des Willens des Patienten. Hier ist stets zu beachten, in welcher prozessualen Phase des Erkenntnis- und Handlungsablaufes sich Arzt und Patient befinden: *Zu unterscheiden ist die (dialogische) Auseinandersetzung um die Indikation (Erarbeitung der Indikation) von der Auseinandersetzung mit der gestellten Indikation.* Der Arzt ist bei einem festgestellten Krankheitsbild aufgefordert, eine medizinische Indikation zu stellen.[260] Dem Arzt ist somit die Festlegungskompetenz der Indikation überlassen (BGH), was auch in die Grundsätze der Ärztekammer zur ärztlichen Sterbebegleitung[261] aufgenommen wurde.

Die medizinische Indikation besteht somit zum einen in dem fachlichen Urteil über den Wert oder Unwert einer medizinischen Behandlungsmethode in ihrer

---

258 Hucklenbroich 1992, S. 65–93.
259 Hofmann, Winkler 2016.
260 §1901, Abs. 1 BGB.
261 Bundesärztekammer 2011.

Anwendung auf den konkreten Fall. Die medizinische Indikation hat somit eine empirische Komponente. Das empirisch fundierte, medizinische Fachwissen kann nicht nach außen, etwa an eine Ethikkommission, übertragen werden; wohl jedoch können bisher nicht berücksichtigte neue Gesichtspunkte, die zur ganzheitlichen, also auch subjektiven Sichtweise beitragen, wie sie durch eine Kommission zur Kenntnis gegeben werden, *Anlass zur Berücksichtigung erweiterter Aspekte bei der Indikationsstellung sein*. Selbstverständlich ist, dass die therapeutische Situation und der ärztlich-therapeutische Auftrag – in einem erweiterten Sinne also der Heilauftrag – nicht enden mit der etwaigen Aussichtslosigkeit einer Therapie, genauer eines therapeutischen Verfahrens. Der allgemeine therapeutische Auftrag endet nicht mit Annahme oder Ablehnung oder mit Vorliegen oder Veränderung der Indikation und des Therapiezieles. Daraus resultiert im Übrigen, dass sich die Frage nach der Patienteneinwilligung für einen bestimmten Eingriff erübrigt, wenn es um eine gar nicht indizierte Maßnahme geht. Ohne Indikation kann eine Maßnahme ärztlicherseits ja gar nicht erst als therapeutisch notwendiger, ethisch vertretbarer Eingriff angeboten werden.[262]

In therapeutischen Extremsituationen, so der palliativen Sedierung,[263] gerät die grundsätzliche Orientierung an der subjektiv-objektiven Doppelstruktur des Erkennens von Krankheit und an der individuellen personalen Synthese der ärztlichen Indikationsstellung häufig aus dem Blick. Das ist bedauerlich, weil es eben auch in Extremsituationen darum geht, diesen empirischen Doppelaspekt in der therapeutischen Situation zu einer personalen Indikation und zu einem ganzheitlichen Behandlungsablauf in der Begegnung zusammenzufassen.

Indikation als medizinisch begründeter Behandlungsvorschlag, als ärztliche Offerte für einen Eingriff, steht im Zentrum des Ablaufs der *therapeutischen Situation*. Ohne vorherige klare Bestimmung der therapeutischen Situation lässt sich eine gültige medizinische Indikation nicht erarbeiten. Sie ist vom Beginn der therapeutischen Situationen an ein entscheidendes Zwischenziel, um zu einem verantwortlichen Eingriff, zum therapeutischen Handeln zu gelangen. Indikation ist von Anfang an *ganzheitlich* intendiert in Bezug auf die Person des Patienten und seine Krankheit und zugleich *spezifiziert* und bezogen auf eine definierte Situation, eben die therapeutische Situation. Die Erfassung einer objektivierbaren Störung oder Erkrankung und generelles bzw. verallgemeinerbares, empirisches Wissen über bessernde oder heilende Effekte bei Vorliegen einer bestimmten Störung genügen nicht. Auch eine personale Begegnung für sich genommen, also ohne medizinische bzw. fachliche Rechtfertigung, reicht nicht hin, zum Grund für eine therapeutische Indikation zu werden. Erst eine ganzheitliche Begegnung, die die subjektiven und objektivierbaren Komponenten berücksichtigt, wie dies eine definierte Situation ermöglicht, vermag eine überzeugende Begründung zu liefern. Wir sehen dies an zu kritisierenden Versuchen, die Behandlung etwa auf der Basis eines *privaten Vertrages*

---

262 Vgl. Bleyer 2015, S. 204. Dann entfällt die Frage, ob für einen ärztlichen Eingriff die Zustimmung des Patienten genüge, auch wenn *keine* Indikation vorliegt, weil ein solcher Eingriff ethisch nicht möglich ist, also auch nicht angeboten werden kann.
263 Alt-Epping, Nauck, Jaspers 2015.

auszuhandeln bzw. zu definieren (contract):[264] Die Indikationsstellung wäre dann in der Tat oft wesentlich bestimmt eben durch die Asymmetrie des Einflusses der Vertragspartner bzw. die überlegene Wissens- und Kompetenz-Position des Arztes oder aber durch nicht weiter zu rechtfertigende Wunschvorstellungen. Eine Situation in freier Partnerschaft festzulegen auf der Basis einer gegenseitigen Geneigtheit und Sympathie (partnership),[265] auf der Grundlage erlebten gemeinsamen Leidens und Mitleidens ist ein Humanum, reicht jedoch nicht hin. Erforderlich ist es, aus der subjektiven Teilhabe herauszutreten und ganzheitliche Handlungsansätze, damit die Voraussetzungen einer Indikation, zu erkennen (▶ Abb. 7.4).

Zusätzlich zu berücksichtigen ist selbstverständlich, dass die Situation wesentlich bestimmt ist durch eine dritte Größe, die Krankheit, die in einem rein dualen Beziehungsgeschehen nicht aufgeht, sondern diesem gegenüber eigene Forderungen – An-forderungen – stellt, die durch medizinisches Fachwissen und therapeutisches Handeln zu *beantworten* sind. Da die Indikationsstellung einen Erkenntnisprozess hinsichtlich einer zu behebenden Defizienz, einer Not, zur Voraussetzung hat, der zur Grundlage weiterer ethischer Überlegungen, dann zu Handlungsofferten bzw. Vorschlägen für Eingriffe führen soll, begleitet die Intention der Indikationsstellung den gesamten Prozessablauf von Erkennen und Handeln in der als solcher definierten therapeutischen Situation (▶ Abb. 7.4). Unter Berücksichtigung der drei Stufen, wie diese von Gebsattel (1953) unterschieden hat, kann Krankheit erfasst werden als Wirklichkeit, wie sie sich vom Beginn der therapeutischen Situation an zeigt. Dieser weit gefasste, aber spezifisch normative Krankheitsbegriff kann »Krankheit *im klinischen Sinne*« genannt werden. Wie an anderer Stelle erläutert und begründet, ist Stufe 1 gekennzeichnet als Betroffenheit durch die im initialen Subjektstatus erlebte und erkannte Not, von deren Klärung abhängt, wie die weitere Vorgehensweise zu gestalten ist. In objektivierender Distanz ist zu erfassen, wie sich die empirische Befundlage darstellt, die zu verallgemeinerbaren Regeln des Eingreifens in Bezug zu setzen und in einer Nutzen-Risiko- und Schaden-Risiko-Abwägung rational zu gewichten ist. Diese objektivierbaren Merkmale sind sodann unter Hinzuziehung der subjektiven Komponenten zusammenzufassen. Hier tritt die personale Synthese prozessual in ihr entscheidendes Stadium. Nach Berücksichtigung beider Komponenten, der Stufe 1 und Stufe 2, und nach Berücksichtigung der personalen Begegnung im Dialog von Arzt und Patient folgt der Abschluss, die Formulierung der ärztlichen Indikation als Offerte.

Auf der Grundlage dieses Ergebnisses, der ärztlichen Indikation, hat der Patient zu entscheiden (informed consent), ob er dem zustimmt oder ob er ablehnt. Zu bedenken ist, dass mit der Stellung der Indikation die Auseinandersetzung um die tatsächliche Umsetzung einer therapeutischen Offerte, eines therapeutischen Eingriffs, nicht abgeschlossen ist. Es können etwa seitens des Patienten Unsicherheiten auftreten bei der Auswahl der zu präferierenden Vorgehensweisen. Hierzu gehören auch die Fragen der zeitlichen Optimierung zwischen Abwarten oder raschem Eingreifen.

---

264 Rawls 1975.
265 Veatch 1987.

5 Zwischen Ökonomie und Humanität: Die Krise des Gesundheitssystems

5.1 Systemwidersprüche zwischen Ökonomie und Humanität

Die institutionellen bzw. staatlichen Rahmenbedingungen bestimmen wesentlich die Verteilung und die Begrenzung von Ressourcen im Gesundheitssystem. Damit sind sozialethische und politische Fragen der gerechten Verteilung und der Humanisierung der Limitierung aufgeworfen.[266] Natürlich sieht sich das *Gesundheitswesen* in unserem politischen System wie andere Kulturprodukte auch stets mit Fragen der Wirtschaftlichkeit konfrontiert. Die Besonderheit hinsichtlich des Gegenstandsbereiches »Gesundheitswesen« indes ist, dass bei Misslingen dieses Unternehmens stets grundlegende humane Werte gefährdet sind. Wenn die These richtig ist, dass die ungeklärten Fragen unseres Gesundheitswesens die inneren Systemwidersprüche unserer freiheitlichen, liberalen und sozialen Demokratie paradigmatisch widerspiegeln, so kann in der Bearbeitung der damit deutlich werdenden Probleme eine Überlebensfrage gesehen werden. Der innere Systemwiderspruch unserer Gesellschaftsordnung und so auch unseres Gesundheitswesens liegt darin, dass es wirtschaftlich als Überlebensstrategie auf Rentabilität setzen muss, jedoch sich daraus die Lösung der sozialen Fragen und mit ihr die Verwirklichung menschlicher Werte keineswegs von selbst ergibt. Die Verwirklichung von menschlichen Werten wie Förderung der Schwachen, Sorge um die Kranken und Gestaltung einer humanen Umwelt bedarf ihrerseits freilich einer wirtschaftlichen Basis, soll sie auf Dauer gelingen. Ein System, das den Kontakt zu den wirtschaftlichen Ressourcen verliert, kann nicht überleben und wird damit auch in der humanen Umsetzung der Werte scheitern. Unser freiheitliches System hat den Vorteil, dass diese *Systemwidersprüche gesehen und offengelegt* werden können.

Es gibt ökonomistische Denkmodelle[267], die basierend auf einem reinen Kosten-Nutzen-Kalkül auch sämtliche Rechtsnormen der Ökonomie unterzuordnen versuchen. Aspekte des sozialen Ausgleichs, der Humanität und andere nicht in finanziellen Dimensionen erfassbare Werte haben in einem derartigen Konzept keinen Platz. Im politischen System der westlichen Demokratien und der Bundesrepublik lässt sich eine solche Unterordnung des Rechts unter rein ökonomische Prinzipien nicht begründen. Im Gegenteil besteht ja gerade eine wesentliche

---

266 Kick 2005, S. 174.
267 Taupitz 2005.

Funktion der Grundrechte darin, externe Präferenzen und so auch *ökonomische Aspekte in ihre Schranken zu verweisen*. Das Gleichheitsgebot spricht dafür, Verteilungsentscheidungen und damit auch Rationierungsentscheidungen mit Wirkung für alle auf möglichst hoher Allokationsebene zu treffen. *Das Problem dabei ist, dass nicht alle Fragen von Rationierung und Ökonomisierung in der Medizin auf diese Weise vollständig zu lösen sind.* Da Ressourcen im Gesundheitswesen naturgemäß immer begrenzt sein werden, wird die Verteilung der Ressourcen in der jetzigen Situation einem Verhältnismäßigkeitsgrundsatz folgen müssen, denn bei begrenzten Ressourcen *verknüpft* nur das *Verhältnismäßigkeitsprinzip* den Individualrechtsschutz in angemessener Weise mit dem Gleichheitsprinzip. Zuteilung von Leistung je nach Bedarf und damit die Ausübung des Verhältnismäßigkeitsgrundsatzes kann nur durch *Einzelfallbeurteilung* richtig geschehen.

Wirtschaftswissenschaftliche Erkenntnisse und Methoden sind zwar geeignet, für eine rationale Ausgestaltung des Gesundheitssystems substantielle Argumentationslinien zu entwerfen. Sofern es jedoch um konkrete Entscheidung geht für die Optimierung von Ressourcen und Allokationen, sind damit jeweils lediglich die Prämissen offengelegt. Empfehlungen normativen Gehalts bedürfen insoweit genauer Überprüfung im Blick auf die zu Grunde liegenden Zielvorstellungen und Effizienzkonzepte. Die Tatsache, dass ein normativer Anspruch derzeit üblicher gesundheitsökonomischer Evaluationen verneint werden muss, bedeutet keinesfalls, dass ökonomische Analysen deshalb wertlos seien. Schlander[268] vertritt die Auffassung, dass die *Anwendung wirtschaftswissenschaftlicher Instrumente nicht verknüpft sei mit der Übernahme eines bestimmten Menschenbildes*. Vielmehr könne damit methodisch nachvollziehbar der Weg von Handlungsoptionen auf der Basis der reflektierten Argumentationslinien hin zur Entscheidung erfasst und so erst für eine Situationsanalyse nutzbar gemacht werden. Diese sei dann wiederum in ein umfassenderes ethisches Bewertungsmodell einzubringen bzw. durch ein solches zu rechtfertigen.

5.2 Gesundheit: Eine Ware wie jede andere?

Das Szenario der wechselvollen Dreiecksgeschichte zwischen den Hauptakteuren Arzt, Patient und Gesellschaft, denen es aufgegeben ist, im Spannungsfeld von Gesundheit und Krankheit verantwortlich zu handeln, ist historisch und gesellschaftlich eine dramatische Geschichte wechselnder Loyalitäten, von Misstrauen, Beziehungsabbrüchen und erneuter Verbindung bzw. Kooperation.

Freilich sehen sich dabei die Akteure über kurz oder lang mit dem Problem konfrontiert, worauf hin das gemeinsame Handeln überhaupt abgestellt sein soll. Angesichts der gegebenen Unsicherheiten und des erheblichen Problemdrucks liegt

---

268 Schlander 2005.

es politisch verführerisch nahe, Gesundheit entsprechend dem wissenschaftlich-rationalen Lösungsansatz der Moderne zu verdinglichen, quasi objektiv fassbar und messbar zu machen. Als solche könnte sie dann – als Objekt nämlich, als Ware womöglich – verhandelt und in ein ökonomisches Modell der Marktregulation integriert werden. Krankheit wäre eine Störgröße, auf die ein ökonomisch reguliertes Gesundheitssystem zu reagieren hätte, um auf möglichst preiswerte Weise den Sollwert, einer fassbaren Ware Gesundheit entsprechend, wieder zu erreichen. Ist aber Gesundheit überhaupt ein Objekt, womöglich eine Ware wie jede andere, oder verfehlt, ja verletzt dieser Begriff grundlegende Voraussetzungen der rechten Sorge um Gesundheit und Krankheit? Erhellend ist ein Blick auf die historische Entwicklung des Arzt-Patienten-Verhältnisses.

Über Jahrhunderte basierte die Beziehungskonstellation auf dem sogenannten Paternalistischen Modell, womit die Asymmetrie von Position, Verantwortung und Fachwissen zwischen Arzt und Patient gemeint war. Aufgrund des enormen Wissenszuwachses der Medizin seit der Aufklärung und der Anwendung der Naturwissenschaften auf medizinische Fragestellungen gewann dieses Konzept noch an Bedeutung. Durch eine wachsende Spezialisierung nahm die Wissensasymmetrie gegenüber dem Laien weiter zu. Spätestens seit der zweiten »Aufklärung« der Sechzigerjahre des vorigen Jahrhunderts wurde eine solche Asymmetrie zunehmend in Frage gestellt, aber in keiner Weise geistig bewältigt. Vorwiegend mit sozialkritischer Argumentation wurde darin vor allem ein systembedingtes Rollenproblem gesehen, das unter dem Gesichtswinkel der Gleichheit der Person zu korrigieren sei. Die Komplexität der Beziehungsstruktur von Arzt und Patient wurde und wird bis heute im sozialpolitischen Spannungsraum kaum erfasst und berücksichtigt. Gleichzeitig nahm der wirtschaftliche Druck auf das Gesundheitssystem, zusätzlich verstärkt durch den demografischen Wandel und das Inanspruchnahmeverhalten der Patienten, enorm zu. Politische Korrekturversuche des Gesundheitssystems gingen in zwei Richtungen: In einem konservierenden Ansatz war dies eine zunehmende Bürokratisierung unter dem Label von Kostenersparnis und Rationalisierung. Eine liberalistisch zu nennende Strömung versuchte, durch Zuschreibung und Betonung der Patientenautonomie die Inanspruchnahme marktwirtschaftlich zu regeln und dadurch Kosten zu senken. Es ist nicht schwierig zu zeigen, dass diese Hoffnungen nicht aufgingen. Beide Ansätze führten je auf ihre Weise dagegen zu einer Verschärfung des ökonomischen Drucks auf das Gesundheitssystem. Dies liegt daran, dass grundlegende Gegebenheiten von Gesundheit und Krankheit sowie der Beziehung von Arzt, Patient und Gesellschaft nicht berücksichtigt wurden.

Angesichts des wirtschaftlichen bzw. materiellen Drucks auf das Gesundheitssystem, der sich im Wesentlichen aus dem demographischen Wandel, der Entwicklung der medizinischen Technologie und den steigenden Leistungsanforderungen und Erwartungen der Menschen ergab, wurde seitens der Politik propagiert, dass die Erkenntnisse der Ökonomiewissenschaften schleunigst auf die ärztliche Tätigkeit und das Gesundheitssystem zu transferieren seien. Es wurde davon ausgegangen, dass sich auch im Gesundheitssystem durch die Orientierung am Markt die Frage der effizienten Produktion der Güter und Werte reguliere.

Dieser Ansatz stimmt allerdings nur dann, wenn bestimmte Voraussetzungen für die Selbstregulation gegeben sind. Lassen wir als Extremvarianten rein liberale und

5.2 Gesundheit: Eine Ware wie jede andere?

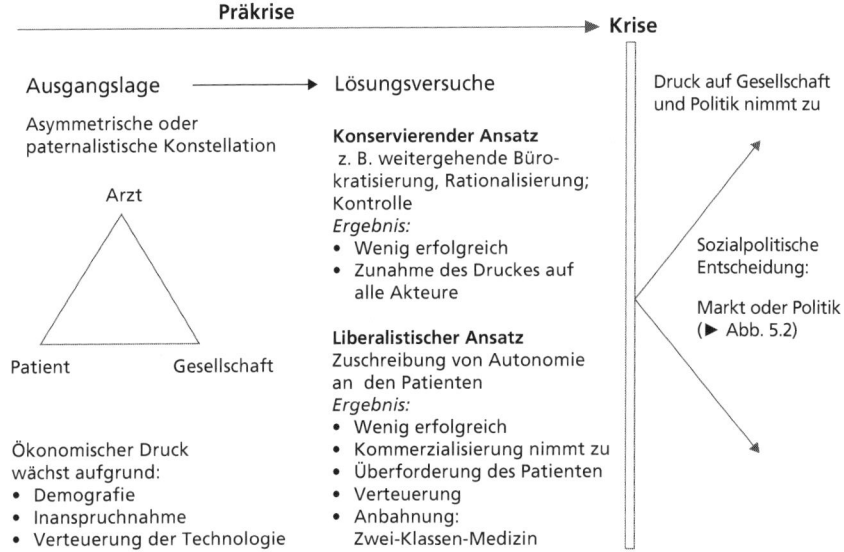

Abb. 5.1: Arzt, Patient und Gesellschaft im Spiel der Kräfte: Man sieht die in der präkritischen Phase sich zuspitzende Konfliktlage, die durch Bürokratisierung des Gesundheitswesens oder liberalistische Zuschreibung von Patientenautonomie gelöst werden soll, was aber zu weiterer Destabilisierung und zur Krise führt. Die »paternalistische Konstellation« und jede Form der Asymmetrie soll durch Zuschreibung von Autonomie an den Patienten aufgelöst werden. Diese Autonomie, so wünschenswert sie ist, muss, um zu überzeugen, jedoch auch tatsächlich einlösbar sein (s. Text).

sozialistische Wirtschaftssysteme beiseite, die beide historisch hinreichend desavouiert sind, so bleibt die Reflexion auf das Modell einer sozialen bzw. strukturierten Marktwirtschaft, die intendiert, politisch zu definieren und ethisch zu begründen, warum und wie bestimmte Bereiche des Wirtschaftssystems aus dem Gefüge der Wettbewerbsökonomie und des Marktgeschehens herausgenommen und in eine Schutzzone gebracht werden müssen. Dahinter steht die grundsätzliche Einsicht, dass in einem Marktgeschehen Humanität und Menschenwürde durch Zuteilung lebensnotwendiger Güter auch außerhalb des Marktes und durch die Definition von Mindeststandards, die sozialethisch und politisch zu vertreten sind, sichergestellt werden müssen (Schutz der Menschenwürde). Das liberale Wirtschaftssystem kann dann funktionieren, wenn die Konsumentensouveränität gegenüber den Anbietern tatsächlich gegeben ist (▶ Abb. 5.2). Das heißt, wir haben es dann mit einem Kunden als einer autonomen Persönlichkeit, ferner einem Geschäftspartner, schließlich einer Geschäftsbeziehung und einem definierten Produkt zu tun, das nach Verhandlungen im Markt gegen ein anderes Produkt bzw. einen anderen Wert ausgetauscht wird. Konsumenten- bzw. Kundensouveränität bedeutet: Ich kann nach Formulierung des Wunsches das Angebot bzw. Produkt prüfen und sodann wollen oder auch nicht wollen, kann wählen, verzichten, warten, zurückweisen – jedenfalls mündig und autonom prüfen, ob das Produkt den Anforderungen oder auch meinem Geschmack entspricht. Festzuhalten bleibt: Wo Kon-

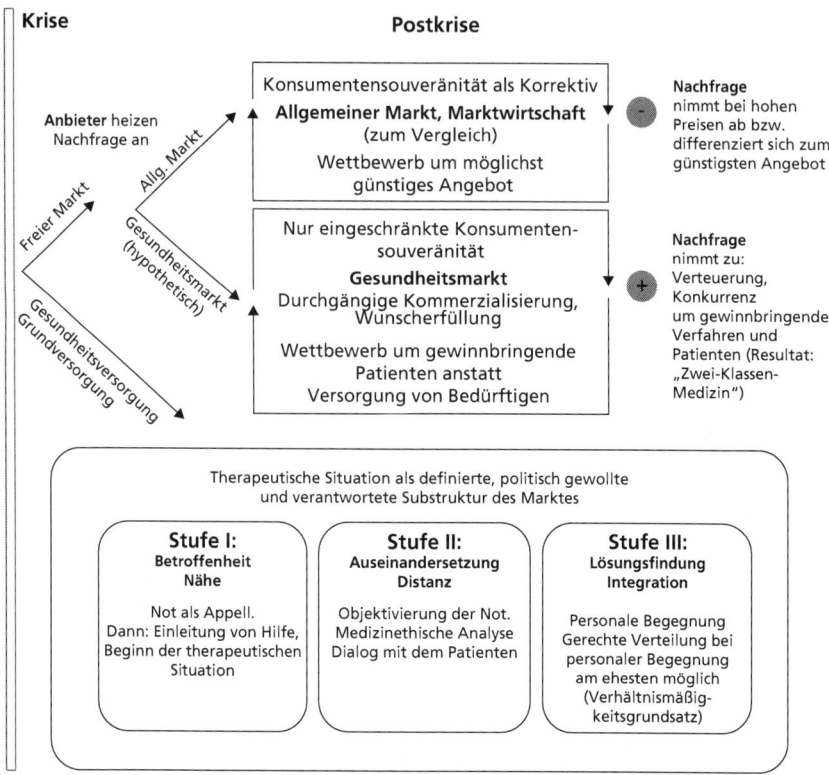

Abb. 5.2: Differenzierung des Marktes (Substrukturierung) als Voraussetzung adäquater medizinischer Grundversorgung. Die Krise (▶ Abb. 5.1) ist nur lösbar durch eine Entscheidung, die zu Rahmenbedingungen des Marktes führt, die dem Problem von Gesundheit und Krankheit angemessen sind (s. Text): Therapeutische Situation als definierte, politisch gewollte, geschützte und verantwortete Substruktur des Marktes (Begründung, Schutz und Durchsetzung mit sozial-ethischer Methodik und Argumentation).

sumenten- bzw. Kundensouveränität nicht gegeben ist, sei es aus Gründen der Lebensdringlichkeit des Produkts, sei es aus Gründen der situativen Bedingung bedrohlicher Not, eben Krankheit, sei es aufgrund fehlender personaler Kompetenz – fehlender Autonomie der Person –, geht das Marktgeschehen fehl. Auch kann gesagt werden, dass der Rückkopplungskreis bzw. das Marktgeschehen dann nicht mehr regulativ wirkt, wenn ein Anbieter für ein lebenswichtiges Produkt eine Monopolstellung behauptet (Preis-Monopolisierung). Sofern es sich jedoch um Kunden und Anbieter handelt, die in einer Geschäftsbeziehung einen frei bestimmbaren Bedarf verwirklichen oder ablehnen, die also autonom entscheiden können, um zu einem Zielwert zu kommen, reguliert sich der Markt und wirkt auf eine effiziente Produktion im Wettbewerb hin (▶ Abb. 5.2).

Das Szenario führt nun unter dem ökonomischen Druck (▶ Abb. 5.1) zu unterschiedlichen Varianten von Allianzen der drei Akteure. War es im historischen Rollenmodell der Arzt, der Institutionen und gesellschaftlichen »Herrschaftsverhältnissen« nahestehend, dem Patienten »paternalistisch« gegenübertrat, kam es seit der Mitte des vorigen Jahrhunderts zu dem Versuch einer stärkeren Verbündung von Arzt und Patient gegenüber einer Politik, die damit begann, die finanziellen Mittel im Gesundheitsbereich spürbarer einzugrenzen. Letzteres wurde aus der Sicht und in der Koalition von Arzt und Patient in der Öffentlichkeit häufig als grundsätzlich unethisch entrüstet zurückgewiesen. Dahinter stand die als »ethisch« apostrophierte Konzeption, Arzt und Patient dürften, ja müssten, wenn es um die Gesundheit gehe, sozusagen grenzenlos »alles« verlangen.

Menschenbildliche Grundauffassungen tendieren zu bestimmten politischen Systemen. Sozialistische und neoliberale politische Systeme, die sich mit entsprechenden Wirtschaftssystemen verbinden, sind in ihren Extremausprägungen historisch gescheitert, sind von daher widerlegt. Sozialistische Planwirtschaft führt regelhaft auch im Gesundheitssystem nach einem überversorgenden Anfangsstadium in charakteristische Mangelwirtschaft. Liberale Marktwirtschaften führen zu einer Spaltung des Gesundheitsmarktes in luxusversorgte Reiche und eine Masse von eher unterversorgten Patienten, nämlich solche, die sich die teuren Angebote auf dem Gesundheitsmarkt nicht leisten können. Die Politik wird in liberalen Systemen versuchen, durch Appell an Gesellschaft und Markt Anbieter dazu zu bewegen, sich freiwillig zu mäßigen. In sozialistischen Systemen wird versucht, durch verstärkte planwirtschaftliche Eingriffe und materielle Restriktionen das Gesundheitssystem finanzierbar zu halten. Beide Systeme sind sich gleich in ihrer Tendenz, den politischen Druck auf die unterste Entscheidungsebene der Verteilung, also auf den die therapeutischen Mittel verteilenden Arzt, abzuwälzen. Auf der vorgeordneten Ebene beider Systeme wird politisch ungern zugegeben, dass die Mittel begrenzt sind und für die Begrenztheit der Mittel die politischen Rahmenbedingungen zuständig, ja verantwortlich sind. Die politischen Rahmenbedingungen und die daraus abgeleiteten Wirtschaftsbedingungen schlagen insofern rücksichtslos auf die Versorgung bzw. auf Allokation und die praktische Sub-Systemebene durch. Hierzu gehören das Gesundheitssystem sowie weitere Subsysteme, so etwa die von Bildung und Kultur.

Bemerkenswert ist, dass nicht stets der Druck ausschließlich auf der unteren Entscheidungsebene, auf dem Verteiler der Ressourcen, nämlich dem Arzt lastet, sondern auch versucht wird, über das Krankheitskonzept zu einem Regulativ zu gelangen. Dies bedeutet in der Konsequenz, dass der Krankheitsbegriff »politisiert« wird, d. h., dass das jeweilige politische System den Krankheitsbegriff nach unterschiedlichen Gesichtspunkten instrumentalisiert. Darauf hat auch Alena Buyx aufmerksam gemacht im Zusammenhang mit Überlegungen zum Enhancement.[269] Buyx führt aus, dass sich auch über eine Umdefinierung von Krankheit in Förderungsbedürftigkeit (Enhancement) eine gerechtere Medizin nicht herstellen lasse. Eine Begrenzung des medizinisch zu befriedigenden Bedarfs lässt sich nämlich auf diese Weise vernünftig nicht formulieren und gegenüber dem Appell des Individuums verteidigen, seiner Forderung stattzugeben. Enhancement als Krankheitsbegriff ist aber auch im sozialpolitischen Raum zu subjektiv, um vor einer missbräuchlichen Instrumentalisierung seitens der Betroffenen geschützt zu sein. Daraus

---

269 Buyx 2013.

ergibt sich, woran ein etwa kommunitäres politisches System, das seinen medizinischen Bedarf über einen human erscheinenden Enhancement-Begriff regulieren möchte, scheitert: An der Uferlosigkeit der rein subjektiv formulierten Normativität. Wichtig sind die daran anknüpfenden Überlegungen hinsichtlich Gesundheitssystem und »Krankheitsbegriff« deshalb, weil sie die Frage aufwerfen, wie Krankheit überhaupt *realistisch* bestimmt werden kann.

In einer weiteren Variante, die den Patienten mit einer Definitionsmacht hinsichtlich der Bestimmung von Gesundheit und Krankheit ausstattet, kommt es meist zusätzlich zur Konfrontation mit dem paternalistischen Rollenbild des Arztes. Wenn nämlich der Patient, solchermaßen mit Definitionsmacht ausgestattet, meint, von dem Arzt etwas erzwingen oder einfordern zu können, was mit noch so schroffen Forderungen, noch so viel Macht und noch so viel Geld nicht zu erlangen ist, ist dieser Versuch zum Scheitern verurteilt. Diese Konstellation und ihr Scheitern sind seit dem Altertum am Modell des »Leibarztes« des autokratischen Herrschers durchdacht worden. Krankheit ist eben mehr als eine im Spiel der Mächte frei auszuhandelnde Konstellation, Gesundheit etwas anderes als ein Gegenstand, um den sich mit einem Anbieter verhandeln ließe.

Könnte man nun doch noch meinen, der Autokrat als Patient habe möglicherweise eine günstigere Chance im Therapieablauf als der »einfache« Patient, so zeigt sich Folgendes: Die massive Abhängigkeit des Therapeuten von dem Macht ausübenden Patienten, der den Arzt bedrohlich beherrschen oder manipulieren kann, führt nicht zu einer Optimierung der Behandlung, vielmehr zu einem *kritischen Stagnieren* des therapeutischen Prozesses schon auf der Stufe des Diagnostizierens und unter Umständen zögerlichen Einleitens der Behandlung. Wenn der Arzt aus Gründen des Selbstschutzes Konfrontationen tunlichst unterließ, hatte dies unweigerlich eine Hemmung bzw. Blockade des therapeutischen Prozesses zur Folge. Damit kommt das Grundmodell der so genannten *Wunschmedizin* in den Blick, oft insinuiert unter »demokratischen« Vorzeichen und versehen mit Gerechtigkeits- und Freiheitsargumenten.

An den historischen Paradigmen der Allianzen der Macht wird deutlich, dass Rahmenbedingungen in gravierender Weise den Therapieprozess bestimmen. Unsere Aufmerksamkeit muss sich somit auf die Stabilität (!) und Transparenz der Rahmenbedingungen des therapeutischen Prozesses richten bzw. darauf, welche Konsequenzen für die Gestaltung der Rahmenbedingungen des therapeutischen Handelns in einem staatlichen Gefüge, in einer freiheitlichen Demokratie, zu ziehen sind. Der freie Bürger einer Demokratie begibt sich in den geschützten Rahmen, aber auch in die Abhängigkeit einer bestimmten und definierten, eben in eine therapeutische Situation, damit er Hilfe erfahre: Natürlich gehört hierzu Vertrauen, sich als Bürger, jetzt als Patient in eine *definierte Abhängigkeit* zu begeben. Damit jedoch kann der erforderliche *Prozess des Erkennens und Handelns* in der therapeutischen Situation beginnen. Wirken wirtschaftliche oder politisch-gesellschaftliche Abhängigkeiten direkt oder über die Definitionsmacht von Krankheit in bestimmter Weise in die therapeutische Situation hinein, wird der Therapieablauf verändert, schlimmstenfalls blockiert.

Kasten 5.1: Gesundheit als Balance und Krankheit als Gleichgewichtsverlust. Zur Aufrechterhaltung und zum Wiedererreichen der Zielgrößen bedarf es der Dienstleistungen, genauer: Es bedarf ärztlich-fachlich qualifizierten Eingreifens, jedoch nur dann, wenn ein Ersuchen erfolgt ist und noch weitere Voraussetzungen vorliegen.

Gesundheit ist keine Ware, sondern eine *Zielgröße*

Zielgröße (Gesundheit als Gleichgewichtszustand) und Gleichgewichtsverlust (Krankheit), sind beide anthropologisch vielschichtig und untereinander und mit der Situation verschränkt:

Gesundheit: Balance zwischen Leben und Tod

Krankheit: Gleichgewichtsverlust als Not und Bedrohung
(Ist-Größe befindet sich außerhalb des Regelbereichs)
Zur Aufrechterhaltung der Zielgrößen (Gesundheitsförderung, Krankheitslinderung) bedarf es der *Dienstleistungen besonderer Art*, das heißt einer Rückführung des Ist-Wertes, als Ausdruck von Krankheit, in den Regelbereich (Eigenregulation ist dann wieder möglich).

Dienstleistungen besonderer Art sind notwendig

Besonderheiten sind:
Zu Beginn der Dienstleistung ist nicht bekannt, welchen Umfang, welche Dauer diese haben muss, welcher Art diese sein wird und was genau als Erfolg bewertet werden soll. (Zielgröße »Gesundheit« ist nicht ohne Weiteres subjektiv festlegbar und auch nicht durchwegs verlässlich objektivierbar.)

Situative Besonderheiten:
Der Patient selbst ist der Adressat der Dienstleistung, die auf seinen Aufruf und durch seine Beauftragung hin erfolgt. Der Akteur (Patient) ist zugleich der vital Betroffene. Der Akteur (Patient) bedarf der Konfrontation, um die Zielgröße zu erkennen. Er ist von der Störgröße und als Folge davon vom Gleichgewichtsverlust der *Krankheit* zentral und persönlich betroffen! Er tendiert zu einer Lösung um jeden Preis.

Dienstleistungen, auch wenn sie völlig angemessen sind, können die Zielgröße »Gesundheit« oft nicht erreichen, aufrechterhalten und schon gar nicht garantieren.

5.3 Medizinethische Überlegungen zur Struktur des Marktes

Die vorangegangenen Überlegungen zeigen, dass die individuelle medizinische Versorgung mit einem liberal-marktwirtschaftlichen Geschehen, also mit einem System, in dem in einer *Verhandlung* eine Einigung auf einen Preis für eine Ware erfolgt, nicht in Einklang zu bringen ist. Würde man darauf bestehen, so riskierte das Verfahren, zum Nachteil des schwächeren Verhandlungspartners, des »Patienten als Kunden«, auszugehen. Etwas Weiteres ist zu beachten: Angeboten bzw. gegeben wird seitens des Arztes *nicht* ein fertiges, *definiertes Produkt*, vielmehr eine »*Dienstleistung*«, zudem eine solche ganz *besonderer* Art: Die Dienstleistung soll die Störgröße kompensieren bzw. die Krankheit bessern oder heilen, soll also zum Sollwert, dem Gleichgewicht als Gesundheit, zurückführen. Gesundheit wäre dann nicht ein Idealzustand, aber ein Zustand, in dem eigenregulative Kräfte des Organismus und des Individuums wieder genügen, das Gleichgewicht zu halten. Gesundheit und Krankheit sind ihrerseits *Größen höchst komplexer Art* und außerdem aufeinander bezogen. Unter anderem von daher resultiert wiederum die Schwierigkeit, diese Dienstleistung eben *besonderer Art* etwa »marktgerecht« zu definieren (▶ Kasten 5.1).

1. *Gesundheit* ist keineswegs ein Zustand körperlichen, seelischen und sozialen Wohlbefindens, sondern ein höchst sensibles Balancement zwischen Leben und Tod. Gesundheit ist somit kein mit einfachen operationalen Definitionen zu bezeichnender Zustand, sondern eine dynamische Bewegung, noch dazu in einem Zwischenfeld zwischen »ganz gesund« und »krank«, wie Wolfram Schmitt unter Rückgriff auf die antike Quellenlage in zahlreichen Arbeiten ausgeführt hat.[270]

2. *Krankheit* ist in diesem Ansatz Ausdruck eines Gleichgewichtsverlustes, der so weit geht, dass eigenregulatorische Momente nicht mehr ausreichen, den Gleichgewichtszustand wiederherzustellen. Krankheit ist insoweit ein Zustand der Not. Um das Gleichgewicht wiederherzustellen, ist eine Intervention aus einem übergreifenden System heraus erforderlich. Eine solche kann der Betroffene selbst tätigen, der Betroffene nämlich, der sein Leben ändert. Es kann dies auf Ersuchen des Betroffenen ein Eingriff seitens des Arztes sein. Wie komplex die Verhältnisse sind, zeigt Hubertus Tellenbach, wenn er unter Bezugnahme auf Nietzsche – »Die Krankheit selbst kann ein Stimulans des Lebens sein: nur muss man gesund genug für dieses Stimulans sein!«[271] – von einem »Kranksein als Vorbedingung höheren Gesundseins« spricht.[272] War Beethovens Taubheit nur ein tragisches Geschick? Elke Lang-Becker konnte zeigen, dass in seinem Heiligenstädter Testament die klare Vorstellung der Transzendierung im Kunstwerk hin auf ein Größeres gegeben ist.[273]

---

270 Schmitt 2003, S. 12.
271 Nietzsche 1966, S. 725.
272 Tellenbach 1984, S. 16.
273 Lang-Becker 2008, S. 234. Nach der Abfassung des Heiligenstädter Testaments (1802) verzichtete Beethoven weitgehend auf die Erwähnung seines Gehörleidens. Seine künstlerische Schaffenskraft wurde durch das Leiden der Erkrankung bemerkenswert wenig

Kreativität erwächst aus der Verzweiflung der Grenzsituation, hervorgerufen durch Krankheit: Verzweiflung kann hier als Aufruf zu ihrer Überwindung im Kunstwerk verstanden werden.[274] Dasselbe zeigt Fjodor Dostojewskij in seinem großen Roman »Die Dämonen«, nämlich in der Erfassung, Beschreibung und Darstellung der durch Krankheit bedingten Grenzsituation, die in der Krankheit nicht einfach das Defiziente offenlegt, sondern eine Positionierung ermöglicht, die tiefer zu sehen und höher zu denken erlaubt.[275]

Wenden wir uns nun dem zweiten Plot des aktuell ablaufenden gesundheitspolitischen Szenarios zu, der diesem eine dramatische Wendung gibt (▶ Abb. 5.2). Vorgeschlagen werden den Akteuren etwa von einem Teil der Gesundheitspolitiker die Vorteile einer durchgängigen marktwirtschaftlichen Organisation des Gesundheitswesens. Sie versprechen sich davon Effizienzsteigerung und Vorteile für die Patienten. Der Staat könne dann auf aufwändige Regulierung und Kontrolle verzichten, da sich durch Wettbewerb und Preismechanismen von allein ein Marktgleichgewicht einstelle, bei dem die Angebotsmenge der Nachfragemenge entspreche und die Güter sinnvoll und gerecht verteilt würden. Hier treffen wir nun allerdings auf eine Fülle von Problemen, die uns in einem Teil des Gesundheitssystems, dem jetzt schon privat organisierten Bereich nämlich, vor Augen geführt werden. Häufig wird übersehen, dass Gesundheit nicht eine Ware, sondern eine höchst vielschichtige Zielvorgabe ist. Auf dem Wege zur neuen Balance, zur Genesung, benötigen wir Dienstleistungen, jedoch solche besonderer Art, wie noch näher zu zeigen sein wird. Der Preismechanismus als wichtigstes Steuerungselement des Marktes funktioniert bei Problemen um Gesundheit und Krankheit nicht. Dann, wenn Lebensbedrohlichkeit vorliegt, jedenfalls bestimmte Güter und Dienstleistungen des Gesundheitsmarktes mit hoher Dringlichkeit benötigt werden, besteht eine Konsumentensouveränität nur sehr eingeschränkt, ähnlich wie dies bei lebensnotwendigen Gütern wie Wasser oder Atemluft der Fall ist. Jeder freie Markt im Gesundheitswesen führt aufgrund der Dringlichkeit und Bedrohlichkeit zu steigender Nachfrage. Dies bedingt Verteuerung bzw. einen Trend zur Zweiklassenmedizin, nämlich zur Aufteilung des Marktes in solche Personenkreise, die sich teure Medizin noch leisten bzw. »erzwingen« können, und einen anderen Personenkreis, der aussteigen muss. Überdies geht der Wettbewerb bei den Gesundheitsanbietern nicht um tatsächlich maximal Bedürftige, sondern um solche Patienten, die hohe Gewinne versprechen. Hinzu kommt, dass die Nachfrage durch perfide, beispielsweise angstmachende Werbung beinahe grenzenlos gesteigert werden kann. Darum führt der Wettbewerb zu Mengenausweitungen profitabler Angebote mit der Folge unnötiger Volumensteigerung eben solcher Angebote. Damit einhergehend steigen die diesbezüglichen Kosten, die jedoch formal beim Anbieter als Gewinne bilanziert und als effiziente, kostengünstige Angebote hinsichtlich der Abwicklung dargestellt werden.

---

beeinträchtigt. Eher wurde das Leiden zum Stimulans, im Werk und durch das Werk alles zu geben und dem Leben zu dienen.
274 Kick 2015, S. 198 ff.
275 Harreß 2008, S. 134 ff.

Medizin soll und darf nicht das bloße Produkt der Wunschvorstellungen einer etwaigen Kundenschar sein. Überlegungen zur ethischen Sinnstruktur der therapeutischen Situation zeigen, dass die Charakteristik der *therapeutischen Offerte* darin besteht, Güter zu verteilen und nicht zu verkaufen, nicht zuletzt solche Güter, die durch noch so viel Geld nicht zu haben sind, nämlich menschliche Zuwendung, Menschenliebe und Barmherzigkeit. Die Institution der ärztlichen Praxis – und hierzu analog Kliniken als Institutionen – hat den ethischen Auftrag, Voraussetzungen und *Rahmenbedingungen*, die zur ethisch vertretbaren Gestaltung der Therapie gegeben sind, zu nutzen, so weit als möglich zu gewährleisten und ihre Sicherstellung zu verlangen. Diese Rahmenbedingungen sind durch gesetzliche Vorgaben seitens des Staates politisch verantwortlich einzuhegen. Medizinethik hat den Auftrag, ihre Verantwortung innerhalb der *Mikrosituation*, der *therapeutischen Situation*, klar zum Ausdruck zu bringen. In der gesellschaftlichen Auseinandersetzung um die Gestaltung der *Makrosituation* (Rahmenbedingungen als sozialethische Herausforderung) hat sie durch die Formulierung ihrer klaren Position ihre Verantwortung wahrzunehmen.

Wie sieht nun aber eine Lösung angesichts des vitiösen Zirkels aus, der aus einer ungeschützt frei-marktwirtschaftlichen Organisation des Gesundheitssystems unweigerlich resultierte? Hilfe kann nur erwachsen aus der Erkenntnis der Gefährdung (▶ Abb. 5.1). Diese Gefährdung kann nach gegenwärtigem Kenntnisstand und zugleich im Bewusstsein solcher Alternativen, die offensichtlich ins Desaster führen, am ehesten ausgeräumt werden durch eine medizinische Grundversorgung bzw. »Basisversorgung« (▶ Abb. 5.2), die als definierte und geschützte Substruktur aus dem Gefüge der Wettbewerbsökonomie und des liberalen Marktgeschehens herauszunehmen ist. Diese geschützte Substruktur ermöglicht die *Gestaltung einer ethisch vertretbaren therapeutischen Situation*. Mit der *Situationsdefinition als einer therapeutischen* kann eine klare Rollenzuordnung für den Arzt, den Patienten und die Gesellschaft erfolgen. Daraus resultieren klar definierte Verantwortlichkeiten, Pflichten und Rechte der Akteure. Dabei können sich die Tugenden aller Akteure bewähren in einer Situation, in der Vertrauen wachsen kann. Es ist dies eine Begegnung allerdings unter erschwerten Bedingungen, die gekennzeichnet ist durch einen weiteren »Akteur«, die Krankheit und einhergehend mit dem stets schwierigen Vorhaben der Genesung (▶ Abb. 5.2, Stufe I). Jeder der Akteure ist konfrontiert mit seinen Grenzen und mit den Grenzen, die ihm die anderen Akteure vorgeben (▶ Abb. 5.2, Stufe II). Das Ziel der therapeutischen Situation ist erreicht mit der Lösungsfindung auf der Grundlage und als Folge der therapeutischen Intervention, einer Lösung, die sich rechtfertigen lässt, sowohl unter dem Aspekt des indizierten Eingriffs, wie auch der Gerechtigkeit und Güte. Sie beruht auf personaler Begegnung zwischen Arzt und Patient, die zugleich die Basis bietet für eine Versöhnung mit den Grenzen der Therapie, der Belastungen, die mit ihr einhergehen, vor allem dann, wenn Heilung nicht möglich ist (▶ Abb. 5.2, Stufe III).

6 Therapeutische Offerte oder Marketing

6.1 Patienten oder Kunden: Unterscheidung und ethische Konsequenzen für ein integratives Menschenbild

Angesichts des wirtschaftlichen Drucks auf das Gesundheitssystem wird seitens der politischen Verantwortungsträger oft propagiert, Erkenntnisse der Ökonomiewissenschaften in die ärztliche Tätigkeit zu transferieren. Ärzte sollten zu »Therapiemanagern« werden und sollten endlich lernen, was im Hinblick auf die effiziente Führung des »Unternehmens Arztpraxis« und des »Unternehmens Krankenhaus« zu tun sei.[276] Eilfertig ist dann vom Arzt als Unternehmer die Rede und vom Patienten als Kunde. Es gelte, die Erkenntnisse der Betriebswirtschaftslehre anzuwenden und ein professionelles Marketing zu betreiben. Angesichts eines solchen Maßes an erschreckender Orientierungslosigkeit seitens der Therapeuten und ärztlichen Standesvertreter bezüglich der unterschiedlichen Struktur von therapeutischer und geschäftlicher Situation ist es offensichtlich vordringlich, zunächst die unterschiedlichen anthropologischen Voraussetzungen des *therapeutischen* Handelns und der Regeln des *geschäftlichen* Handelns zu klären. Schon die Bestimmung des Patienten als Kunden oder der Klinik und Arztpraxis als Unternehmen beinhaltet so schwerwiegende *anthropologische Schieflagen*, dass sie von ärztlicher Seite, von Patientenseite und von Seiten der Öffentlichkeit nicht hingenommen werden sollte, und zwar deswegen nicht, weil sie das Gemeinwohl wie das individuelle Wohl der Patienten gefährdet.

Wie im Folgenden gezeigt werden soll, verdeckt die Transferierung von ökonomischen Begrifflichkeiten in einen Bereich, in den sie nicht gehören, die Komplexität der therapeutischen Situation. Dies mag manchmal Ausdruck von Unkenntnis oder auch von simplifizierendem Wunschdenken seitens der politischen Entscheidungsträger sein, die sich scheuen, die Rahmenbedingungen offenzulegen, die mit einer politisch zu verantwortenden Limitierung der Mittel für den medizinischen Bereich zu tun haben. Natürlich ist dem politischen Entscheidungsträger nicht anzulasten, dass er nur über begrenzte Mittel verfügt. Auch geht es nicht um die Frage, ob wir etwa der Rationierung medizinischer Güter grundsätzlich zustimmen

---

[276] Carstensen 1998.

können. Vielmehr lautet die sozialethische Frage, nach welchen normativen Prinzipien die *unvermeidbare Limitierung* durchgeführt werden soll.[277]

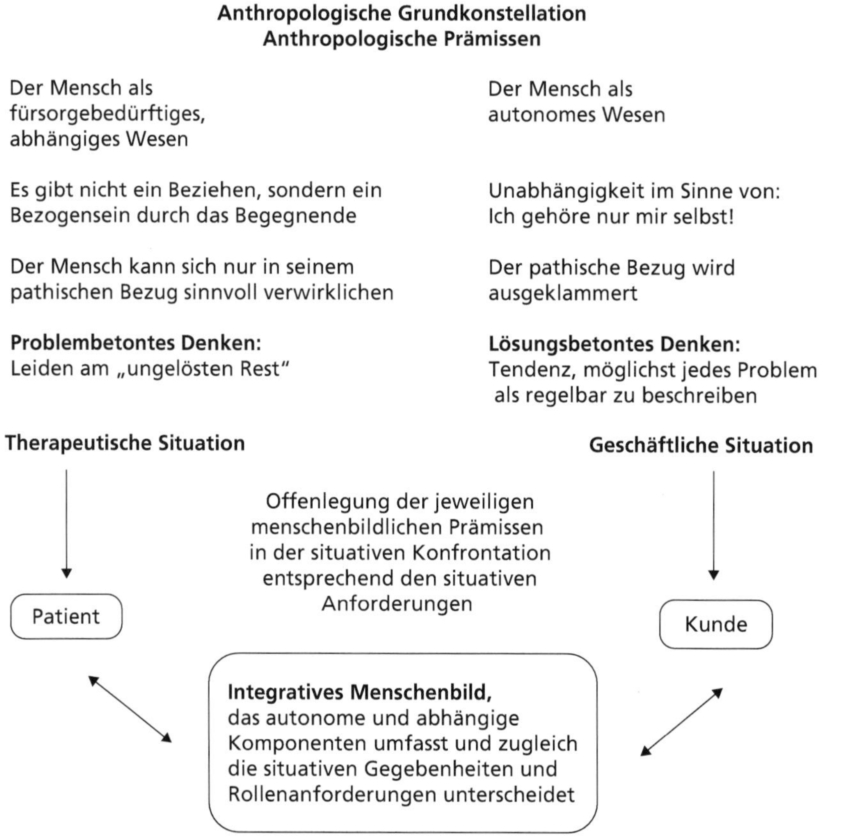

Anthropologische Grundkonstellation
Anthropologische Prämissen

Der Mensch als fürsorgebedürftiges, abhängiges Wesen	Der Mensch als autonomes Wesen
Es gibt nicht ein Beziehen, sondern ein Bezogensein durch das Begegnende	Unabhängigkeit im Sinne von: Ich gehöre nur mir selbst!
Der Mensch kann sich nur in seinem pathischen Bezug sinnvoll verwirklichen	Der pathische Bezug wird ausgeklammert
Problembetontes Denken: Leiden am „ungelösten Rest"	**Lösungsbetontes Denken:** Tendenz, möglichst jedes Problem als regelbar zu beschreiben
Therapeutische Situation	**Geschäftliche Situation**

Offenlegung der jeweiligen menschenbildlichen Prämissen in der situativen Konfrontation entsprechend den situativen Anforderungen

(Patient)   (Kunde)

Integratives Menschenbild, das autonome und abhängige Komponenten umfasst und zugleich die situativen Gegebenheiten und Rollenanforderungen unterscheidet

Abb. 6.1: Menschenbildliche und anthropologische Prämissen für eine Unterscheidung von Patient und Kunde: Gezeigt werden die unterschiedlichen Prämissen, die offenzulegen sind. Solche Vorannahmen schließen ein integratives Menschenbild nicht aus, fordern ein solches vielmehr heraus.

Unter Zurückstellung der damit gleichfalls aufgeworfenen Fragen der Allokation hinsichtlich nicht-medizinischer vs. medizinischer Anliegen und derjenigen innerhalb des medizinischen Gesamtbudgets[278] wird die Problemlage im Folgenden aus der Perspektive der therapeutischen Situation entwickelt werden. Anschließend werden die sich daraus ergebenden weitreichenden Konsequenzen im Blick auf die politische Gestaltung der Randbedingungen bzw. der Makrosituation im Verhältnis zur Mikrosituation in einigen wesentlichen Punkten dargestellt.

---

277 Marckmann 2003.
278 Wieland 1995.

Das moderne, aufgeklärte Denken einer pluralistischen Gesellschaft scheint das Bild des Menschen als autonomes Wesen zu präferieren, das sich hinsichtlich seiner anthropologischen Grundgegebenheit als unabhängig zu definieren sucht im Sinne von: »Ich gehöre nur mir selbst!« (▶ Abb. 6.1). Bemerkenswert dabei ist, dass der pathische Bezug des Leidens an sich selbst und am anderen häufig ausgeklammert wird. Tritt Leiden – *Pathos* – auf, wird dieses vorschnell als *pathologisch* angesehen. Treten Probleme auf, werden diese als prinzipiell regelbar beschrieben. Dies ist Ausdruck so genannten lösungsbetonten Denkens, das epistemologisch gegenwärtig zumeist einem systemischen Ansatz folgt. Beschränkt sich das Menschenbild auf diesen reduktiven Ansatz, erscheint auch der kranke Mensch als Kunde, als Klient.

Das hierzu kontrastierende Menschenbild wäre dasjenige, das die Person als abhängiges Wesen definiert, woraus sich die anthropologische Konstellation des Beziehens und des Bezogenseins auf den Begegnenden hin ergibt. Dieses Menschenbild ermöglicht einen Bezug auch zur pathischen Existenz des Menschen. Die Offenlegung der jeweiligen menschenbildlichen Prämissen vollzieht sich, wenn nicht in vorgängiger Reflexion, spätestens in entsprechenden situativen Konfrontationen: Dann nämlich werden uns die jeweiligen menschenbildlichen Prämissen bewusst.[279] Dabei können sich bei einem Patienten zusätzlich die Aspekte seines Kunde-Seins enthüllen oder bei einem Kunden zusätzlich die Seiten seines Patient-Seins. Aufgeworfen sind damit Fragen eines umfassenden Menschenbildes, das beide Perspektiven in Abhängigkeit vom Sinnbezug der Situation möglich sein lässt.

6.2 Rollenbestimmung von Patient und Kunde: Unterschiede von therapeutischer Offerte und Marketing-Offerte

Die Begründung dafür, dass die therapeutische Situation in dem oben konzipierten Sinne aus dem Marktgeschehen herauszunehmen ist, ergibt sich bereits aufgrund weiter oben dargelegter Prozessabläufe freier Marktwirtschaften, deren Autoregulative an bestimmte Voraussetzungen geknüpft sind, die beim kranken Menschen nicht vorliegen. Medizintheoretische und medizinethische Begründungen ergeben sich zum einen durch die Herausarbeitung und Beachtung der Unterschiede von Patient und Kunde auf *personaler Ebene* und sodann durch die differenzierende Betrachtung des Prozessablaufs von Therapie und Marketing auf der *situativen Ebene*.

---

[279] Kick 2000.

Tab. 6.1: Unterschiedliche Rollenbestimmung von Patient und Kunde (Kick 2005). Man erkennt die unterschiedlichen Rollenbestimmungen von Patient und Kunde und die Unvereinbarkeit der Rollenaspekte: Der strikte Appell an die hier notwendige Unterscheidung schließt selbstverständlich nicht aus, unterschiedliche Rolleneigenschaften in einem integrativen Menschenbild wiederzufinden.

Rollenaspekt	Patient	Kunde
Anthropologische Beziehungskonstellation	Not-Hilfe-Beziehung	Geschäftsbeziehung
Status	nicht frei bestimmbar	frei bestimmbar
Motivation	Krankheit: Not	Bedarf: Wunsch
Aktualisierung	nicht können/können	nicht wollen/wollen
Freiheitsgrade	krank – abhängig	mündig – autonom
Zielwert (Gesundheit)	Entlastung (nicht ausschließlich objektiv, sondern ganzheitlich)	Anforderung (objektiv), formuliert als definierter Wunsch
Ethik	Schonung: Privilegien des Patienten; dosierte Fürsorge seitens des Arztes, Mitarbeit seitens des Patienten	Gleichheit/Fairness der (als autonom vorausgesetzten) Partner

Die Rolle von Patient und Kunde lässt sich wie folgt kontrastierend darstellen (▶ Tab. 6.1). Der Patient gerät durch Krankheit in eine Not und befindet sich, wenn er sich in Therapie begibt, in einer Not-Hilfe-Beziehung. Diese Beziehung ist, da ein Drittes, nämlich die Krankheit, die Not hervorruft, nicht frei bestimmbar.[280] Insofern dominiert ein Nicht-Können das Können, das heißt die noch verbleibenden Fähigkeiten.[281] Medizinisch ist damit, anthropologisch begründet, von Krankheit zu sprechen. Daraus resultieren etwa notwendige therapeutische Konsequenzen, so Entlastung und Privilegien (Schonung) und der eventuelle Status eingeschränkter Arbeitsfähigkeit. Die Rolle des Kunden und Geschäftspartners ist demgegenüber ganz anders festgelegt. Die Beziehung ist eine Geschäftsbeziehung. Sie geht von einem Bedarf und Wunsch aus, der in weiten Grenzen, mag er rational begründet sein oder nicht, doch frei, das heißt von einem Wollen bzw. Nicht-Wollen bestimmt ist. Die handelnden Personen verstehen sich als verantwortungsfähig hinsichtlich des Verhandlungsgegenstandes. Natürlich resultieren hieraus Anforderungen für die Befriedigung des Bedarfes und zum anderen Anforderungen bezüglich eines entsprechenden Ausgleichs, beispielsweise der Zahlung eines Preises. Anspruch auf Schonung und Privilegien gibt es nicht, wohl jedoch die Erwartung von Fairness und Respekt.

Bezüglich der *therapeutischen Offerte*, die unverzichtbarer Bestandteil der therapeutischen Situation ist, ist zu beachten: Ohne Krankheit bzw. ohne behandlungsbedürftige Störung kann es keine therapeutische Situation geben und damit auch keine therapeutische Offerte. Die therapeutische Offerte dient, soll dienen, der

---

280 Schipperges 1988.
281 Firnkorn 2000.

Minderung der Not. Die Marketing-Offerte dagegen dient der Befriedigung eines Bedarfs, der jedenfalls nicht aus Krankheit hervorgeht (▶ Tab. 6.2). In der therapeutischen Offerte ist seitens des Therapeuten die situationsadäquate Stellung der Indikation, die Überprüfung der Zweckmäßigkeit der Mittel bzw. Interventionen obligatorisch.[282] Dies geht so weit, dass der Therapeut dem Patienten mit der therapeutischen Offerte beizustehen hat, auch wenn dies seinen wirtschaftlichen Interessen entgegensteht. Demgegenüber gilt für die Marketing-Offerte als einer potentiellen Verhandlungssituation, dass die Durchsetzung eigener Interessen führend ist, natürlich unter Beachtung von Fairness und den Mitteln der Überzeugung. In der therapeutischen Offerte sind von vornherein implizit die Aufklärungspflicht, Sorgfaltspflicht und Verschwiegenheitspflicht, ferner Offenheit und Ehrlichkeit. Demgegenüber gilt in der Marketing-Offerte, wofern dem Rechtsvorschriften nicht entgegenstehen, eine partielle Verdeckung als taktisch akzeptierte Modalität. Darauf beruht die jeder Verhandlung wesensmäßig zugrunde liegende Verfahrensweise, schrittweise Zugeständnisse zu machen, ohne die Grenze des Verhandlungsspielraumes von vorneherein zu bezeichnen. Von grundlegender Bedeutung für die therapeutische Offerte ist der Umstand, dass die Rahmenbedingungen, wozu der Beginn und das Ende der Situation gehören, nicht frei bestimmbar sind, sondern durch die Krankheit diktiert werden. Daraus resultiert, dass die *Rahmenbedingungen in der akuten therapeutischen Situation nicht zum Verhandlungsgegenstand werden dürfen.* Hierzu gehören selbstverständlich auch Fragen der Bezahlung bzw. der Höhe des Honorars für eine bestimmte therapeutische Leistung.[283] In der Marketing-Offerte dagegen sind die Grenzen der Situation weitgehend frei bestimmbar und auch veränderbar. Bestimmte taktische Manöver sind überdies weitgehend akzeptiert (bzw. man stellt sich darauf ein), so beispielsweise die Konstruktion von künstlichem Mangel oder das Zurückhalten von Gütern (kein Mensch kann zu einem Verkauf gezwungen werden) oder die Drohung, die Verhandlung abzubrechen. Dagegen wird eine bestehende therapeutische Situation und in ihr die therapeutische Offerte *sinnbestimmt* aufrechterhalten auch bei Misserfolg oder Nachteil (für den Therapeuten). In der Marketing-Offerte ist solches nicht zu fordern. Vielmehr wird bei Misserfolg oder Missfallen, bei Nichteinhalten expliziter oder impliziter Voraussetzungen die Offerte zurückgenommen, was man als *zweckbestimmten* Abbruch bezeichnen kann.

---

[282] Kick, Diehl 1998.
[283] Glaeske 1998.

Tab. 6.2: Situative Konstellation von therapeutischer Offerte und Marketing-Offerte im Vergleich. Man erkennt die Unterschiede auf allen Ebenen der Betrachtung, die sich aus der unterschiedlichen Grundkonstellation ableiten lassen.

Situative Kategorien	Situative Konstellation Marketing-Offerte	Therapeutische Offerte
Anthropologische Grundkonstellation	Partner-Partner-Geschäftsziel	Therapeut-Patient-Krankheit
Ziel	Befriedigung eines Bedarfs	Minderung der Not
Optimierung	Gewinn für beide Partner	Individuelles Optimum für den Patienten unter Verwendung der vorhandenen (begrenzten) Mittel
Interessenslage	Durchsetzen eigener Interessen gehört zur Geschäftsgrundlage: Wertschöpfung	Fürsorgliche Überprüfung der Zweckmäßigkeit der Mittel und Intervention Der Therapeut hat dem Patienten beizustehen, auch wenn dies seinen eigenen wirtschaftlichen Interessen entgegensteht
Verfahren – Verfahrensverpflichtung Ethik der Akteure	Gestufte Aufdeckung von Motiven und Zielen; partielle Verdeckung als im Allgemeinen akzeptierte Modalität der Verfahrensweise	Aufklärungsverpflichtung, Sorgfaltspflicht, Verschwiegenheit, Offenheit, Ehrlichkeit (auch seitens des Patienten)
Rahmenbedingungen (Bestimmbarkeit der Grenzen: Beginn-Ende u. a.)	Rahmenbedingungen (Grenzen) sind weitgehend veränderbar, bestimmbar (Konstruktion von künstlichem Mangel, Abbruch der Verhandlung)	Rahmenbedingungen (Grenzen) der Situation sind nicht frei bestimmbar. Sie dürfen in der akuten Situation nicht zum Verhandlungsgegenstand werden
Anthropologische Begründung (Sinn – Zweck)	Bei Misserfolg (Nichterreichen des Zielwertes, s. o.) wird die situative Offerte abgebrochen (zweckbestimmt)	Auch bei Misserfolg (Nichterreichen des Zielwertes, s. o.) wird die situative Offerte (sinnbestimmt) aufrechterhalten seitens des Arztes
Rechtliche und organisatorische Regulierung der Rahmenbedingungen	Rechtliche Gestaltung unter Berücksichtigung wirtschaftsethischer Gesichtspunkte (z. B. Gesetze zum Thema Käuferschutz u. a.)	Rahmenbedingungen sind zu gestalten durch demokratische Institutionen/legitimierte Gremien unter Berücksichtigung der Kriterien normativer und evaluativer Ethik

Die Interventionen seitens des Therapeuten werden abgestellt auf eine *dosierte Fürsorge*, die die Einbeziehung intakter autonomer Anteile des Patienten natürlich berücksichtigt. Wesentlich ist die Beachtung der unter Umständen nicht vollumfänglich ausübbaren Souveränität bzw. Autonomie des Patienten, die ihn als Partner eines Geschäftsprozesses ausschließt, nicht jedoch als Gesprächspartner unter dem Aspekt der Fürsorge (seitens des Arztes) hinsichtlich des Krankheitsgeschehens. Zu beachten ist in diesem Zusammenhang, dass ein expliziter Wunsch des Patienten zwar in das *Verhandlungsgeschehen der Behandlung* bzw. den Dialog zwischen Arzt und Patient einzubeziehen ist, jedoch nicht gleichzusetzen ist mit einer tatsächlichen *Not-Wendigkeit*. Setzt der Therapeut zur Verfügung stehende Mittel im Bedarfsfall nicht ein, sind damit medizinische Fragen der individuellen Indikation und gegebenenfalls der Verteilungsgerechtigkeit innerhalb der therapeutischen Mikrosituation(en) angesprochen. Sie sind dem Arzt nicht abzunehmen, müssen ihm überlassen bleiben. Sie unterliegen im individuellen Falle, auch wenn sie nicht einklagbar sind, stets dem Barmherzigkeitsgebot.[284]

Sinn des ärztlichen Handelns innerhalb der therapeutischen Situation ist es, ein individuelles Optimum hinsichtlich der Behandlung der Erkrankung herzustellen unter Verwendung der vorhandenen (immer begrenzten) Mittel und unter Berücksichtigung des Verhältnismäßigkeitsgrundsatzes.[285] Zweck der Marketingsituation ist Wertschöpfung und Erreichung von Gewinn (für beide Parteien), was nicht ausschließt, dass die Ausgangslage durchaus als Druck, gegebenenfalls als Not empfunden wird. Natürlich sind beide Situationen durch gesetzliche Rahmenbedingungen mitbestimmt, allerdings in völlig unterschiedlicher Weise. Bezüglich der Verkaufssituation bezieht sich der gesetzliche Regelungsbedarf beispielsweise auf das Thema Vertragsabschluss, Gewährleistung, Käuferschutz u. a. Die gesetzlichen Rahmenbedingungen der therapeutischen Situation sind dagegen wesentlich vielschichtiger. Hier ist zu unterscheiden zum einen die komplexe Sicherung der therapeutischen Situation selbst, gekennzeichnet durch Aufklärungspflicht, Verschwiegenheitspflicht des Therapeuten u. a.[286] Zum anderen geht es um die Klärung der wirtschaftlichen Rahmenbedingungen, wozu auch die Honorierung des Therapeuten gehört. Letztere ist (außerhalb der therapeutischen Situation) Gestaltungsfaktor der Rahmenbedingungen und Ergebnis einer zumeist sozialpolitisch abgewickelten Verhandlungssituation. Ein weiterer zentraler Unterschied kommt hinzu: In der therapeutischen Situation werden nicht einfach Güter verkauft, vielmehr Güter verteilt und Dienstleistungen besonderer Art erbracht.[287] Diese Güter werden von der Allgemeinheit nach Maßgabe legitimierter Gremien unter Berücksichtigung der Kriterien normativer und evaluativer Ethik zur Verfügung gestellt. Dies gilt auch dann, wenn dafür vom Patienten etwas bezahlt wird, da die »Preise« innerhalb der therapeutischen Situation wesentlich von den gesellschaftlichen Randbedingungen abhängen, für die die Allgemeinheit miteinstehen muss und die sie mitfinanziert hat.

---

284 Kick 2016.
285 Taupitz 2005.
286 Schipperges 1988.
287 siehe ▶ Kasten 5.1.

6.3 Prozessablauf von Therapie versus Marketing

Zu unterscheiden sind aus anthropologischer Sicht sowohl im therapeutischen Prozessablauf (▶ Tab. 6.3) wie auch im Verkaufsprozess der Marketingsituation drei Stadien. In einer ersten Stufe, die den Beginn der Situation kennzeichnet, der Stufe der Betroffenheit und Nähe, dominiert in der therapeutischen Situation die durch Krankheit hervorgerufene Not, bezüglich derer die therapeutische Offerte ein Beziehungsangebot der Fürsorge, des Schutzes und des Dienstes darstellt. Die Stufe 1 der Betroffenheit und der Nähe in der Marketingsituation dagegen besteht in dem Bewusstwerden eines Bedarfs. Der daraus hervorgehende *Wunsch* führt zur Suche nach einer Bedarfsdeckung und nach einem entsprechenden Angebot. Das autonome oder sich jedenfalls als autonom definierende Subjekt strebt damit (für eine Gegenleistung) den Erwerb eines Objekts oder eine Dienstleistung zur Deckung dieses Bedarfs an.

In der Stufe 2, jener Auseinandersetzung und Distanz, kommt es in der therapeutischen Situation zu einer Objektivierung der Notlage, zu einer Einschätzung nach professionellen Kriterien, zu einer Offenlegung der Möglichkeiten und Risiken, schließlich zu einem Interventionsangebot bzw. der Formulierung einer Indikation mit dem Ziel der Minderung der Not. Wichtig dabei ist, dass hier die Frage des Nutzens für den Therapeuten völlig aus dem Spiel bleibt, jedenfalls bleiben soll, da die Honorarfrage u. a. vorgängiges Verhandlungsergebnis der Randbedingungen ist und nicht Resultat einer Verhandlungssituation in aktueller Not darstellt.

In der Marketingsituation kommt es dagegen gar nicht obligatorisch zu einer Objektivierung des Bedarfs, vielmehr zu einer Verdeutlichung der jeweiligen Interessenlage. Prinzipiell, wenn auch selten konkret, konstelliert sich eine symmetrische Positionierung der Verhandlungspartner. Eine partielle Verdeckung von Informationen im Verhandlungsgeschehen ist durchaus gängig, sofern nicht gesetzliche Vorschriften dem ausdrücklich widersprechen. Anstelle einer therapeutischen Intervention kommt es zu einer Interaktion, einem Tauschprozess, mit dem Ziel einer Wertschöpfung, eines Gewinns, für beide Partner. Für das Objekt oder die Dienstleistung wird der vereinbarte Preis bezahlt, wobei der Preis als ein Ergebnis der Verhandlungssituation mitbestimmt wird durch aktuellen Bedarfsdruck oder gegebenenfalls Verzichtsmöglichkeit seitens der Verhandlungspartner.

In der Stufe 3 des therapeutischen Prozessablaufes wird eine integrative Lösung unter Berücksichtigung subjektiver Leidensanteile wie objektiver Notwendigkeit, das heißt unter ganzheitlichen personalen Gesichtspunkten, angestrebt, die in eine Situation personaler Symmetrie und in eine Begegnung der Partner münden kann. Stufe 3 der Marketingsituation ist gekennzeichnet durch den getätigten Geschäftsabschluss als einer *Ablösung* im Sinne einer gegenseitigen Entpflichtung, die im Kontrast steht zu der potentiell möglichen *Begegnung im Prozessablauf* der Stufe 3 der therapeutischen Situation.

Eine positive Gestaltung der therapeutischen (Mikro-)Situation hängt wesentlich davon ab, ob seitens des Therapeuten Verteilungsgerechtigkeit und Barmherzigkeit tatsächlich ausgeübt wird und ausgeübt werden kann.

Tab. 6.3: Prozessablauf von Therapie und Marketing im Vergleich.

Therapie	Marketing
Stufe 1 – Betroffenheit: Nähe	
Initiale Konstellation: Not	Initiale Konstellation: Bedarf
Therapeutische Offerte als Notlösung	Angebot als Bedarfsdeckung
Beziehungstypologie: Fürsorge und Schutzbedürftigkeit des Patienten sind bestimmend für Ablauf und Art des Dienstes	Beziehungstypologie: Autonomie und Souveränität der Partner im Blick auf Werk, Objekt, Dienstleistung ist bestimmend
Stufe 2 – Auseinandersetzung: Distanz	
Objektivierung der Befundlage	Darlegung des Interesses und Bedarfs
Professionelle Asymmetrie Arzt – Patient	Symmetrie der Positionen
Offenlegung der Informationen unter Zustimmung des Patienten	Interaktion; Tauschvereinbarung
Ziel: Minderung der Not; Asymmetrie des Gewinns, Therapeut zieht keinen materiellen Nutzen als Folge der Aktion	Ziel: Wertschöpfung und Gewinn für beide Partner aus der Aktion selbst als Folge
Geldfluss: Honorar ist nicht Ergebnis einer Verhandlungssituation aktueller Not, sondern Ergebnis der Definition der Rahmenbedingungen	Geldfluss: Preis ist das Ergebnis einer Verhandlung unter aktuellem Bedarfsdruck, unter Umständen Verzichtsmöglichkeit; der aktuelle Bedarfsdruck kommt vollumfänglich ins Spiel
Stufe 3 – Lösungsfindung: Integration	
Personale Symmetrie in der Begegnung und ggf. in der personalen Ab-Lösung	Personale Symmetrie als Ent-Pflichtung durch den (Geschäfts-)Ab-Schluss

Zu bedenken ist, dass die Gesellschaft auf einen besonderen, nämlich unabhängigen und insofern geschützten Status des Therapeuten und der therapeutischen Situation nicht wird verzichten können, wenn sie ein humanes und qualitativ optimales Therapieverfahren befördern möchte. Auch die bestgemeinten Marketingkonzepte passen nicht zu der Konstellation der therapeutischen Situation. Dieses *Geben* bzw. das *Verfahren der Verteilung* wird *sichergestellt* durch die *Unverletzlichkeit der Grenzen der therapeutischen Situation* und kann natürlich auch nur innerhalb solcher definierter und gesicherter Situationsgrenzen verwirklicht werden; sie würde sonst die Akteure überfordern.

Die für ein Verteilungssystem von Gütern, die nur begrenzt zur Verfügung stehen, *prinzipiell unausweichliche Rationierung* ist sozialethisch zu rechtfertigen und zu vertreten. *Limitierung* bedeutet *Verzicht* auf Maximierung bestimmter Kenngrößen. Limitierung heißt *Regulation*. Regulative haben *dienende Funktion:* Sie dienen der Wertverwirklichung, wie sie in den jeweiligen menschenbildlichen Prämissen offenzulegen ist. Für eine *Humanisierung der Limitierung* muss einerseits verzichtet, andererseits bezahlt werden.

So erweist sich zum einen die Unverletzlichkeit der Grenzen der therapeutischen Situation und zum anderen die *Humanisierung der Limitierung*[288] bzw. die *Humani-*

---

288 Kick 2005, S. 174.

sierung der Rationierung als zentrales ethisches Problem der Ordnung der Randbedingungen (Makrosituation) für ganz unterschiedliche mikrosituative Bereiche. Die Humanisierung der Limitierung dient der Zukunftsgestaltung der Gesellschaft, dem Allgemeinwohl und dem Einzelnen. Damit sie diesem Anspruch gerecht wird, ist durch den einzelnen Arzt laufend zu prüfen, wo durch die Limitierung eine konkrete, individuelle Therapie aus ethischer Sicht und mit ethischen Gründen gefährdet ist. Dies ist den entsprechenden politischen Gremien, die über die in der therapeutischen Situation zur Verfügung stehenden Ressourcen entscheiden, zur Kenntnis zu geben. Hier hat ein dauernder Prozess des sozialpolitisch zu verantwortenden, jedoch zugleich mit ethischen Gründen verhandelbaren Abgleichs zwischen Gesellschaft und zuständigen ärztlichen Gremien zu erfolgen. Das Thema der Humanisierung der Limitierung, das heißt der humanen Begründung der Limitierung, führt auch zu Fragen der menschenbildlichen Prämissen, auf die sich der ethisch verantwortliche Akteur beziehen will. Limitierung in einem sozialpolitischen Zusammenhang wirft immer letzte Fragen nach dem Sinn und Ziel des Handelns auf. Sie lässt damit Fragen zu, die nur zu beantworten sind durch ein tragendes Menschen-, Welt- und Gesellschaftsbild, für das sich die Akteure bereit sind einzusetzen. Es wird so zur ethischen Orientierungsgröße, also zu Entscheidungs- und Umsetzungshilfe, ganz im Sinne einer Therapie als konkreter Philosophie.

6.4 Ethische Konsequenzen für Patient und Kunde

Von der Ethik des Therapeuten war in der Prozessbeschreibung der therapeutischen Situation laufend die Rede. Von hoher Relevanz ist es, ergänzend und weiterführend die Aufmerksamkeit auf die Ethik des *Patienten* zu richten und diese mit einer Ethik des Kunden zu vergleichen (▶ Tab. 6.4). Dabei werden die unterschiedlichen ethischen Anforderungen des Patienten und des Kunden, die aus den anders gelagerten situativen Vorgegebenheiten resultieren, deutlich. Dies lässt sich anschaulich anhand der historischen Perspektive zeigen. Bereits im Corpus Hippocraticum wird klar formuliert, dass sich der Kranke zusammen mit dem Arzt gegen die Krankheit wenden müsse.[289] Die Ethik des Kunden impliziert die Erreichung eines Zieles, nämlich des ausgehandelten Vorteils und Gewinns für beide Partner, wobei die Durchsetzung eigener Interessen (implizit) Vorrang hat. Aristoteles legte bereits Wert darauf, dass nach Aufklärung und Offenlegung der therapeutischen Problemlage Übernahme von Eigenverantwortung, eben die Einwilligung durch den Patienten in die Behandlung, zu erfolgen habe.

---

[289] v. Engelhardt 2001, 2003.

Tab. 6.4: Ethik des Patienten in historischer Perspektive (paradigmatisch). Die Ethik des Kunden ist hierzu vergleichend aufgeführt.

Ethik des Patienten	Ethik des Kunden
Corpus Hippocraticum:	
»Der Kranke muss zusammen mit dem Arzte sich gegen die Krankheit wenden.« Ziel: Hilfe für den Kranken durch Bekämpfung der Krankheit	Durchsetzung eigener Interessen hat Vorrang Ziel: Gewinn für beide Partner
Aristoteles:	
Offenlegung (möglichst weitgehend) der situativen Problemlage (Kummer, Schmerz, Schwäche etc.)	Offenlegung der Gründe (partiell-gestuft) je nach Stand der Verhandlung in Verantwortung und Fairness
Definierte Eigenverantwortung für die Behandlung	Symmetrische Eigenverantwortung beider Partner, eben auch des Kunden, für die Verhandlung
Paracelsus:	
Gemeinsame Wesenserkenntnis von Krankheit und Therapie seitens Arzt und Patient	Erwerb von Gütern bzw. Dienstleistungen gegen Bezahlung (Tausch)
Akzeptanz und Sinn von Leiden erstreben	Sinn von Gütern und Glück erstreben
Transzendierung von Leiden (zum Heil)	Transzendierung von Gütern (soziale Verantwortung, soziale Bindung von Eigentum)
Ethische Konsequenzen:	
Dankbarkeit bildet die Basis der Beziehung seitens des Patienten (in Komplementarität zur Barmherzigkeit des Arztes)	Gerechtigkeit, gerechter Ausgleich bildet die Basis der Idee von Fairness
Verzicht in Freiheit zu Gunsten anderer Menschen ist erlaubt: Medizinethische Perspektive bestimmt das Handeln und ist zu beachten	Verzicht und auch Limitierung bezüglich der Wertschöpfung eines Geschäftsabschlusses ist erlaubt und je nach Situation geboten: Wirtschaftsethische Perspektive bestimmt

Die Ethik des Kunden wäre hierzu in Kontrast zu setzen, insbesondere dahingehend, dass statt einer in bestimmter Hinsicht *asymmetrischen Behandlungskonstellation* eine *symmetrische Positionierung* in der Verhandlung erfolgte, die prinzipiell gleich gelagerte Verantwortlichkeit der Geschäftspartner für den Verhandlungsverlauf impliziert. Im Mittelalter wurde der Sinn von Krankheit in der Transzendierung des darin enthaltenen Leidens zum Heil gesehen und so Kraft gewonnen für Verzicht und Akzeptanz von Leiden. Verzicht und Akzeptanz von nicht beseitigbarem Leiden ist auch aktueller Bestandteil der Ethik des Patienten. Hierzu in Kontrast kann formuliert werden, dass die Ethik des Kunden eben nicht in Verzicht, nicht in einer Akzeptanz von Leiden, sondern in einem Erwerb von Gütern und Dienstleistungen bestehe, in einem Verwirklichen von Glück bzw. der Aneignung von Gütern und der ihnen zugeordneten Zweckhaftigkeit. In Analogie zur *Transzendierung von Leiden* zum Heil hin könnte in der Ethik des Kunden eine durchaus überlegenswerte *Transzendierung von Gütern* gesehen werden, etwa in der Form einer Dankbarkeit hinsichtlich eines günstigen Geschicks, eines Glücks oder hinsichtlich eines Nichtverfügbaren.

Die Verzichtsmöglichkeit als anthropologische Grundgegebenheit wirkt herein sowohl in die Ethik des Patienten wie in die Ethik des Kunden in je unterschiedlicher Weise. Natürlich kann ein Patient aus ethischen Gründen auf therapeutische Maßnahmen verzichten, beispielsweise zugunsten anderer Menschen. Ebenso kann ein Kunde aus ethischen Gründen auf einen sonst wertschöpfenden Geschäftsabschluss verzichten zur Sicherstellung höherer Werte. Aus der Sicht der Ethik des Kunden bildet der Gedanke der Gerechtigkeit, der *Fairness* und des gerechten Ausgleichs die Basis des Verfahrens des Geschäftsablaufs. Bezüglich der Ethik des Patienten ist dagegen der führende Wert, Vertrauen und kritische Sichtweise gegenüber den therapeutischen Verfahren zugleich zu üben und darüber hinaus die ihm seitens des Therapeuten entgegengebrachte Empathie und Barmherzigkeit als Humanum anzunehmen.

6.5 Beziehung von Mikroebene zu Makroebene in der therapeutischen Situation und der Marketingsituation

Unter Berücksichtigung der oben aufgezeigten Grundgegebenheiten sind die Unterschiede zwischen therapeutischer Situation und Marketingsituation deutlich (▶ Tab. 6.3). Anfang und Ende der therapeutischen Situation sind nicht frei bestimmbar. Eine solche hat zur Bedingung das *Vorliegen einer Krankheit*, deren Auftreten durch den Kranken eben nicht frei bestimmbar ist. Für den tatsächlichen Beginn einer therapeutischen Situation ist jedoch die *Willensbekundung* des Kranken, sich behandeln zu lassen bzw. in eine therapeutische Situation überhaupt eintreten zu wollen, *zusätzliche Voraussetzung*. Vom Beginn der therapeutischen Situation an untersteht diese einem besonderen Schutz, der ethisch definiert und zusätzlich rechtlich abgesichert ist. Der anthropologische Kern des Schutzes der therapeutischen Situation besteht in der *Unverletzlichkeit der Grenzen*. Eine der Konsequenzen ist die, dass Rahmenbedingungen, zu denen Allokationsfragen, Ressourcenzuteilung und auch die Bezahlung des Therapeuten für seine Dienstleistungen zählen, *nicht* Verhandlungsgegenstand der therapeutischen Situation sind, sondern *außerhalb* der therapeutischen Situation, unter Wahrung der Unverletzlichkeit der Grenzen der therapeutischen Situation, zu klären sind. Verhandlungsgegenstand der therapeutischen Situation selbst ist einzig und allein, wie der durch Krankheit hervorgerufenen Not unter Berücksichtigung jeweiliger individueller bzw. personaler Gegebenheiten und unter Nutzung der zur Verfügung stehenden Ressourcen (die freilich von politischen Entscheidungen der Rahmenbedingungen abhängen) abzuhelfen ist. Auf der Unverletzlichkeit der Grenzen beruht die besondere Vertrauensatmosphäre. Sie begründet im Übrigen auch das »Wagnis der Asymmetrie« seitens des Patienten bei Eintritt in die therapeutische Situation, woraus sich wiederum die besondere ethische Verantwortung des professionellen Akteurs, des Therapeuten, ergibt. Mit dem Erreichen eines in der therapeutischen Situation ausgehandelten Zwischenziels, das sinnhaft eine Hilfe zur Linderung der Not, natürlich bei Weitem nicht in jedem Falle die Beseitigung der Krankheit impliziert, ist jeweils eine wesentliche Zäsur und ein mögliches Ende der therapeutischen Situation erreicht. Der Patient kann und wird dann im Allgemeinen die therapeutische Situation für beendet erklären, was ihm ohnehin jederzeit freisteht. Wenn außerhalb der therapeutischen Situation bestimmte therapeutische Instrumente bzw. Vorgehensweisen (z.B. Leitlinien) für bestimmte Indikationen (beispielsweise aus Gründen der Begrenztheit der Ressourcen) definiert und zwingend vorgeschrieben werden, sind sie Bestandteil der Ethik der Randbedingungen, also sozialethischer Kriteriologie unterworfen, sind von daher lediglich indirekt Bestandteil der Ethik der therapeutischen Mikrosituation (▶ Tab. 6.5). Die Unverletzlichkeit der Grenzen der therapeutischen Situation stellt im Übrigen als eine der ethischen Konsequenzen auch den Schutz des Patienten gegenüber dem Staat bzw. den Machtkonstellationen der Rahmenbedingungen sicher. Außerhalb der therapeutischen Situation kann sich der Therapeut wie auch der Patient als politischer Mensch sozialethisch engagieren und sich für einen als angemessen gehaltenen, bspw. größeren Anteil der Gesamtressourcen im Gesundheitsbereich einsetzen. Unklarheit herrscht häufig allerdings darüber, auf welche Ebene bzw. welchen Situationsbereich sich die ethischen Fragen beziehen: Stehen nämlich bestimmte Mittel für therapeutische Maßnahmen in der Mikrosituation gar nicht zur Verfügung, so ist nicht ein Appell an die Ethik des Therapeuten, sondern ein Appell zur Änderung der Makrosituation bzw. der politischen und sozialethischen Rahmenbedingungen richtig.

Aus der Sicht der anthropologischen Analyse ist Marketing ein Konzept des Verkaufs, das bestimmte Ziele, Interessen, Verfahrensweisen bzw. Verhandlungselemente mit umfasst, die sich von der therapeutischen Situation unterscheiden. Ein weiterer bemerkenswerter Unterschied aber besteht darin, dass ein völlig anderes Verhältnis von Mikro- zu Makrosituation vorliegt. Für die therapeutische Situation gilt jedenfalls in der aktuellen Situation der Not das Prinzip der Unverletzlichkeit der Grenze zwischen Mikro- und Makrosituation. Darauf basiert der besondere Schutz der therapeutischen Situation. In der Marketingsituation, die hinsichtlich des Beginns wie des Endes frei bestimmbar ist, kann auch die Grenze von Mikro- und Makrosituation zum Verhandlungsgegenstand gemacht werden. Ein Einwirken auf die Grenzen zwischen Makrosituation und Mikrosituation ist Ausdruck der freien Gestaltbarkeit der Marketing- bzw. Verkaufssituation (Mikrosituation) eines liberalen Wirtschaftssystems.

Tab. 6.5: Unterschiedliches Verhältnis von Mikrosituation zu Makrosituation ausgehend von der therapeutischen Situation bzw. der Marketingsituation im Vergleich.

Therapeutische Situation	Marketingsituation
Mikrosituation	
Beginn und Ende der Mikrosituation (therapeutische Situation) ist *nicht frei bestimmbar* (Krankheit)	Beginn und Ende der Mikrosituation (Marketingsituation) ist frei bestimmbar (z. B. Verhandlungsabbruch – zweckbestimmt! – möglich)
In der aktuellen (Not-Hilfe-)Situation ist die Makrosituation (sozial-/gesundheitspolitische Situation) *nicht* verhandelbar	Grenzen sind in der aktuellen Situation verhandelbar bzw. veränderbar: Einwirkungsversuche auf die Makrosituation sind möglich
Unverletzlichkeit der Grenze ist von höchster Bedeutung für die Ethik der therapeutischen Situation (besonderer Schutz der Situation, Vertrauenssicherung)	*Flexibilität der Grenze ist Ausdruck der Freiheit der Gestaltung der Marketingsituation.*
Makrosituation/Wirtschaft/Politik	
Politische Entscheidungen sind nach sozialethischen Gesichtspunkten zu treffen, wirken dann in die therapeutische Situation hinein (z. B. ist hier Rationierung zu rechtfertigen, ebenso Triage-Regulative, gesetzliche Vorschriften für Impfung und Quarantäne, sozialpolitische Begründung für Allokation bzw. Mittelbegrenzung)	Politische Entscheidungen sind nach wirtschaftsethischen Gesichtspunkten zu treffen (Rahmenbedingungen sind hier zu rechtfertigen). Auch »strukturierendes Marketing« und die »Grenzen des Marktes« sind hier zu vertreten!

Eine positive Gestaltung der therapeutischen (Mikro-)Situation hängt allerdings wesentlich davon ab, ob seitens des Therapeuten Verteilungsgerechtigkeit und Barmherzigkeit tatsächlich ausgeübt werden und ausgeübt werden können. Zu bedenken ist, dass die Gesellschaft auf einen besonderen, nämlich unabhängigen und insofern geschützten Status des Therapeuten und der therapeutischen Situation nicht wird verzichten können, wenn sie ein humanes und qualitativ optimales Therapieverfahren befördern möchte. Auch die bestgemeinten Marketingkonzepte passen nicht zu der Konstellation der therapeutischen Situation. Dieses *Geben* bzw. das *Verfahren der Verteilung* wird *sichergestellt* durch die *Unverletzlichkeit der Grenzen der therapeutischen Situation* und kann natürlich auch nur innerhalb solcher definierter und gesicherter Situationsgrenzen verwirklicht werden; sie würde sonst jedes menschliche Maß überziehen bzw. die Akteure überfordern. Es gibt diesbezüglich eine *strukturelle Analogie* im Blick auf die *Ethik der Grenzfragen*, etwa um das Ende des Lebens, der Sterbebegleitung und Sterbehilfe.[290] Ebenso wie sichergestellt werden muss, dass bezüglich eines Tötungswunsches[291] ärztliche Kooperation ausgeschlossen ist – hierauf basiert wesentlich das grundsätzliche Vertrauen –, genauso ist

---

290 Kick 2000.
291 Gemeint ist ein nicht ausreichend auf der Grundlage einer ganzheitlichen Dialektik abgeklärter Wunsch im Sinne einer zu problematisierender »Wunsch«-Medizin.

sicherzustellen, dass die *Verteilung der Ressourcen allein dem Leben dienen* und *unter einer sinnhaften Regie stehen muss, die nicht käuflich ist*.[292] Einigkeit besteht darüber, dass Fragen der Verteilung im Blick auf das Gleichheitsgebot und damit auch Rationierungsentscheidungen mit Wirkung für alle auf möglichst hoher Allokationsebene zu treffen sind. Verteilungsentscheidung unter gleichzeitiger Berücksichtigung sorgfältigen Umgangs mit Ressourcen als Dienst am Gemeinwohl kann dennoch letztlich nur in der individuellen ärztlichen, nämlich der therapeutischen Situation eingelöst werden.[293]

Das von menschenfreundlich gesonnenen Marketingfachleuten entwickelte und vertretene »strukturierende Marketing« ist ein Gestaltungskonzept, ein *wirtschafts*ethisches Konzept, das durch seine Angebotsstruktur positiv gestaltend zum Wohl des Kunden wirken soll.[294] Übergreifendes Ziel bleibt jedoch ein wie auch immer gearteter Austausch bzw. ein Verkaufsgeschehen, selbst wenn in durchaus beachtenswerter und sozialethisch nachhaltig zu unterstützender Weise auf Gewinnmaximierung bezüglich bestimmter Produktangebote und Dienstleistungen verzichtet wird. Strukturierendes Marketing ist ein Verfahren und Lösungsangebot für bestimmte Problemtypen, die Verhandlung und Verkauf betreffen: Gleichwohl ist offensichtlich, dass *Not-Hilfe-Situationen* dieses Typs sich vom *Problemtyp der therapeutischen Situation* grundsätzlich unterscheiden. In die therapeutische Situation kommt etwas Drittes, die Krankheit als eigenständiger Prozess, wesentlich mit hinzu. Zwar besteht menschlich in der Marketingsituation durchaus auch ein Aufruf an das Mitdenken und die Fürsorge seitens des Anbieters, auch kann ein fragwürdiger Kaufwunsch natürlich verantwortungsvoll problematisiert werden. Es bleibt der entscheidende Unterschied, dass ein Anbieter aus der Verkaufsverhandlung für sich einen Vorteil ziehen oder sich aus der Verhandlung zurückziehen, die Situation für beendet erklären kann. Dies kann ebenso ein Käufer bzw. Kunde tun, wenn eine Einigung über Wert, Preis und Tausch nicht zustande kommt. Auch ein unter einem erheblichen Problem- bzw. Bedarfsdruck stehender Kunde bleibt Verhandlungspartner. Ein Marketingpartner und Anbieter für bestimmte Problemlösungsmöglichkeiten bleibt Verkäufer, der an eine wenn auch noch so geringe und bescheidene Wertschöpfung aus dem Verkauf schließlich seine eigene wirtschaftliche Existenz knüpft.

---

292 Maier 1998.
293 Taupitz 2005: Der zentrale Grundsatz der Verhältnismäßigkeit ist hier klar formuliert.
294 Raffée 2001.

6.6 Klinik und Praxis: Therapeutische Institution oder Geschäftsbetrieb?

Die Überlegungen zur therapeutischen Situationsstruktur und zur Charakteristik der therapeutischen Offerte, die *Güter verteilt, nicht verkauft*, nicht zuletzt *solche Güter verteilt, die durch noch so viel Geld nicht zu haben sind*,[295] zeigen, dass eine ärztliche Praxis und hier völlig analog eine Klinik als Institution den Auftrag hat, die Voraussetzungen und Rahmenbedingungen der therapeutischen Situation zu gewährleisten und sicherzustellen. Bestimmte äußerliche Analogien in den Geschäftsabläufen einer ärztlichen Praxis und einer klinischen Institution einerseits und solchen eines Geschäftsbetriebes bzw. Unternehmens andererseits dürfen nicht darüber hinwegtäuschen, dass diese völlig anderen Prinzipien unterliegen.

Während Geschäftsbetriebe die Aufgabe haben, Gewinn zu erwirtschaften, lässt die Struktur der therapeutischen Situation Gewinnerwirtschaftung im (betriebs-)wirtschaftlichen Sinne – und dies wird sehr häufig auch in der Öffentlichkeit, in den Medien und kurioserweise von der Ärzteschaft selbst nicht richtig begriffen – prinzipiell nicht zu. Dies gilt für die ärztliche Praxis und die klinische Institution. Als Gewinn könnte in einer gewissen Analogie die Bilanzierung der Honorareinkünfte des Arztes bzw. des Therapeuten vermindert um die Ausgaben bezeichnet werden. Dies hat jedoch mit Erwirtschaftung von Gewinn in Entsprechung zu einem Geschäftsbetrieb nichts zu tun, da ärztliche Honorareinkünfte eben nicht Ergebnis einer verhandelbaren Marktlage bezüglich Produkt oder Leistung sind. Im Rahmen der Durchführung des therapeutischen Prozessgeschehens ist ein auf etwaigen Gewinn zielendes Handeln und Verhandeln nicht möglich, sondern es sind immer nur Mittel zu verteilen, die von der Solidargemeinschaft und dem persönlichen Engagement des Therapeuten stammen. Gesondert zu betrachten wären hier allenfalls rein technische, etwa Laboruntersuchungen, und medizinische Verfahren, die ohne Patientenkontakt durchzuführen sind. Aber auch gerade hier wird deutlich, dass ein niedrigpreisiges Angebot und der Verkauf von möglichst vielen Laboruntersuchungen, auch wenn er gewinnbringend ist, nicht alleinige Zielvorgabe des »Wirtschaftsbetriebes« Praxis sein kann, weil es hier stets auch um die Gesamtkosten im Rahmen des Gesundheitssystems geht, womit Fragen des Gemeinwohls berührt sind.

Die häufig gesundheitspolitisch ins Spiel gebrachten Rationalisierungsreserven sollten differenziert betrachtet werden. An einer Rationalisierung der Betriebsabläufe ist die Klinik als Institution oder der Praxisinhaber selbst hinreichend interessiert, da überflüssige Ausgaben von den Einnahmen bezahlt werden müssen. Sorge getragen werden muss an diesem Punkt eher dahingehend, wie sicherzustellen ist, dass Rationalisierungsmaßnahmen nicht in der Weise durchgeführt werden, dass die therapeutische Situationsgestaltung und der Therapieprozess unangebracht reduziert bzw. beeinträchtigt werden. Aufmerksame Sorge gilt es daher den seitens der Politik formulierten Rationalisierungsaufforderungen entgegenzubringen, da diese

---

295 Sandel 2013: Der Titel des Buches lautet pragmatisch: »What money can't buy«.

häufig darauf abheben, nicht etwa Betriebsabläufe zu rationalisieren, vielmehr direkt in den therapeutischen Prozess, d. h. die therapeutische Situation, einzugreifen. Sie stellen damit verkappte *Rationierungsmaßnahmen* dar. Zeitliche Budgetierung für eine Therapiemaßnahme oder therapeutische Verfahrensvorschriften (Therapierichtlinien) sind meist *keine* eigentlichen *Rationalisierungsmaßnahmen*, vielmehr *Rationierungsinstrumente*, die seitens der Politik, also von den Randbedingungen her, in die therapeutische Situation bestimmend eingreifen und *politisch zu verantworten* sind.

Rationierungsmaßnahmen sind nicht prinzipiell unethisch. Auch geht es nicht um die Frage, ob wir der Rationierung medizinischer Güter grundsätzlich zustimmen können. In Frage steht vielmehr, nach welchen normativen Prinzipien die unvermeidbare Rationierung im Sinne einer Limitierung der Ressourcen durchgeführt werden soll.[296] Wichtig ist aus der Sicht des Wahrers der therapeutischen Situation, dass Rationierungsmaßnahmen als solche klar gekennzeichnet werden. Das ist deswegen von grundlegender Bedeutung, weil sie als Komponente der *Makro*situation der Verantwortlichkeit der politischen Entscheidungsträger und nicht der Verantwortung des in der *Mikro*situation tätigen Therapeuten unterliegen. Seitens der Politik und seitens einer bis dato weitgehend vom Wunschdenken bestimmten Öffentlichkeit sowieso besteht die Tendenz, die Notwendigkeit von echten Rationierungsmaßnahmen, die nichts anderes sind als Limitierungen aufgrund der Begrenztheit der Ressourcen, zu verleugnen und zu versuchen, diese (unter dem Deckmantel anderer Bezeichnungen) als Verteilungsprobleme in die Mikrosituation und damit in die Verantwortlichkeit des Therapeuten abzuwälzen.

Sowohl die therapeutische Situation wie die Marketingsituation sind abhängig von den Gegebenheiten der *Makrosituation*. Natürlich sind die rechtlichen und sozialpolitischen Grundsatzentscheidungen der Makrosituation nach sozialethischen und wirtschaftsethischen Gesichtspunkten zu überprüfen. Ein gesundheitsökonomisches Rationale, das allein der Logik der Kosteneffektivität folgt, genügt zur Begründung der Ressourcenallokation natürlich nicht.[297] Die für ein *Verteilungssystem von Gütern*, die nur begrenzt zur Verfügung stehen, *prinzipiell unausweichliche Rationierung*, ist sozialethisch zu rechtfertigen und zu vertreten.[298]

---

296 Dietrich 2001.
297 Schlander 2003.
298 Hier greifen allgemeinethische, etwa utilitaristisch oder prinzipienethisch fundierte Argumente, stets unter Berücksichtigung von Menschenwürde und Personwürde als grundsätzlich nicht käufliche und verkäufliche Güter: Sandel 2013.

6.7 Infragestellung der Institution und Re-Orientierung in der therapeutischen Situation

Einigkeit besteht darüber, dass unsere Gesellschaft und mit ihr alle hochentwickelten pluralistischen Gesellschaften tiefgreifenden Wandlungsprozessen unterworfen sind. Überall sind Bindungen an religiöse und moralische Überlieferungen schwächer geworden. »Überall wird um neue Lebensformen gerungen, die die Rechte der Person schützen, ohne sie aus ihren Pflichten gegen die Gemeinschaft zu entlassen«[299]. Lang gehegte Illusionen einer Hoffnung auf Produktivitätssteigerung, die die ethischen Entscheidungsfragen zunehmend entspanne, wenn nicht gar erübrige, weil sie Bedürfnisse schließlich grenzenlos befriedigen könne, sind längst einer Ernüchterung gewichen, die sich zunehmend konfrontiert sieht mit einer schroffen Verknappung der Ressourcen, schwer auflösbaren wirtschaftlichen Konflikten, aber auch mit der unaufhebbaren dispositionellen Bereitschaft des Menschen zum Missbrauch der Freiheit, zu Selbstsucht und Egoismus. Festzustellen ist, dass wir es von daher weniger mit einem Wertewandel der Gesellschaft als mit einer Wertkrise des Individuums und einem daraus resultierenden Wertevakuum der Gesamtgesellschaft zu tun haben. »Die Wertunsicherheit, die der Abkehr von haltgebenden religiösen, weltanschaulichen und moralischen Traditionen gefolgt ist, wird zunehmend als Last erlebt«[300].

Die aktuelle Orientierungskrise ist nicht nur eine Krise des Systems, sondern eine Krise der Wertorientierung des Individuums, das deswegen vom System etwas erwartet, was dieses nicht geben kann! »Damit ist gemeint eine Krise der Überzeugungen von dem, was Wert hat, was anzustreben und was abzulehnen ist, was höher und was niedriger zu bewerten ist, was vorzuziehen und was zurückzustellen ist«[301]. In dieses Vakuum drängen sich sowohl auf der persönlichen wie auf der wissenschaftstheoretischen Ebene zwei extreme Ansätze bzw. Gefährdungen. Es ist dies zum einen der rationalistische Funktionalismus, basierend auf einer Überschätzung von Empirismus und Rationalismus, zum anderen eine Überbetonung des Individualismus, einhergehend mit der Fokussierung auf Einzelinteressen, von Vergnügen und Genuss als höchsten Gütern, ausgeformt als Subjektivismus bis hin zu einem Relativismus gegenüber der Wahrheitsfrage. In der Konsequenz ergibt sich als Herausforderung, die Charakteristik, die Typik des sozialpolitischen Systems zu erkennen und in der Auseinandersetzung mit diesem zu prüfen, ob ethisches Handeln innerhalb des Systems möglich ist, gefördert oder zumindest nicht behindert wird.

Die grundlegenden Probleme der praktischen Handlungssituation manifestieren sich zugleich in zwei Bereichen: Zum einen als Krise der Institution, zum anderen als Krise der handelnden Personen, hier also des Patienten und des Therapeuten. Nun sind die Verhältnisse zum einen eben dadurch kritisch, dass personale Ge-

---

299 Brezinka 1993.
300 Brezinka 1993.
301 Brezinka 1993.

genseitigkeit selbst und als solche immer gefährdet ist durch charakteristische Risikosituationen, wie sie Martin Heidegger in »Sein und Zeit«[302] beschrieben hat. Die Verhältnisse sind jedoch noch dadurch differenziert, dass in diese personale Gegenseitigkeit entsprechend dem Organisationsniveau unserer Gesellschaft eine weitere Größe hereinwirkt, die der Institution. Institutionen, so eben auch die klinische Institution, auf die im Folgenden als Modellfall unter vielen zu fokussieren ist, sollen »Daseinsformen faktisch verdeutlichen, sichern und überschaubar sowie berechenbar machen«[303], also Ordnung stiften. Institutionen können explizit durch Vereinbarung oder implizit durch Tradition und Konventionen begründet werden. Zu verwirklichende Werte können dann unter Umständen auch mittels Sanktionen durchgesetzt werden. Solange und soweit dieses Modell funktioniert, sind Institutionen somit zugleich Wertträger und sozialer Konsolidierungsfaktor.

Institutionen, so auch die klinische Institution, sind stets nach zwei Seiten hin gefährdet: zum einen durch rein konservierenden, mechanistischen Verwirklichungszwang sinnentleert gewordener, »überlebter« Ziele, durch ein *Bedeutungsdefizit* bzw. durch nicht mehr stimmige rigide Bedeutungszuordnungen; zum anderen durch eine rücksichtslose Durchsetzung neuer Bedeutungszuordnungen, im Extremfall durch eine Überflutung von Bedeutungen. Diese werden aktiviert und getragen von seelischer Dynamik,[304] dem Reservoir seelischer Kräfte der beteiligten Individuen, die sich von der Institution herausgefordert fühlen, und sich mit dieser auseinandersetzen. Mit der Freisetzung von Dynamik in Auseinandersetzungen werden seelische Werte aktualisiert, d. h. für Erleben und Handeln »bedeutungsmäßig« relevant. Seelische Werte stehen für neue, d. h. künftige kreative Bedeutungskonstellationen zur Verfügung. Das mit jeder heftigen Freisetzung von Dynamik einhergehende Risiko besteht darin, dass es zur Aktualisierung eines *Bedeutungüberschusses* kommt, in der Folge zu einer Überforderung der Verarbeitung, im Extrem zu einem Bedeutungschaos. Die Gefährdung durch eine Auflösung, zumindest eine praktische Entwertung der Institutionen liegt dann nahe, wie sich in radikalen gesellschaftlichen Umwälzungen und Revolutionen zeigt, deren prozessuale Abläufe nicht mehr zu steuern sind. Die Medizingeschichte kennt beide Gefährdungen:[305] Die Dogmatisierung eines naturalistischen Objektivismus[306] in Gestalt der später dann so genannten Wissenschaftsgläubigkeit, die, als ein Kind des 19. Jahrhunderts bis zum Exzess missbraucht, schließlich als argumentative Speerspitze faschistischer Technokratie diente.[307] Dann die Dogmatisierung subjektivistischer Provenienz in Gestalt der sogenannten »Antis«, die bekanntlich in der Institution nur noch eine Repräsentanz der dem Machterhalt dienenden bürgerlichen Konventionen und Wertnormen sahen (vgl. zu »Anti-Psychiatrie« und Ablehnung der sogenannten Schulmedizin ▶ Kap. 3.5). Historisch ist daraus zu lernen, dass aus

---

302 Heidegger (1927) 1967.
303 Jaspers (1913) 1965.
304 *Seelische Dynamik* ist im Rahmen des hier zugrunde gelegten prozessdynamischen Ansatzes (Kick 2015, S. 64) unter Bezugnahme auf Janzarik (1959, S. 11, 18) zu verstehen als seelische Kraft im Sinne des griechischen Thymós.
305 Kick 1990.
306 Virchow 1877.
307 Kick 1990.

der isolierten und alleinigen Berücksichtigung der subjektiven Perspektive die Negierung eines allgemein anwendbaren Krankheitsbegriffes resultierte, wodurch einer verallgemeinerbaren Legitimierung für einen therapeutischen Eingriff ein zentrales Argument entzogen war.[308] Wie die Praxis gezeigt hat, ergab sich durch die Auflösung des Krankheitsbegriffs und durch die Destabilisierung der Institutionen auf Dauer kein Mehr an Humanum. Vielmehr kam es zum einen zu einer Vernachlässigung kranker Menschen, insbesondere seelisch Kranker, wie beispielsweise in Italien nach der Auflösung der psychiatrischen Institutionen (materialistische Umdeutung: »aus der Krankheit eine Waffe machen«[309]), zum anderen zu einer spiritualistischen Überhöhung des seelischen Pathos, in dem das Leiden nicht mehr als Leiden, sondern ohne Augenmaß als Erlebnisfahrt zu neuen Ufern umgedeutet wurde.[310]

Auftrag der Gesellschaft an die medizinische Institution und den ärztlichen Rollenträger ist die Erkennung, Behandlung und Versorgung erkrankter und konflikthaft desintegrierter Menschen nach den Regeln der Kunst mit dem Ziel möglichst rascher sozialer und medizinischer Reintegration. Dies hört sich selbstverständlich an, wirft jedoch grundlegende Probleme auf. An seelischer und körperlicher Normabweichung wird deutlich, dass weder die subjektive Leidensverfassung noch die objektiv als Störung feststellbare Normvariation dem *institutionellen Legitimationserfordernis* und den *ethischen Kriterien therapeutischen Eingreifens und Handelns genügt*. Beide Ebenen sind jedoch als Teilaspekte zur Bestimmung einer Intervention im Verhältnis von Therapeut, Patient und Krankheit unverzichtbar. Die Erfahrungen, wie sie aus der therapeutischen Situation hervorgehen, sind stets erneut der Öffentlichkeit bzw. der Gesellschaft nahezubringen. Nur so kann auf Dauer der seitens der Gesellschaft der verantwortlichen Politik gegebene Gestaltungsauftrag verständig aufgenommen werden. Subjektive Betroffenheit, objektivierende Erfassung und personale Begegnung und Erfahrung sind zusammenzuführen und institutionell zu schützen. Zu fragen ist, wie die Person des Arztes diesen unterschiedlichen, erheblichen Spannungen und Widersprüchen der Erkenntnis- und Handlungsebenen gerecht werden und zum ethisch verantwortlichen Handeln, also zur Umsetzung, kommen kann. Dies ist nur möglich im Bewusstwerden der unterschiedlichen Rollenaspekte des Arztes, die in einer gesamthaften therapeutischen Identität integriert sind und in der therapeutischen Situation ihren definierten Inhalt, also Zielvorgabe und Begrenzung, finden.

---

308 Kick 1990.
309 Basaglia 1973.
310 Cooper 1971; Laing 1972; Szasz 1972.

7 Therapeutische Identität und Rolle im Spannungsfeld von Institution und therapeutischer Situation als ethische und epistemologische Grundfrage

7.1 Dialektik von Rolle und Identität

Stets geht es um die Frage, wie der Arzt in der therapeutischen Situation den unterschiedlichen Aspekten von Krankheit und dem kranken Menschen gerecht werden kann. Klarzustellen war in den Ausführungen zum Status des Patienten im Unterschiede zum Kunden in aller Deutlichkeit, dass mit dem »marktliberal-analogen Modell« im Sinne einer Vertragsverhandlung wesentliche und notwendige Momente des Schutzes des Patienten verfehlt werden. Aber auch ein einfaches Beziehungsmodell zwischen Arzt und Patient analog einer privaten, von institutionellen Bestimmungen freien menschlichen Bezogenheit trifft keineswegs die Notwendigkeiten der Komplexität der Erfordernisse der therapeutischen Situation. Die Bedeutung der Identität als *therapeutische Identität*, als Dreh- und Angelpunkt des Erkennens von *Person* und *Krankheit* sowie einer positional transparenten medizinischen Ethik im Prozessablauf des Entscheidens und Umsetzens ist in bisherigen medizintheoretischen Entwürfen kaum oder nicht deutlich genug berücksichtigt worden. Dies ist umso erstaunlicher, als Identitätskonzepte in ihrer Bedeutung für *Persönlichkeitstheorie* und *Krankheitskonzepte*, insbesondere für den Bereich der Psychiatrie, eingehend dargestellt worden sind.[311] In den seit Jahren tonangebenden Entwürfen medizinischer Ethik[312] wird mit der *therapeutischen Identität* in erster Linie eine bestimmte *Haltung* assoziiert, die als elementarer Bestandteil einer vertrauensvollen und verlässlichen Beziehungsgestaltung zwischen Arzt und Patient gilt. Psychotherapeutische Ansätze weisen auf die Bedeutung einer integren *therapeutischen Identität* als Voraussetzung und als *Garanten* ethischen Handelns hin. Soziologische Konzepte belegen die Funktion von Rollenverhalten als einer weiteren, zentralen Voraussetzung für ethisch einwandfreies therapeutisches Handeln des Arztes: Gemeint ist dabei die Beherrschung und Anwendung eines anerkannten Repertoires von Regelwissen und von bestimmten Fähigkeiten des Denkens und Argumentierens. *Einseitige* Rollenkonzepte, etwa in der Gestalt paternalistischer Schemata, werden wegen ihrer apersonalen Vereinfachungen seit langem als frag-

---
311 Kraus 1977.
312 Identität ist meist hinsichtlich der ethischen Relevanz konzeptuell nicht berücksichtigt, vgl. Kahlke, Reiter-Theil 1995, S. 68 ff: Die Relevanz für den Krankheitsbegriff der Psychiatrie wird aufgezeigt. S. 71: Die Relevanz für den Patienten wird erwähnt. Die Restabilisierung der Identität des Patienten als Therapieziel wird im Blick auf Autonomie eingeengt, wobei die Dialektik von Autonomie und Fürsorge verfehlt wird.

würdig bzw. ethisch nicht vertretbar problematisiert. Damit ist die Frage aufgeworfen, ob Einseitigkeiten, im Extremfall Ideologisierungen vermieden und durch ein differenziertes Erfassen, etwa durch die Reflexion des Zusammenspiels von Rolle und Identität, eine Verbesserung diagnostischen Erfassens, therapeutischen Handelns und ethischen Urteilens in der therapeutischen Situation erreicht werden kann. Die zentrale Frage ist, ob die das Verhältnis von Identität und Rolle bestimmenden Bedingungen in der Weise transparent zu machen sind, dass sie auf die jeweils dahinterstehenden Dispositionen und Werte der Person bezogen werden können.

Im Folgenden soll die Auffassung begründet werden, dass ethisches Handeln in therapeutischer Verantwortung von der Bestimmung und der Reflexion des Verhältnisses von Rolle und Identität abhängt. Grundlegend ist: Das Verhältnis von Rolle und Identität bestimmt die Erfassung der begegnenden Welt bzw. Wertwelt (situatives Feld)[313] mit, wie umgekehrt das situative Feld das Verhältnis von Rolle und Identität mitprägt. Eben dadurch wird eine Rollendifferenzierung und mit ihr die Identitätsbildung in lebendiger Entwicklung gehalten und bereichert. Nachstehend soll unter Berufung auf grundlegende Erkenntnisse der anthropologischen Medizin und Psychiatrie ein identitäts- und rollentheoretischer Ansatz herangezogen werden.[314] Hieraus sollen Konsequenzen für ein therapeutisches Identitäts- und Rollenverständnis gezogen und dieses im Kontext der therapeutischen Situation, bezogen auf ihren Erkenntnis-, Handlungs- und Entscheidungsauftrag, expliziert werden.

Das Verhältnis von Identität und Rolle kann in zweifacher Weise problematisiert werden, zum einen ausgehend von der Identität, zum anderen ausgehend von der Rollenfunktion. Wenn Heidegger[315] von der »Ekstase« oder Sartre[316] von dem »Außer-Sich-Sein« des Menschen sprechen, so hebt dies auf die grundsätzliche Seinsdifferenz des Menschen ab, die ihn daran hindert, mit sich selbst vollkommen identisch zu sein. *Identitätstheoretisch* ergibt sich ein *Doppelaspekt der menschlichen und damit therapeutischen Identität*: »Auf der einen Seite bin ich, was ich bin, das ist meine Faktizität, auf der anderen Seite bin ich nicht, was ich bin, weil ich stets über dieses gegenwärtige Sein hinaus bin, das ist meine Transzendenz.«[317] Daraus nun resultieren zwei Gefährdungen im Sinne kurzschlüssiger bzw. einseitiger Stabilisierungsversuche der Identität: Zum einen, dass ich nur bin, was ich bin, einhergehend mit einem Verfallensein an die *Faktizität*, zum anderen, dass ich nicht bin, was ich bin, einhergehend mit einem Verfallensein an den *Schein*.

Das *Rollenkonzept* nimmt auf diese anthropologische Gegebenheit Bezug, dass wir uns stets in einem gewissen Abstand zu uns selbst befinden, dass wir »niemals etwas sein können, ohne es zu sein zu spielen«[318]. Zu einer tiefgreifenden *Gefährdung* der *Identität* kommt es dann, wenn das dialektische *Verhältnis von Identität und Rolle*

---

313 Janzarik 1980.
314 Kraus 1996.
315 Heidegger 1963.
316 Sartre (1943) 1956, S. 450.
317 Kraus 1996.
318 Sartre 1943, S. 136.

nicht erfasst wird. Das gilt auch für die therapeutische Identität. Geht die therapeutische Identität etwa auf in der Rollenidentität, so bin ich nicht, was ich bin, ich bin nur Rollenträger, damit anheimgefallen der Faktizität. Es ist vor allem durch Alfred Kraus[319] überzeugend gezeigt worden, dass eine *Überidentifizierung* (unter Umständen absolute Identifizierung) mit der *Rolle*, also hier der therapeutischen Rolle, durchaus lange Zeit krisenfrei gelebt werden kann, bis bei bestimmten situativen Veränderungen und neuartigen Anforderungen, in der Konfrontation mit ethischen Dilemmata etwa, extreme Spannungen auftreten, die schließlich zu Auslösern tiefgreifender persönlicher und epistemologischer Krisen werden. Bestenfalls führen diese nachfolgend in die Herausforderung zur Veränderung, zur Lösungssuche. Dagegen entspräche der Position einer Identität »Ich bin nicht, was ich bin« in ihrem Verhältnis zur Rolle einer Entdialektisierung des Verhältnisses von Rolle und Identität in der Weise, dass die soziale, also hier konkret die therapeutische Rolle lediglich *gespielt* ist, einhergehend mit der Selbsttäuschung, etwas zu sein, was man nicht ist. An die Stelle authentischen Seins der therapeutischen Identität und Rolle tritt die gespielte Rolle. Beide Formen der Entdialektisierung von Identität und Rolle vermeiden eine Auseinandersetzung des Therapeuten mit seinem eigenen Personsein, seiner Identität und Rolle als Therapeuten bzw. dem ganzheitlichen Selbst-Sein. Daraus resultiert eine *Abschirmung*, eine *Verzerrung der Wahrnehmung* und nachfolgend eine Hemmung notwendiger Rollendifferenzierung als Voraussetzung differenzierten Handelns. Die Entdialektisierung stört bzw. verunmöglicht eine lebendige Beziehungsaufnahme und Begegnung als zentrales Anliegen der Erkenntnis des Anderen und des therapeutischen Prozesses.

Bei der Betrachtung der historischen Entwicklungslinien der klinischen Medizin seit der Aufklärung und stets mit Blick auf die Rückwirkungen auf die therapeutische Situation zeigt sich sehr eindrucksvoll im Verlauf des 19. Jahrhunderts eine wachsende Verunsicherung der therapeutischen Identität (▶ Abb. 1.1). Mit der Einführung eines empirisch verengten Ansatzes und natürlich wesentlich befördert durch die unbestreitbaren Erfolge des reduktionistischen Wissenschaftsverständnisses im 19. Jahrhundert ergab sich eine *Verunsicherung* der bis dahin ganz selbstverständlich sich auf eine *ganzheitliche* Selbst- und Weltsicht beziehenden *therapeutischen Identität*. Diese, gegenüber den neuen situativen Anforderungen sich ergebende Unsicherheit, in der sich ein Entwicklungsbedarf im Sinne einer weiter zu differenzierenden Identität anzeigte, gelangte in der Folge zu einer sehr trügerischen Konsolidierung durch *einseitige* Lösungsansätze. Diese bestanden in einer mit unterschiedlichen Inhalten belegten *Entdialektisierung von Rolle und Identität* des wissenschaftlich und therapeutisch verantwortlich handelnden Arztes (▶ Kasten 7.1). Die daraus resultierende Überidentifizierung mit einer Rolle war ein Konsolidierungsversuch, der darauf hinauslief, das zu repräsentieren, was *objektiv faktisch* genannt wurde. Dies formulierte sich weiters in der Gestalt eines objektivierenden klinischen Krankheitsmodells aus.

---

319 Kraus 1977.

7 Therapeutische Identität und Rolle als ethische und epistemologische Grundfrage

Kasten 7.1: Entdialektisierung des Verhältnisses von Identität und Rolle als Gefährdung des ärztlichen Erkennens und Handelns: Es fehlt dann eine »operative Distanz« im Verhältnis zur Rolle und dadurch die Möglichkeit der Auseinandersetzung, Weiterentwicklung und Rollendifferenzierung (Kick 2006, 2009, 2015).

Entdialektisierung des Verhältnisses von Identität und Rolle als Gefährdung des ärztlichen Erkennens und Handelns

Zu beachten ist:

Gefährdung (1): Die Rolle wird als »**Schein**« von der Identität gelöst gelebt: Operative Distanz zur Rolle fehlt!

Gefährdung (2): Identität wird gelebt ohne klaren Rollenbezug, als Verfallensein an die Faktizität: Schutzlosigkeit! Distanz zur Faktizität fehlt! → **Verfallensein** an das, was objektiv Faktisch genannt wurde: Z. B. positivistisches (nur objektivierend reduktionistisches) Krankheitsmodell.

Die historischen Entwicklungen, die im 19. Jahrhundert zu fragwürdigen Einseitigkeiten bzw. ungelösten Widersprüchen zwischen subjektivem Betroffensein und objektiver Erfassung von Krankheit geführt hatten, blieben bis weit ins 20. Jahrhunderts bestehen. Die daraus resultierenden ontologischen und methodischen Dualismen fanden innerhalb der Klinik keinen überzeugenden Lösungsansatz. Dies könnte aus der Sicht einer theoretischen Philosophie offengelassen bleiben. Aus der Sicht der praktischen Philosophie und der klinischen Praxis, die Handeln verlangt, reicht dies nicht. Hier bedarf es integrativer Zwischensynthesen. Die *ethische Frage* für den Arzt, den Entscheidungsträger, besteht stets darin, zu erfassen, auf welcher Ebene seine, die therapeutische Identität des Arztes angesprochen ist. Dies ist eine zentrale Frage, mit der die erkenntnismäßige Redlichkeit und damit Ethik des Arztes verbunden ist. Diese berechtigte Frage ist voranzubringen durch Klärung des Verhältnisses von Rolle und Identität.

Historisch lässt sich zeigen, dass zunächst statt eines Ringens um die Integration objektiver und subjektiver Wirklichkeitskomponenten in eine erweiterte Identitätsbildung die Idee vorherrschend wurde, subjektive Momente aus der Erfassung des Krankheitsgeschehens zu eliminieren und so zu »präzisieren« empirischen Erkenntnissen zu gelangen. Diese Verengung auf einen Objektivismus führte im Weiteren zu einer Polarisierung in einen biologischen und psychologischen Naturalismus, in der wissenschaftlichen Medizin zu einer Aufspaltung in Somatiker und Psychiker. *Krankheitstheoretisch* und ethisch wurde entweder psychologisch oder somatologisch, jedoch beide Male reduktionistisch und objektivierend argumentiert.

Entscheidend ist nun, dass in dieser historischen Krise der ärztlichen Identitätsbildung, die sich schon im 19. Jahrhundert anbahnte, immer deutlicher wurde, dass zum einen ein verabsolutierter, naturwissenschaftlich-objektivierender Standpunkt zur Erfüllung des ärztlichen Auftrages nicht tragfähig genug ist: Es war zu offensichtlich, dass objektive Naturerkenntnis, zumal angesichts der Grenzen des wissenschaftlich Erkennbaren, die Gefahr mitmenschlichen Desinteresses und der Ratlosigkeit in sich barg und zu einem Verfehlen des therapeutischen Humanum führte. Andererseits zeigte sich in der subjektiven Vereinseitigung[320] die Gefahr einer Auflösung der Verantwortungsstrukturen und schließlich eine Handlungsunfähigkeit des Arztes. Jede dieser Ebenen konnte somit, wenn sie lediglich isoliert zur Geltung kam, dem Legitimationserfordernis ärztlicher Handlungszusammenhänge nicht nachkommen. Das Bewusstwerden dieser in der ärztlichen Situation offensichtlich angelegten Aporien verlangte nach einer *Neubesinnung*. Was resultiert aus dieser historischen Einsicht für ein aktuelles therapeutisches Identitäts- und Rollenverständnis des Arztes? Die seit der Aufklärung durch Polarisierung belasteten und gefährdeten Identitätsbildungen, die sich in den oben geschilderten Vereinseitigungen vorübergehend zu konsolidieren vermochten, jedoch in historisch klar zu belegende ethische Sackgassen und Katastrophen mündeten, sollten durch die Reflexion der Bezogenheit von Identität und Rolle in der therapeutischen Situation in eine praktische Lösung übergeführt werden. Dies bedeutet, dass die notwendig *dialektische Beziehung* zwischen *Identität* und *Rolle* offengelegt und so den unterschiedlichen *Rollenanforderungen des therapeutischen Handelns* entsprochen werden kann, eben unter Bewahrung einer einheitlichen, in sich konsistenten therapeutischen Identität.

Die unterschiedlichen Sinnstufen der therapeutischen Situation stehen in einem Spannungsverhältnis zueinander. Rollentheoretisch sind sie zunächst aufzufassen als unterschiedliche bzw. kombinierte Rollenanforderungen an den Arzt und Therapeuten. Seine Positionierung geht in diesen Rollensets jedoch nicht auf, sondern muss in eine neuartige dialektische Synthese, eine *erweiterte Identität*, übergeführt werden. Hilfreich ist hierbei ein Ansatz, der ausgeht von den bereits erörterten Sinnstufen ärztlichen Erkennens und Handelns (▶ Kap. 3.9), die die therapeutische Situation[321] kennzeichnen: *Die erste* ist die Sinnstufe des Angerufenseins durch die Not eines Begegnenden (▶ Kasten 3.1). Durch diese Not bin ich als Therapeut betroffen und trete in die therapeutische Situation ein. Therapeutische Identität will jedoch über das subjektive Betroffensein hinaus. Die *zweite Stufe* ist gekennzeichnet durch eine objektivierende Distanzierung, also die Erfassung empirisch-objektivierender Fakten. Therapeutische Identität beschränkt sich nun aber weder auf die objektivierende noch auf die subjektive Ebene. *Therapeutische Identität ist breiter angelegt:* Sie hat in innerer und äußerer dialogischer Auseinandersetzung um Ausgleich zwischen der objektivierenden Ebene und der Subjektstufe besorgt zu sein, um schließlich *eine personale Synthese der Perspektiven* zu erreichen. Es ist dies die *dritte Stufe* nach von Gebsattel, der Ort der Begegnung, die Stufe der Partnerschaft von Arzt und Krankem.

Alle drei Sinnstufen bedürfen, jeweils unterschiedlich, einer Ausformung im Sinne einer therapeutischen *Rolle*, eines therapeutischen Rollenaspekts. Die therapeutische *Identität* ist jedoch eben nicht auf *einen* dieser Aspekte festzulegen. Vielmehr geht es darum, diese Rollengegebenheiten schließlich auf eine dritte Sinnstufe

---

320 Als deren extremer Exponent hat die Antipsychiatrie zu gelten sowie manche esoterischen Varianten der Allgemeinmedizin.
321 v. Gebsattel 1953.

hin zu transzendieren und so eine entsprechend erweiterte Identitätsbildung zu ermöglichen. Ethisches Handeln ist nur denk- und realisierbar unter Einbeziehung eben der unterschiedlichen Sinnstufen und der ihnen zuzuordnenden Rollenstrukturen. Mit der jeweils sehr individuellen Begegnungsgestaltung auf der dritten personalen Stufe ergibt sich die Chance neuer Wertbildung, nämlich neuer, vorher nicht gesehener Lösungsmuster und Perspektiven für Patient wie für Therapeut.

7.2 Verhältnis von Rolle und Identität als zentrale ethische Frage der therapeutischen Situation

Die so sich abzeichnenden praktischen Konsequenzen der elementar erforderlichen Differenzierung von Rolle und Identität ermöglichen erst die Verwirklichung dessen, was als Humanum innerhalb der therapeutischen Situation in den Blick gelangt und zu verwirklichen ist. *Die Klärung des Verhältnisses von Rolle und Identität zeigt sich als zentrale ethische Frage des therapeutisch Handelnden.* Herangezogen werden kann identitäts- und rollentheoretisch, was seitens der anthropologischen Medizin bereits bearbeitet und weiterentwickelt wurde. Geht die therapeutische Identität in einem der betrachteten Rollenaspekte auf, entsteht ein ethisches Problem, weil die Anforderung der anderen Teilperspektiven, die nur durch Rollenwechsel in den Blick kommen können, aufgegeben wird. Die Entdialektisierung des Verhältnisses von Identität und Rolle bildet zugleich ein epistemologisches und ein ethisches Problem! Die eine Variante der Entdialektisierung besteht darin, dass ein Rollenwechsel nicht möglich ist und sich die Person des Therapeuten mit seiner Identität der Rollenproblematik und somit dem ethischen Thema der *Verantwortung für die zu übernehmende Rollenperspektive und den Rollenwechsel* entzieht, die andere darin, dass die unterschiedlichen Rollen ohne Bezug zu einer integrierenden Identität lediglich »gespielt« werden. Beide Formen der Entdialektisierung vermeiden damit eine Auseinandersetzung mit dem ganzheitlichen Personsein des Therapeuten bzw. mit einem ganzheitlichen Therapieansatz im Rahmen der therapeutischen Situation.

Mit der Offenlegung und theoretischen Klärung der dialektischen Beziehung zwischen Identität und Rolle des Therapeuten werden am ehesten jene ethischen Gefährdungen und Erstarrungen, die historisch klar erkennbar sind, vermieden. Eben durch die dialektische Beziehung von Identität und Rolle können die funktionalen Aufgaben voll erfüllt werden, ohne sie zu verabsolutieren oder sie in oberflächlicher Beliebigkeit ethisch zu relativieren. Der Perspektivenwechsel der therapeutischen Sinnstufen erhöht den ethischen Ernst der therapeutischen Situation eben durch die Zentrierung hin auf eine Personalität, die sich der unvermeidlichen und grundsätzlichen Seinsdifferenz, die sie daran hindert, mit sich selbst *vollkommen* identisch zu sein, stets bewusst bleibt. Daraus resultiert nun eben auch eine hilfreiche Bescheidung, die die Gefahr einer einseitigen ideologischen Erstarrung vermeiden hilft, die sich als Verfallensein an das Objektiv-Faktische oder an das

7.2 Verhältnis von Rolle und Identität als zentrale ethische Frage

Subjektiv-Faktische zeigt. Ethisches Handeln, die Verwirklichung des Humanum in der therapeutischen Situation, ist jedoch bei Berücksichtigung der drei Sinnstufen der therapeutischen Situation möglich. Auf jeder dieser Stufen muss der dialektischen Beziehung einer *bestimmten*, ethisch begründeten Rollenanforderung, die in Beziehung steht zu einer therapeutischen Identität, Raum gegeben werden. Es ist dies eine Identität, die *nicht* in *einer* Sinnstufe aufgeht, sondern dieselbe auf die unterschiedlichen Sinnstufen erweitert und auf die begegnende Person, also die Beziehung zum Patienten hin, transzendiert.

Von Seiten des Arztes setzt das Gelingen der angestrebten Synthese zwischen den genannten Rollenanforderungen neben der professionellen, institutionell geforderten und gestützten Rollenidentität noch eine andere, man könnte sagen künstlerische Identität voraus, gilt es doch, gemeinsam mit dem Patienten die Diskontinuität der Phänomene subjektiver Art und objektivierender, abstrakter Wissenschaft zu überbrücken.[322] Das Ergebnis eines solchen Vermittlungsvorganges ist auch in einem theoretisch reflektierten Sinne insofern Kunstwerk, als es jeweils mehr ist als die Erkenntnis der Welt, wie sie ist, sondern ein schöpferisches Komplement von Welt darstellt.[323] Eben diese Ergänzung schafft die Voraussetzung zu einer neuartigen Organisation vorfindlicher personaler Beziehungsstrukturen. Dieser Vorgang ist innerhalb medizinischer Institutionen zusätzlich gebunden an komplexe intersubjektive, systemische Prozesse und Interaktionen in einem vielgestaltigen Feld unterschiedlicher professioneller Gruppen, die sich gemeinsam um therapeutische Synthese bemühen.

Um schwere Gefährdungen, die sich historisch klar abzeichneten, zu umgehen, ist es von grundlegender Bedeutung, die dreifache Abwandlung des Verhältnisses von Arzt zu Patient im Rahmen dieser ganz besonderen ärztlichen Situation und ihres Sinngrundes festzuhalten: die elementare Begegnungsstufe, die objektivierenddistanzierende Entfremdungsstufe und schließlich die personale Begegnungsstufe, in der die Subjektivität des Arztes im Sinne einer gemeinsamen schöpferischen Tätigkeit mit derjenigen Subjektivität des Patienten zusammentritt. Diese Begegnungsstufen haben, wenn sie in wechselnder Rollenzuordnung durchlaufen werden, am ehesten Aussicht auf jenes integrale und sinnstiftende Resultat, das durch Krankheit herausgefordert und eben durch gelungene Therapie, durch konkrete Philosophie,[324] beantwortet wird. Damit ist eine Grundgestalt des Erkennens und Handelns gefunden, der in der individuellen und konkreten Situation integrative und künstlerisch-poetische Lösungskraft zugetraut werden darf, die jenes klassische Dilemma überbrückt, das eingangs aufgeführt wurde. Diese ethisch notwendige Überbrückung kann nur dann überzeugend zur Ausgestaltung gelangen, wenn die jeweilige aktuell sinnhafte Rolle akzeptiert und zugleich in ihrem dialektischen Bezug zur therapeutischen Identität erkannt und gelebt wird.

Situative Gegebenheiten werden durch die Identität des Akteurs zu einer definierten und damit zu einer zu verantwortenden *Situation*. Wichtig ist zu sehen, dass die ärztliche bzw. therapeutische Identität und die mit ihr verbundenen Werte die

---
322 Dewey 1980.
323 Dewey 1980.
324 Jaspers 1965.

therapeutische Situation hinsichtlich ihrer Reichweite und ihrer Grenzen verantwortlich bestimmen. Die Institution hat den Rahmen sicherzustellen für die definierten Rollenaspekte, in denen Identität wirksam werden kann. Rollen, die im Rahmen der institutionellen Ordnung vergeben werden und mit denen sie verbunden ist, werden durch die institutionelle Ordnung gestützt bzw. bestätigt. Identität steht zur Institution, die sie unterstützt, ihrerseits gleichwohl in einem dialektischen Verhältnis. Eben dadurch hält Identität eine (dialektisch begründete) *operative Distanz* auch zur Institution, die ihr Gestaltungsraum und Auseinandersetzungsmöglichkeit bietet. Gefährdungen des Verhältnisses von Institution und Identität liegen, analog dem Verhältnis von Identität und Rolle, in zu großer Nähe und Abhängigkeit oder zu großem Abstand und Gleichgültigkeit. Durch die Erfassung und Vergegenwärtigung des grundsätzlich dialektischen Verhältnisses kann es gelingen, die hier gemeinten und für ein ethisches Erkennen und Handeln notwendigen Gestaltungsmöglichkeiten offenzuhalten. Operative Distanz ist notwendig, um Einsichten, die in der therapeutischen Situation gewonnen wurden, auch in den sozialpolitischen Raum hinein als Anforderungen zu formulieren und schließlich Umsetzungen anzustoßen, etwa im Bereich der Ressourcenverteilung bzw. der Allokation.

Mit den institutionellen Ordnungsgegebenheiten und Regelwerken ist das Thema moralischer Normativität angesprochen, wie sie von einer Kultur-, Glaubens- und Rechtsgemeinschaft entwickelt, intersubjektiv konstituiert und tradiert wird.[325] Institutionelle Tatsachen sind also von der Gemeinschaft interpretierte Gegebenheiten; sie sind normativ und oft zeitlich langfristig oder gar dauerhaft angelegt. Sie sind jedoch nicht unveränderlich und nicht unauflöslich.[326] Auch therapeutische Identität und die mit ihr gegebene therapeutische Situation haben sich ständig neu zu bewähren.

7.3 Identitätsbildung und Bewährung der Identität

Seit Erik H. Eriksons epochemachendem Werk »Identität und Lebenszyklus«[327] ist es zum pädagogischen und entwicklungspsychologischen Allgemeingut geworden, dass Vertrauen, Ur-Vertrauen, die Grundlage einer gesunden Persönlichkeitsentwicklung darstellt: Dieses Vertrauen führt schließlich zu einer reifen Identität, die personale Verantwortung in einer definierten Situation übernehmen kann. Gravierend gestört wird eine solche Identitätsentwicklung durch fehlendes Vertrauen, begründet in unklaren, unzuverlässigen, unglaubwürdigen Primärbeziehungen zwischen dem Kleinkind und seinen Eltern bzw. seiner Umgebung. Erikson defi-

---

325 Zitiert nach Bauer 2017, S. 2: Hier die Differenzierung von brute fact vs. institutional fact, wie sie John R. Searle (1994) vornimmt.
326 Bauer 2017, S. 2–3.
327 Erikson (1959) 1973.

niert Vertrauen wie folgt: »Mit Vertrauen meine ich das, was man im Allgemeinen als Gefühl des Sich-Verlassen-Dürfens kennt, und zwar in Bezug auf die Glaubwürdigkeit anderer wie die Zuverlässigkeit seiner selbst.«[328] Dieses Vertrauen ermöglicht eine Entwicklung der Identität eben auf der Basis des Ur-Vertrauens in drei Schritten. Erstens: Identifikation mit einem Vorbild. Zweitens: Auseinandersetzung mit diesem. Und schließlich drittens: Annahme der Identitätsinhalte, die aus dieser Auseinandersetzung als eigene hervorgehen.

Es sind hierbei bestimmte entwicklungspsychologische Stufen zu unterscheiden, denen personale Begegnungsstufen entsprechen: Der Nähe der Basisbeziehung von Mutter und Kind entspricht eine frühe Konstellation, die Bindung und Bindungskräfte als Möglichkeiten entwickelt, sich mit einem Gegenüber identifikatorisch zu verbinden. Der zweiten Stufe, der entwicklungspsychologischen Teildistanzierung, entspricht auf der personalen Begegnungsebene die Möglichkeit der dialogischen Auseinandersetzung, damit der personalen Abgrenzung und Distanzierung. In der dritten Stufe, der Ablösung, ereignet sich die existentielle Begegnung. Begegnung bedeutet die Entdeckung eines neuen gemeinsamen Wertes als Gegenseitigkeit (v. Baeyer 1955),[329] der aus der dialogischen Auseinandersetzung gewonnen wird und zugleich Verbindung wie Lösung erlaubt.[330] Selbstsein in der Gewinnung des neuen Wertes, der der erweiterten Identität zugeordnet wird, ermöglicht selbstständige Existenz und Beziehungsfähigkeit zugleich. In der so avisierten Identitätsentwicklung wird nach und nach die Reichhaltigkeit der Wertwelt des Selbstseins und der vielseitigen Identitätsinhalte, als Beispiel wären zu nennen die Identität von Geschlecht, Familie, Volk, Schichtzugehörigkeit und eben die Identität von Beruf und ärztlichem Beruf, angeeignet.

Rolle bezeichnet die anthropologische Grundtatsache, dass wir uns stets in einem gewissen Abstand zu uns selbst befinden. *Identität* ihrerseits bestimmt die Auswahl und Gewichtung der Rollen, sie steuert und ermöglicht die Identifikation mit bestimmten Rollen, die ihrerseits in einem dialektischen Verhältnis zur Identität stehen und dieser Entwicklungsreize setzen. Das bedeutet Flexibilität der Gewichtung der Rolle und Rollenwechsel unter konstantem Bezug zur sich entwickelnden Identität. Spezifische Gefährdungen des Personseins, die auch psychopathologisch relevant werden können, haben mit einer Entdialektisierung der Beziehung von Identität und Rolle zu tun. Die Entdialektisierung stört und verhindert die Auseinandersetzung mit der Identität aus der Perspektive der Rolle und sie verhindert auch die Relativierung der Rollenfunktion von den Identitätsgegebenheiten her. Um die Akteure in der therapeutischen Situation, ihre Möglichkeiten und Grenzen, ihre Gefährdungen und kreativen Chancen zu verstehen, ist es gut, diese Gegebenheiten und das Verhältnis von therapeutischer Rolle, Rolle des Patienten und Identität zu beachten.

---

328 Erikson (1959) 1973, S. 62.
329 v. Baeyer 1955, S. 369.
330 Hinzuweisen ist hier auf die andernorts (▶ Kap. 7.2) diskutierte »operative Distanz«, die sich durch eine reife Identität ergibt, einhergehend mit klaren epistemologischen und ethischen Urteilsbildungen.

Wächst nämlich in den präkritischen Szenarien (▶ Kap. 8.4) der affektive bzw. dynamische Druck, d. h. die Konfliktspannung, aufgrund unlösbar erscheinender Konflikte und Dilemmata soweit an, dass das in der Situation angelegte implizite ethische Sollen nicht erreicht werden kann (Wertrealisierung), entsteht das Risiko, das sich in prozessdynamischer Betrachtungsweise als *Grenzüberschreitung*[331] darstellt (▶ Kap. 8.5). Eine Grenzüberschreitung resultiert daraus, dass die im bisherigen Regelwerk von präkritischer Problemkonstellation und Situation gültigen, sich widersprechenden Werte zu keiner Lösung, zu keiner lebbaren Zwischensynthese bzw. zu keiner Stabilisierung der Dynamik bzw. des affektiven Druckes gelangen. Die bestehende instabile Konstellation kann nur geregelt bzw. in einen stabilen Zustand übergeführt werden durch eine *neue Situation*, die der höheren Komplexität angemessen ist. Die Grenze bezeichnet eine Zäsur, die das Regelwerk der präkritischen Situation trennt von der postkritischen Situation, die charakterisiert ist durch höhere Komplexität, höhere Risiken, aber auch neue Chancen. Mit Überschreiten der Grenze, dem Beginn der kritischen Situation, der Grenzsituation, drohen somit einerseits Katastrophe und Chaos, tödliche Gefahr (▶ Kap. 10), wie sich andererseits die Chance zu einer neuen vertieften ethischen Sehweise eröffnet. Die in der Grenzsituation offengelegte Gefahr der Sinnverfehlung ist zugleich die Keimzelle neuer Sinnsuche, die herausführt aus der Ratlosigkeit dilemmatischer Situationen hin zur ethischen Entscheidung als kreative Tat.[332] Sie wird eingeleitet durch eine Wandlung im Selbst und Weltverhältnis beim Überschreiten der Grenze. In der Entdeckung der Conditio humana, also der Bedrohung der Existenz durch Tod, Schuld, Kampf, als Unausweichlichkeit entstehen neue Chancen und Risiken. Das Risiko zeigt sich in einem hoffnungslosen Zurückbleiben in der Verzweiflung, einem Stehenbleiben in der Konfrontation mit den ungelösten ethischen Dilemmata und einer daraus resultierenden dynamischen Entgleisung.[333] Die Chance besteht, »durch die Verzweiflung hindurch« zu gelangen hin zu der Entdeckung eines neuen Wertes, der die Widersprüche aufhebt und lebbare Strukturen, in erweiterter Identität, sichtbar werden lässt. Werdende Identität im Entwicklungs- und Heilungsgeschehen, auch therapeutische Identität, ist stets Belastungen und Bewährungsproben ausgesetzt. Diese Belastungen stellen in Frage und können doch in der Auseinandersetzung zu einer Erweiterung, Bestätigung und Befestigung der therapeutischen Identität führen. Diese Herausforderung der Identität ereignet sich als Bewährungsprobe in der Konfrontation mit zunächst unvereinbar erscheinenden Werten, mit Dilemmata, mit ungeklärten ethischen Fragen, die stets auch Grenzerfahrung sind.

Das Konzept der Begegnung ist deshalb zentral, weil die dilemmatischen Wertkonflikte in der therapeutischen Situation als menschliches Beziehungsgeschehen fassbar werden, die an Grenzen führen, gewissermaßen »kleine«, d. h. nach außen oft

---

331 Kick 2009, S. 81.
332 Im äußersten Fall ist hier von »unerhörter Tat« zu sprechen, die in den Kontext von Heroismus zu stellen wäre.
333 Janzarik 1959; Janzarik 1980, S. 109–124: Im Strukturdynamischen Ansatz als dynamische Entgleisung bezeichnet. Auf Dauer führt sie zu einem enormen Verlust an Energie, schließlich zu ihrem Versiegen.

wenig dramatisch aussehende Grenzsituationen schaffen, die Antworten bezüglich der eigenen Identität und Entscheidungsfähigkeit und der Identität des anderen verlangen. Identität ist Voraussetzung für verlässliche Verantwortungsübernahme. Der therapeutische Akteur stellt sich unter Bezugnahme auf sein von daher gegebenes Werterepertoire (Struktur) mit der Entscheidung für eine bestimmte Handlung innerhalb einer Situation in den Dienst eines personalen Wertes.[334] Die in der Identität der Person und ihrem Werterepertoire begründeten Einsichten und Entscheidungsgrundlagen dienen der Festlegung der Entscheidung auf ein verantwortliches therapeutisches Ziel und eine entsprechende Handlung. Der Entscheidungsakt selbst besteht dann in der Wahl oder Entscheidung zwischen möglichen Werten und dem Entschluss, sich auf den gewählten Wert als Handlung einzulassen. Zu entscheiden ist immer dann, wenn eine im Grunde »unentscheidbare« Konstellation, das heißt eine Unsicherheit, ein Risiko, vorliegt. Sonst braucht gar nicht entschieden zu werden. Damit besteht aber nicht nur, wie eben beschrieben, in der Grenzsituation die Notwendigkeit zur Entscheidung, sondern umgekehrt liegt bei jeder Entscheidung, die eine solche ist, eine der Grenzsituation eigene Konstellation vor. Auch in wenig dramatisch aussehenden therapeutischen Entscheidungen zeigt sich gelegentlich die Conditio humana, das heißt die Bewusstwerdung der ständigen Bedrohung durch Schuld, Tod und Sinnlosigkeit. Für den in der Begegnung daran partizipierenden Patienten ergeben sich daraus Einsichten, nicht nur in die Wertwelt seines Gegenübers, des Arztes, sondern in die Umsetzung dieser Wertwelt ins Handeln. Eben deshalb ist *so* durch das Handeln in Verantwortung sich bewährende Identität, die sich in der Begegnung zeigt, Grundlage und Bestätigung von Vertrauen.

In der Auseinandersetzung mit situativer Widerständigkeit entwickeln sich neue richtunggebende Werte, therapeutische Dispositionen und Zielvorgaben.[335] Kohärenz im Sinne von Nida-Rümelin[336] ist das Ergebnis eines Auseinandersetzungsprozesses, der auf vorgängigen Entscheidungen beruht oder auch auf einer einzigen grundsätzlichen Entscheidung fundiert ist. Gelebte Struktur, also auch die therapeutische Situation, ist niemals durchgehend kohärent, sondern gerät in kritische Spannungen, die Fragen und Entscheidungsnotwendigkeiten aufwerfen. Stets erneut entsteht die Notwendigkeit übergreifender struktureller Anpassung und situativer Optimierung als kreativer Akt der Therapie. Die sich neu bildende strukturelle Gegebenheit, Ausdruck zugleich einer Erweiterung und Entwicklung von Identität, bildet den Rahmen für eine ethische Handlung, die sich als strukturelle Rationalität der therapeutischen Situation verantwortet.

---

334 Wieland 1999, S. 5.
335 Nida-Rümelin 2001, S. 67: »Die Rationalität einer Handlung ist – punktuell – grundsätzlich nicht zu bestimmen«.
336 Nida-Rümelin 2001, S. 153; vgl. S. 153: »kohärente Lebensführung«; S. 154: »Interne Inkohärenzen verlangen nach Begründung gegenüber der behandelnden Person, externe gegenüber kritischen Fragen anderer«.

7.4 Identität und strukturelle Rationalität als evolutive Grundlage der Entscheidung in der therapeutischen Situation

Damit sind nun allerdings Fragen berührt, die den Zusammenhang bezüglich der Identität und der Werte betreffen, die sich mit der Identität verbinden und die von daher das Situationsverständnis und den Handlungszusammenhang bestimmen. Zielvorstellungen und therapeutische Handlungsumsetzungen sind empirisch zu begründen und ethisch zu rechtfertigen. Sie müssen sich stets der Auseinandersetzung und diesbezüglichen Anfragen und Zweifeln stellen, wie sie sich aus der sich wandelnden Situation ergeben.

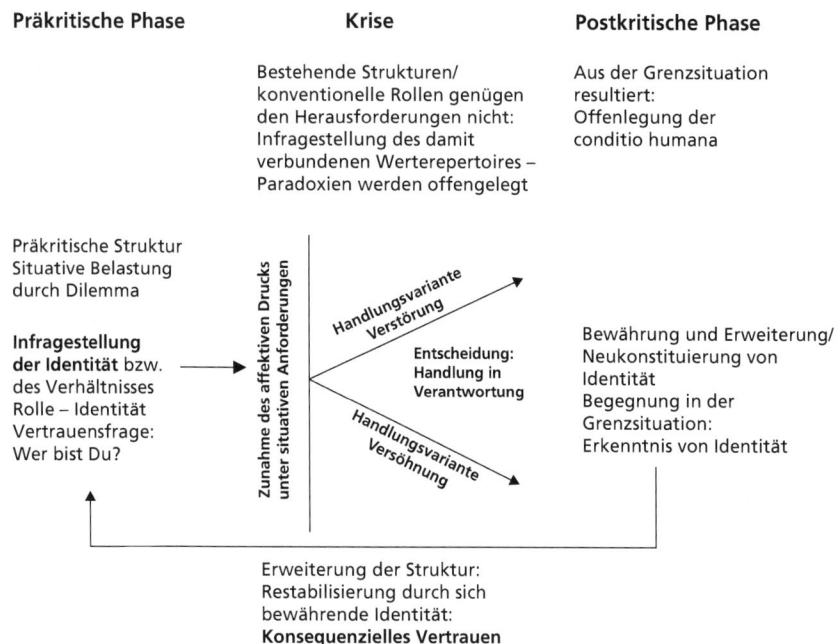

Abb. 7.1: Infragestellung der Identität in der Grenzsituation: Bewährung, ggf. Erweiterung und Neukonstituierung der Identität in der postkritischen Phase. Man sieht die Rückwirkung der veränderten bzw. erweiterten Identität auf die präkritische Ausgangslage.

Die Begründung bedient sich rationaler Argumente, die sich auf eben diese vorgegebenen strukturellen Werte bzw. Dispositionen der Person beziehen, von denen Nida-Rümelin[337] als »struktureller Rationalität« spricht. Diese Gründe können auf bereitgestellte Dispositionen zurückgreifen oder Ausdruck *zusätzlicher* neuer, krea-

---

337 Nida-Rümelin 2001.

7.4 Identität und strukturelle Rationalität als evolutive Entscheidungsgrundlage

tiver Prozesse sein. *Strukturelle Rationalität* ist Rationalität, die sich auf sich wandelnde Wertdispositionen der Persönlichkeitsstruktur und Situation bezieht. Strukturelle Rationalität ist insofern und aus prozessdynamischer Sicht in ständiger Entwicklung, Überformung und auch Gefährdung begriffen. Deutlich zu machen ist dies anhand der drei Phasen, die im prozessdynamischen Ansatz herausgearbeitet wurden (▶ Abb. 7.4).

Mit der Offenlegung der Paradoxien und der primären Unvereinbarkeit der Werte, eben der Vergegenwärtigung eines Dilemmas, wächst der dynamische Druck, der die Grenzüberschreitung befördert und in die therapeutische Entscheidungssituation als Grenzsituation führt: Entscheidung ist unumgänglich. Diese schafft die Voraussetzung für die postkritische Bewährung und Kreativität, die zur Differenzierung der Struktur, Grundlage ethischer Weiterentwicklung, führen soll. Nida-Rümelin[338] spricht davon, dass mit existentiellen Entscheidungen eine Verschiebung, eine Erweiterung der Wertmaßstäbe verbunden ist (▶ Abb. 7.1).

Die Krise in der therapeutischen Situation, ausgelöst durch ein ethisches Dilemma, findet somit ihren Abschluss mit dem Übergang in eine der andernorts beschriebenen Prozessvarianten[339] oder aber mit dem Gewinn einer neuen Balance der seelischen Struktur, die sich durch einen neu gestalteten oder entdeckten Wert als Antwort auf das Dilemma einstellt.[340] Damit ist zugleich die Voraussetzung für eine neue und auch vertiefte, jedenfalls eine erweiterte Identität geschaffen.[341] Die Fragen und Probleme der postkritischen Phase beantworten sich nicht geradlinig und bruchlos aus der präkritischen Vorgeschichte. Jedoch gehen die präkritisch deutlich gewordenen Dilemmata als Konstituenten in die postkritische Verarbeitung mit ein.

Der postkritische Verlauf in seiner kreativen Variante erstrebt eine Entscheidung, die zu einer Versöhnung in dem neuen Wert führt. Der Weg der Versöhnung bedarf des dreifachen Mutes: des Mutes zur Nähe, des Mutes zur Distanz und des Mutes zur Synthese. Der Weg zur Versöhnung kann anhand des dreischrittigen Stadienmodells der Kreativität (▶ Tab. 7.1) dargestellt werden. Der Prozess der Versöhnung beruht auf gelungener Begegnung. In solcher Begegnung entsteht eine personale Struktur als *erweiterte Identität*. Auf diesem Weg bedarf es eines künstlerischen Vorgangs, durch den das Werk als Komplement, als Erweiterung von Welt, entsteht. Notwendig ist es, die in der Grenzsituation offengelegten und bewusst gewordenen Dilemmata neu zu verorten. Der Prozess der Betroffenheit im Stadium 1 und der Auseinandersetzung im Stadium 2 führt also zur Schaffung eines neuen Wertes im Stadium 3, als Ausdruck der Integration der Widersprüche und Aufhebung in der neuen Form. Psychologisch bedeutet dies eine Erweiterung der seelischen Struktur, ethisch eine neue Wert-Disposition, die wiederum psychologisch als neue Einstellung zu bezeichnen ist. Um ethisch relevant zu sein, bedarf diese nachfolgend der Umsetzung, der Aktualisierung in einer Handlung. Dadurch entsteht eine neue

---

338 Nida-Rümelin 2001, S. 170: »Die Entscheidung selbst ändert gewissermaßen die Kriterien ihrer Beurteilung.«
339 Kick 2009b, S. 78 ff.
340 Zum Begriff der Balance als Leitbegriff seelischer Strukturbildung: Kick 2008.
341 Kick 2009a.

Situation mit neuartigen Problemstellungen, die als Ereignis zu neuen Erlebnissen führt und so in Kontrast zu einem vitiösen Zirkel als *kreativer, neue Werte schaffender Prozess* zu beschreiben ist (▶ Abb. 7.1, ▶ Tab. 7.1).

Tab. 7.1: Grenzsituation und neuer Wert: Postkritische Wertbildung in prozessdynamischer Sicht.

Stadien	1. Nähe – Betroffenheit	2. Distanz – Auseinandersetzung	3. Integration – Versöhnung
Beziehungsebene	Betroffenheit Zustand nach Offenlegung der conditio humana: Angst Schuld Entfremdung	Auseinandersetzung Polarisierung Konfliktklärung	Versöhnung Ethische Position: Lebbare Lösung – Synthese Erweiterung der Identität
Erlebnisebene	Erhellung Angst der Sinnlosigkeit, des Todes, der Schuld	Auseinandersetzung mit der Verschiedenheit und Widersprüchlichkeit der Werte im Lichte der conditio humana	Begegnung Erweiterung und Ausgleich; erlebter gemeinsamer Wert
Handlungsebene	Angst und Entgegensetzen des Mutes (basierend auf **Glauben** bzw. Glaubenssätzen, die in der Grenzsituation gewonnen wurden)	Liebender Kampf (Auseinandersetzung und Konfrontation mit Dilemmata basierend auf **Hoffnung**)	Integration der Widersprüche und Aufhebung in der neuen Form (Übernahme eines erweiterten Wertes als Begegnung in **Liebe**)

Aus ethischer Perspektive ermöglicht die so gewonnene neue Form eine Balance, die lebensdienlichen Ausgleich und Ordnung darstellt. Auf psychosozialer Ebene findet sich in eins mit der individuellen Lösung eine Bewährung des neuen Wertes als kommunikatives, d. h. intersubjektiv einsetzbares, Hoffnung stiftendes Symbol. Versöhnung ist so die Form der Vereinung von zunächst unversöhnlich erscheinenden Widersprüchen, von unlösbaren Dilemmata, durch neue Form. In das Stadium 3 der Versöhnung gelangt der, der eine Offenheit im Zustand der Betroffenheit und Nähe gewagt (Stadium 1) und die Auseinandersetzung (Stadium 2) durchlebt hat. Der Weg führt auf den Prüfstand, stellt die Frage nach der Entwicklungsfähigkeit der gelebten seelischen Struktur in äußerster Infragestellung und Bedrohung. Wichtig zu wissen ist, dass nur über das Stadium der erlebten und schließlich bewältigten Polarisierung sich die Chance eröffnet, in das Stadium 3 der Erweiterung durch Integration, als Übernahme und Ausgleich gegensätzlicher Werte, zu gelangen. Eine solche Lösung geht einher mit einer Wesenserkenntnis von Selbst und Welt, d. h. einer Erkenntnis und Anerkennung ihrer Beziehungsgegebenheiten, ihrer Inkohärenzen und zugleich deren Überwindung in Form der Transzendierung der bisher gültigen Werte und Normen. Eben darin zeigen sich

Identität *und* strukturelle Rationalität als Beitrag zu einer existentiellen Positionierung der Ethik.

7.5 Wechselseitigkeit von Vertrauen und Identität in der therapeutischen Situation

Auf der Basis einer strukturellen Rationalität[342] und unter Bezugnahme auf eigene prozessdynamische Überlegungen[343] war aufzuzeigen, dass sich therapeutische Identität in der Auseinandersetzung mit situativen Herausforderungen, empirischen Problemen und ethischen Dilemmata entwickelt. Andererseits bestimmt Identität die Situation und damit das wahrzunehmende Erkenntnis- und Verantwortungsfeld der Akteure, dem sie entsprechen können. Die Bewährung des Prozessablaufs des ärztlichen Erkennens, Entscheidens und Handelns als verlässlich, auch unter konfrontativer Auseinandersetzung mit den sich stellenden Dilemmata, wird zur Grundlage von Vertrauensbildung. Dass der therapeutische Prozess in der therapeutischen Situation etwas zu tun hat mit einem sich entwickelnden tragenden Vertrauen, ist offensichtlich. Aber wie kann es zu dem notwendigen Vertrauensverhältnis »von vorneherein« zwischen Arzt und Patient kommen? Hier ist »Vorschussvertrauen« unumgänglich, dass überhaupt eine therapeutische Situation beginnen kann. Es bleibt dies seitens des Patienten ein Wagnis. Der weitere Verlauf hängt entscheidend davon ab, wie rasch dem Patienten die Person des Arztes und seine *therapeutische Identität* fassbar wird. Therapeutische Identität bildet die Grundlage von berechtigtem Vertrauen, die sich aber zu bewähren hat.

Hinsichtlich der Identität ist zu berücksichtigen, dass Identität stets »werdende Identität« ist, zwischen Identifikation und der Bewusstwerdung der Identifikation, also der Identitätsaufklärung,[344] die schließlich in die Annahme der stets weiter reifenden Identität führt. Identität ist jedoch auch »gefährdete Identität«, gefährdet durch nur vorgebliche Werte, das heißt Unverbindlichkeit, nämlich Schein, und gefährdet auch durch ideologische, das heißt fundamentalistische Festschreibung der Werte (Verabsolutierung).[345] Eine Fundierung der Vertrauenswürdigkeit allein aufgrund einer momentan erfassten Identitätskonstellation und dem mit ihr zum Ausdruck kommenden Wertrepertoire ist somit nicht möglich.

Eine Vertrauen rechtfertigende Seinsweise einer Person ist eine solche, die sich bewährt in der *Realisierung* des Verhältnisses von Rolle und Identität im *tatsächlichen Handeln* in der Situation (▶ Abb. 7.2). Zu beachten ist: Auch das Eingehen auf neue situative Herausforderungen im persönlichen und öffentlichen Raum, also beispielsweise das Eingehen eines politischen Akteurs auf eine ethisch klar begründete

---

342 Nida-Rümelin 2001.
343 Kick 2016.
344 Sartre (1943) 1956.
345 Kraus 1996, S. 329–332.

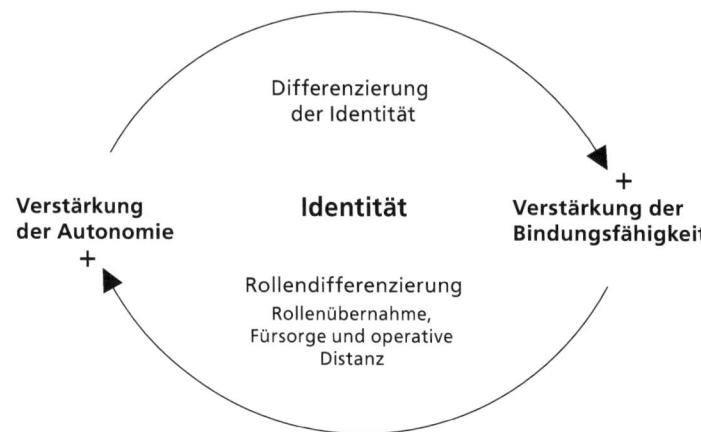

Abb. 7.2: Identitätsentwicklung im Spannungsfeld von Identität und Rolle – Autonomie und Bindungsfähigkeit. Bindungsfähigkeit als Grundlage für Rollenübernahme und Rollendifferenzierung, einhergehend mit dem Aufbau operativer Distanz und Fürsorge.

Handlungsvariante, so positiv sie zu bewerten ist, ist keine ausreichende Basis, keine »Garantie« für Glaubwürdigkeit und Vertrauen. Solange sich die »Vertrauensofferten« im »präkritischen Bereich«, also vor Auftreten einer Bewährungsprobe, vollziehen, können diese auch nur Hinweis auf konziliante Allüren oder flexibles Reagieren in der Rolle sein. Sie sind jedenfalls kein Beleg für eine *verlässliche* Wertwelt als Ausdruck einer personalen Identität, die für ethisches Handeln *im Zeitablauf* der therapeutischen Situation steht.

Zur Veranschaulichung: Bei der Amtseinführung eines chirurgischen Chefarztes wird dieser in der Presse wie folgt zitiert: »Neben dem handwerklichen Können braucht es Mut, Furchtlosigkeit und Gelassenheit. Feiglinge kann man am Operationstisch nicht brauchen.« Und weiter: »Wir werden zu einem Teil des Schicksals des Patienten, da muss man schon etwas in die Waagschale werfen.« Die Äußerungen sind sympathisch-engagiert und zeugen vom Problembewusstsein dahingehend, was Verantwortung bedeutet: Einstehen für die Folgen des Tuns, nämlich Bürgen und Haften. Es geht also um das Mit-Übernehmen des Risikos. Freilich, ob dieses *wirklich übernommen* wird, bleibt eine Frage des Vertrauens.

Vertrauen kann und soll im Sinne einer *situativen bzw. therapeutischen Offerte* seitens des Arztes angeboten werden, wenn er die Not erkannt hat und er um Hilfe gebeten worden ist. Vertrauen kann jedoch niemals eingefordert werden, sondern bleibt freies Geschenk dessen, der die Offerte annimmt. Wird nun seitens des Patienten das »Vorschussvertrauen« nicht gewährt oder zurückgezogen, etwa weil Zweifel aufkommen und mangelnde Glaubwürdigkeit des Arztes angenommen wird, so kann eine Klärung nicht über die bloße Auseinandersetzung mit der gewissermaßen sichtbaren und fassbaren Rolle und der sich mit ihr verbindenden Fähigkeiten und Funktionen – und schon gar nicht mit der Analyse der *verbal* vertretenen Werte (Dispositionen) und Aussagen – erreicht werden. Hier bleibt nur die Ermutigung zum wagenden Vertrauen, dass dem Vertrauen eine erneute Chance gegenüber dem Misstrauen gegeben werde. Es ist dies die Chance der Bewährung und Begegnung, die für Patient und Arzt in der therapeutischen Situation möglich wird.

Eine Persönlichkeit, auch die des Arztes, kann nur im Zeitverlauf erkannt, und das heißt in existentieller Begegnung erfasst werden. Entweder es bewährt sich gegebenes Vertrauen oder Zweifel, gegebenenfalls Distanzierung wird, wenn Begegnung nicht gelingt, berechtigt sein und Platz greifen. Offenlegung und Bewährung der therapeutisch handlungsrelevanten Persönlichkeitsstruktur und der zu ihr gehörenden Wertwelt geschieht in der Auseinandersetzung mit der Rolle und Identität der Person des Arztes seitens des Patienten, indes nicht uferlos, sondern begrenzt auf die therapeutische Situation.

7.6 Bewährung und Entwicklung der Identität als Voraussetzung von Vertrauen

Personale Identität, die sich unter situativen Herausforderungen, etwa unter den extremen Bedingungen einer Grenzsituation, bewährt, stärkt das gegebene Vertrauen. Bewährung heißt, in der Offenlegung der Conditio humana, in der Bedrohung durch Tod, durch Schuld, Bedrohung durch Sinnlosigkeit und das Nichts, als Handelnder und Verantwortungsträger eine not-wendige neue Lösung zu finden.[346] Von daher lässt sich somit das Szenario der Infragestellung von Identität und Bewährung von Vertrauen in eine Gesamtlandschaft einordnen, die die drei bekannten Phasen umfasst (▶ Abb. 7.1).[347]

In der präkritischen Phase treten situative Belastungen und Konfrontationen auf, bisherige Rollenstrukturen und die damit einhergehenden Werte werden in Frage gestellt. Auseinandersetzung und neue Austarierung der Rollen kann gelingen oder misslingen; sie bewegt sich jedenfalls in einem normalen bzw. normvarianten Bereich. Wenn die individuell gegebene Tragfähigkeit der seelischen Situation und das mit ihr gegebene Rollenprofil einschließlich des damit dargestellten Werterepertoires den situativen Anforderungen nicht mehr standhalten, wächst der affektive Druck und die anflutende Dynamik erreicht ein die Identität bedrohlich infrage stellendes Ausmaß. Vor der Grenzüberschreitung kommt es im Erleben der Person durch das Gewahrwerden der Unlösbarkeit eines Dilemmas aus aktuellem therapeutischem Anlass zum Bewusstwerden der Paradoxien der Existenz und zu unerträglichen Spannungen. Dies bedeutet, dass unvereinbare Wertgegebenheiten, die zum Werterepertoire und der Identität der Person gehören, unter den situativen Anforderungen aktualisiert und offengelegt werden und in unterschiedliche Rich-

---

346 Jaspers 1965.
347 Kick 2009b.

tungen drängen, die nicht miteinander vereinbar sind (Dilemma). Ist also Bewährung von Identität in der Grenzsituation Grundlage von Vertrauen?

Nehmen wir als Beispiel die Äußerungen eines Chefarztes im Deutschen Ärzteblatt:[348] »Was aber emotional viel belastender und unerträglicher wurde, war das berufsethische Chaos, das uns mit Beginn der Einführung der »modernen« Unternehmensführung widerfuhr. Seitdem beginnen sich die Konturen des ärztlichen Berufsbilds zu verwischen, so dass ich mich frage: ›Bin ich wirklich noch Arzt, als der ich früher einmal angetreten bin, oder bin ich zur Marionette der Geschäftsführung degeneriert?‹ Die Quelle ärztlichen Denkens und Handelns ist wesentliche Bestimmung seines Berufs, die dem Arzt durch die Erwartungen seiner Mitmenschen täglich verdeutlicht wird. Arzt zu sein heißt, mit der Mündigkeit des Patienten ernst zu machen und die Anstrengungen auf sich zu nehmen, das Verhältnis eines Experten zu einem Laien einer Partnerschaftsbeziehung anzunähern. Es bedeutet auch die Autorität des Kennens und Könnens zu nichts anderem zu nutzen als zu diagnostischen und therapeutischen Zwecken. Arzt zu sein, bedeutet, den immer wieder unternommenen Versuch, das Krankheitsgeschehen vom Kranken her zu sehen, sich mit diesem zu solidarisieren und sich in dessen Kranksein hineinzuversetzen. [...] Anlässlich von Zielvereinbarungsgesprächen mit der Geschäftsführung musste ich erleben [...], dass meine Kernkompetenz als leitender Arzt mit dem Begriff der ›Patientenakquisition‹ beschrieben wird. [...] Eine fünf- bis zehnprozentige Steigerung der stationären Patienten im Vergleich zum Vorjahr werde erwartet. Man muss sich das einmal auf der Zunge zergehen lassen: Nicht der fachliche und humanitäre Umgang mit Patienten steht für einen Arzt im Vordergrund, sondern die Profitsteigerung in Form von mehr Patienten.«

Wir können die Infragestellung der Identität hier Schritt um Schritt nachvollziehen (▶ Abb. 7.1): In der präkritischen Phase kommt es zur Herausforderung der ärztlichen Identität: »Wer bist du?« Sodann kommt es zur Aufschließung des Verhältnisses von Rolle und Identität: »Soll ich flüchten bzw. mich in die neu formulierte Rolle treiben lassen, die von mir verlangt wird?« Damit tauchen schwerwiegende Gewissensprobleme auf, wenn die bisherige Identität und ihre Wertstruktur weiter besteht. »Soll ich in Stagnation verharren?« Auch diese Option beinhaltet erhebliche Risiken, denn die Zeit läuft weiter. Unter Zunahme des affektiven Druckes kommt es wie im vorliegenden Fall zur Krise, dann zur Entscheidung für eine bestimmte Handlungsvariante, die hier unter Beibehaltung der Identität und unter erheblichen Opfern und Verzichten in eine neue Situation, die mit der Identität kompatibel ist, führt und so *Vertrauen begründet und rechtfertigt*.

---

348 Storm 2008.

7.7 Identität und Verantwortungsübernahme in der therapeutischen Situation

Bewährung von Identität in extremen Situationen ist eine hervorragende Voraussetzung für Vertrauensbildung, wie die bisherigen Überlegungen zeigen. Momentan greifbare Identität reicht aber als Basis für Vertrauen allein nicht aus. Sie muss im Erleben und in der Begegnung fassbar werden. Die mit der Identität verbundenen und tatsächlich in Handlungen umgesetzten Werte erst festigen das Vertrauen. Die ethische Dimension, die relevant ist und überzeugt, ist die *Übernahme von personaler Verantwortung*. Verantwortung ist das Motiv, das einen Menschen veranlasst, auf eigene Vorteile zu verzichten und die Last von Mühen, Opfern und Gefahren auf sich zu nehmen, um dadurch Not und Unheil von anderen Menschen abzuwenden[349] bzw. um für andere Menschen positive Lebensmöglichkeiten, also positive Werte und Ziele, zu erreichen. Die Institution ihrerseits soll ideell und rechtlich schützend, finanziell und personell stützend den Rahmen bilden für die therapeutische Situation und ihre medizinischen Aufgaben. Um jedoch Vertrauen in eine Person, den Therapeuten, zu gewinnen, bedarf es eines *Erlebnisses der Begegnung*, das mich überzeugt, dass die Person ihre Entschlüsse nach klaren, vertrauenswürdigen Sinnzielen, eben verantwortungsvoll, ausrichtet. Klärung der Verantwortung beginnt mit dem Bezug auf eine Situation, in der eine Instanz befugt ist, Fragen zu stellen und Antworten zu verlangen. In der therapeutischen Begegnungssituation ist dies der Begegnende, also der Patient, der die Fragen stellt, »unausgesprochen« zumeist, aber von zentraler Relevanz, die Fragen eben um Vertrauen rechtfertigende Verantwortungsübernahme. Das Konzept der Identität ist deshalb zentral, weil die menschliche Begegnung des Vertrauens sich immer auf eine Situation bezieht, die schließlich an Grenzen führt. Dies gilt insbesondere für die therapeutische Situation, die von daher Antworten bezüglich der Identität des Therapeuten verlangt.

Identität ist Voraussetzung für Verantwortungsübernahme. Der Akteur stellt sich unter Rückbezug auf seine Identität, also sein Werterepertoire (Struktur), mit der Entscheidung für eine bestimmte Handlung innerhalb einer Situation in den Dienst eines Wertes. Er steht für seine Entscheidung und die daraus folgenden Handlungen ein.[350] Die in der Identität der Person und ihrem Werterepertoire begründeten Einsichten und Entscheidungsgrundlagen dienen der Festlegung der Entscheidung auf ein verantwortliches Ziel und eine entsprechende Handlung. Der Entscheidungsakt selbst besteht dann in der Wahl oder Entscheidung zwischen möglichen Werten und dem Entschluss, sich auf den gewählten Wert als Handlung einzulassen. Was zählt, ist die tatsächliche Umsetzung dieser Wertwelt ins Handeln. Eben deshalb ist Identität, die sich in der Begegnung zeigt, Grundlage und Bestätigung für gegebenes Vertrauen, von Vertrauen in der therapeutischen Situation zwischen Patient und Arzt und Arzt und Patient.[351]

---

349 Rohracher 1965, S. 474f.
350 Wieland 1999, S. 5.
351 Nida-Rümelin 2001, S. 153: »Reale Personen gehen vor und zurück, d. h. sie entscheiden sich für Strukturen und modifizieren sie, konfrontiert mit konkreten Entscheidungssi-

7 Therapeutische Identität und Rolle als ethische und epistemologische Grundfrage

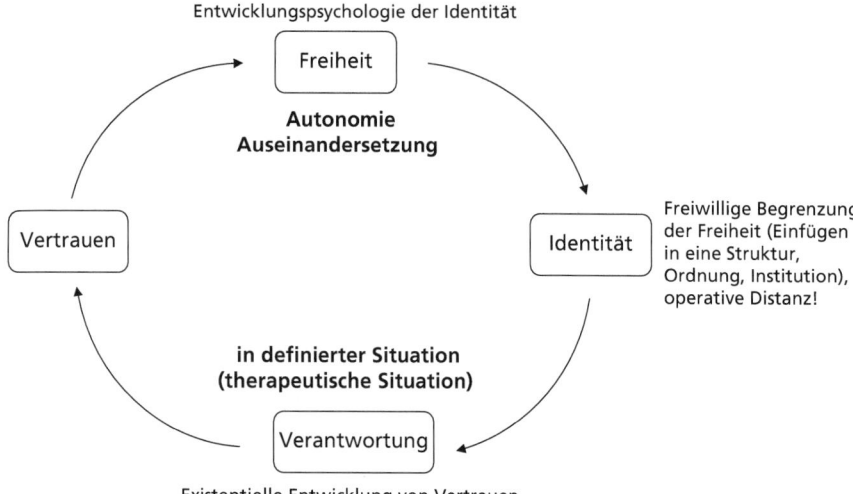

Abb. 7.3: Gestaltkreis der Entwicklung von Identität auf der Basis von Vertrauen in Freiheit (Autonomie und Auseinandersetzung mit Situation): Übernahme von Verantwortung auf der Grundlage gebildeter Identität in einer von daher definierten Situation (hier: therapeutische Situation), nachfolgend Bestätigung, Festigung von Vertrauen.

Der oben dargestellte Prozessablauf (▶ Abb. 7.1) von Infragestellung der Identität in der präkritischen Phase, der Krise und Entscheidung, schließlich der Bewährung und Erweiterung in der postkritischen Phase wird hierzu analog auch bei politischen Entscheidungen deutlich. Dann nämlich, wenn sie öffentlich gemacht werden. Der Politiker Helmut Schmidt äußerte in einem Vortrag[352] bezüglich seiner Unnachgiebigkeit gegenüber den Terroristen bzw. den Geiselnehmern in der Stockholmer Botschaft wie auch im Falle der Entführung von Hanns Martin Schleyer: »Das Grundgesetz bot abermals keine Entscheidungshilfe. Aber man fand auch keine Entscheidungshilfe in der Bibel oder in der Philosophie. Abermals waren wir allein auf die Kräfte unserer eigenen Vernunft und unserer inneren Moral angewiesen.« Hinsichtlich der wenig später erfolgten Flugzeugentführung nach Ostafrika, Somalia, fährt er fort: »Wir sind bei unserer Entscheidung geblieben, nicht auszutauschen. Aber gleichzeitig war ich mir darüber im Klaren, unausweichlich und zugleich schuldhaft in die Tragödie verstrickt zu sein.« Und weiter fährt er fort: »Übrigens: Wenn jemand geschrieben hat, wir hätten aus Gründen der Staatsräson gehandelt, so bleibt dieses Wort allerdings allzu sehr an der Oberfläche. Tatsächlich war es vielmehr das sehr schmerzhaft im Gewissen geprüfte Ergebnis unserer persönlichen Vernunft und unserer persönlichen moralischen Einsicht, das uns hat

---

tuationen.« Vgl. S. 153: »kohärente Lebensführung«. S. 154: »Interne Inkohärenzen verlangen nach Begründung gegenüber der handelnden Person selbst, externe gegenüber kritischen Fragen anderer.« S. 170 f.: zur existentiellen Entscheidung und den damit einhergehenden Verschiebungen der Wertmaßstäbe.
352 Schmidt 2008, S. 67.

handeln lassen ...«[353] Die Entwicklungspsychologie der Identität, die mit Vertrauen beginnt und sich in einer freiheitlichen Auseinandersetzung zu einer an Normen orientierten Identität herausbildet, wird gestaltkreisartig ergänzt (▶ Abb. 7.3): In dem ergänzenden Teil des Gestaltkreises tritt personale Identität in Beziehung zur Situation und bestimmt diese mit. Eben diese so definierte Situation bildet die Voraussetzung für Entscheidung und *Handeln in Verantwortung* und *begründet so wiederum und verstärkt Vertrauen*. In der Komplexität der therapeutischen Situation geht es zugleich um etwas sehr Einfaches, nämlich um die Gestaltung einer Beziehung und Begegnung von Mensch zu Mensch. Beziehung ermöglicht vertrauensvolle Entwicklungsperspektiven, als Voraussetzung von Identitätsbildung, damit einhergehend eines ethischen Orientierungsrahmens und ganzheitlichen Erkennens, die die therapeutische Situation ausmachen. Erkennen und ethische Orientierung, beide, bilden die Grundlage verantwortungsvollen therapeutischen Handelns und sind zugleich Bezugsgröße für Solidarität im Blick auf das Gemeinwohl als freiwilligem, unverzichtbarem Beitrag für eine zukunftsfähige Gesellschaft. Und doch bleiben Fragen hinsichtlich der Aufrechterhaltung dieses sehr sensiblen, störanfälligen Gestaltkreises, zumal in einer Gesellschaft im postmodernen Wandel. Hier ist vor allem zu beachten: Vertrauen soll nicht verabsolutiert werden, in Vertrauensseligkeit entgleiten. Das würde ja heißen, den anderen und das ihn mittragende System über alles menschliche Maß hinaus zu überfordern. Human ist es dagegen, Vertrauen zu schenken und zugleich in der Begegnung, im gelebten Leben und in der Erfahrung der therapeutischen Situation zu prüfen, ob Verantwortung wahrgenommen wird, was weiterhin Vertrauen rechtfertigt. Die klar umrissene therapeutische Identität ermöglicht in einer damit definierten therapeutischen Situation die Übernahme von Verantwortung unter Bezugnahme auf das Gewissen. Sie definiert eine klare Erkenntnisperspektive hinsichtlich der Not des Anderen und ermöglicht ein Angebot (»therapeutische Offerte«) dahingehend, dass der in die therapeutische Situation Eintretende darauf vertrauen kann, dass sich Vertrauen durch Verantwortung bewähre.

Dabei können die Prinzipien der Menschenwürde (Autonomie) respektiert, gleichzeitig die praktischen Aspekte der Fürsorge reflektiert und abgewogen und schließlich der notwendige innere, wenn nötig auch äußere Diskurs geführt und zu einem Ende gebracht werden. Dies bedeutet, dass der Diskurs mit einem, so weit als möglich gemeinsam mit dem Patienten erarbeiteten Ergebnis abgeschlossen wird. Damit ist gesagt, dass in der therapeutischen Situation Argumente fassbar und geordnet werden können, die sonst häufig unverbunden oder gar als gegensätzliche Möglichkeiten ethischer Erkenntnis erscheinen. Dies geschieht unter Berücksichtigung *hermeneutischer Perspektiven* im Gespräch, um schließlich die therapeutisch erforderliche »dosierte« Fürsorge als »Sorge« in Bezug auf das »Seinkönnen« anzubieten, gegebenenfalls umzusetzen: Dies entspricht einer im Rahmen der therapeutischen Situation stets anzustrebenden *präkritischen Lösung* als Begegnung zwischen Arzt und Patient. Wird eine solche lebensdienliche Lösung nicht erreicht, liegt

---

353 Schmidt 2008, S. 68.

7 Therapeutische Identität und Rolle als ethische und epistemologische Grundfrage

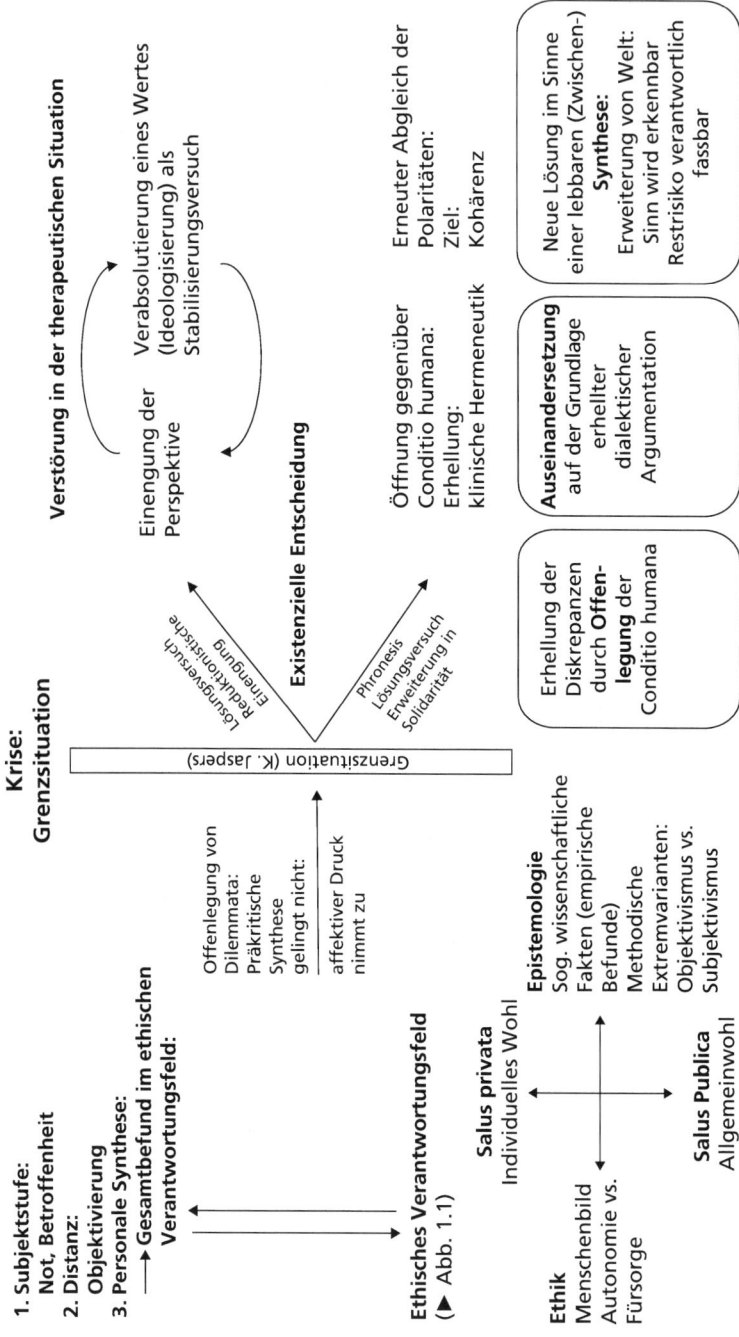

Abb. 7.4: Therapeutische Situation: Epistemologische und ethische Grundsatzfragen dargestellt im Prozessmodell der Grenzsituation (Krise), existentielle Entscheidung und postkritische Verlaufsvarianten. Es ist vorausgesetzt, dass für die Rahmenbedingungen der therapeutischen Situation staatliche und politische Verantwortungsübernahme erforderlich und gegeben ist.

ein Dilemma vor, eine Situation mit höherer Komplexität, die eine Grenzsituation eröffnet (▶ Abb. 7.4).

8 Situative Ethik als Prozess der Entscheidungsfindung im Gefüge der therapeutischen Situation: Umgang mit Dilemmata

8.1 Dilemma zwischen Salus privata und Salus publica

Verfahrensmäßig ist für ein demokratisches Staatswesen klar, dass auf der sozialpolitischen Ebene, also außerhalb der therapeutischen Situation, darum zu ringen ist, dass die für das Gesundheitswesen erforderlichen Mittel bereitgestellt werden. Die zur Verfügung stehenden öffentlichen Mittel konkurrieren unter dem Gesichtspunkt der begrenzten Ressourcen beispielsweise mit dem Aufbau von Schulen, Bildungseinrichtungen, Kunst und Kultur. In diesem externen Allokationsdilemma (salus publica) ist dann unter Berücksichtigung des öffentlichen Wohls, d. h. unter dem Gesichtspunkt des Erhalts stabiler Strukturen zum Wohl der Gesamtgesellschaft, politisch zu entscheiden, wo die Ressourcen zum Einsatz kommen sollen. Die Allokationsproblematik wird im öffentlichen Feld der Demokratie in der Weise ausgetragen, dass der Entscheid der Mehrheit in den öffentlichen Gremien in der Hoffnung auf die Durchsetzungskraft der politischen Vernunft als quasi ethisches Surrogat im Regelfall akzeptiert wird. Wichtig ist, dass diese politischen Verfahren hinsichtlich der Ergebnisse sich stets sozialethischen Kriterien stellen müssen.

Das hier zugrundeliegende politische Dilemma ist, das Gemeinwohl und das Wohl des Einzelnen in Einklang zu bringen. In der individuellen therapeutischen Situation ist der Arzt ganz eindeutig *primär* der optimalen Versorgung des individuellen Patienten verpflichtet. Eine mögliche Verfahrenslösung liegt darin, Bedingungen und Regeln für die Rahmenbildung dergestalt auszuhandeln, dass eine möglichst gerechte und geregelte Verteilung der Ressourcen gefunden werden kann, basierend also auf Entscheidungen, die *außerhalb* der individuellen Situation zu treffen waren.

Daraus ergibt sich das Modell der strukturellen Rationierung mit entsprechenden Rationierungsregeln, Handlungsoptionen und Grundsätzen. Diese müssen sich an einem Wertehorizont, der transparent zu machen ist, orientieren. Natürlich können in einer demokratischen Gesellschaft Rationierungskriterien nicht von einem einzelnen Arzt oder Berufsstand aufgestellt werden, sondern sie müssen das Resultat eines öffentlichen Diskurses sein, der auf der politischen Ebene stattfindet. Das Dilemma kann allerdings für den in der konkreten therapeutischen Situation stehenden Arzt dennoch brisant werden, wenn er sich aus ethischen Gründen diesen Rationierungsregeln nicht fügen möchte.

Angesichts der Erkenntnisgrenzen und im Bewusstsein des Handlungsbedarfs werden die zugrundeliegenden Dilemmata, das empirisch-epistemologische und das Allokationsdilemma, häufig verdrängt. Zuflucht genommen wird zu einem funktionalisierten Autonomiekonzept der Person.[354] Hier erhebt sich die Frage, ob sich das Menschsein durch Selbstverantwortung und Autonomie allein oder vorwiegend bestimmen lässt und inwiefern *Abhängigkeit* nicht als eine anthropologische Konstante mit zu berücksichtigen sei. Für das Austarieren von Autonomie und Abhängigkeit ist eine Eigenverantwortlichkeit zu berücksichtigen, aus der der Handelnde nicht zu entlassen ist. »Der einzelne muss also entscheiden, wann er aus der Unendlichkeit des Abwägens austritt, den Diskurs beendet und mit Überzeugung zum Handeln übergeht. Diese Überzeugung, die uns den Diskurs beenden lässt, nennen wir das Gewissen.«[355] Es ist dies auch die Grenzsituation, aus der eine neue Wertbildung des Gewissens hervorgehen soll. Allerdings gilt auch, dass Grenzsituationen das Risiko tragischen Scheiterns miteinschließen.

Einerseits kann unsere sittliche Verantwortung nur dann konkret, bestimmt und nicht durch beliebige Manipulation gefährdet sein, wenn sie zugleich *begrenzt* ist. Das bedeutet, dass wir nicht davon ausgehen, wir müssten jeweils die *Gesamtheit der Folgen* jeder Handlung und jeder Unterlassung verantworten. Je nach Aufgabe und Position ist die Reichweite der Verantwortlichkeit des Handelnden allerdings unterschiedlich bestimmt. Die des Arztes in der therapeutischen Situation ist je nach prozessualer Phase oft weiterreichender als die des Patienten. Für alle Akteure ist es verpflichtend zu beachten, dass die therapeutische Situation zugleich eingebettet ist in eine Makrosituation, also in einen Kontext von Randbedingungen, für die es gleichfalls eine Mitverantwortung gibt. Daraus entsteht folgendes *Dilemma*: Die Interessenlage und ethischen Anforderungen der Mikro- und der Makrosituation können widersprüchlich sein und sind es häufig auch. Eine solche sozusagen übergreifende sozialethische »Überlegung« kann da gegeben sein, wo ein Patient etwa – freiwillig – auf eine Transplantation verzichtet. Nach dem impliziten Axiom der therapeutischen Situation endet die Verantwortung des Arztes genau da, wo er das Beste für die Gesundheit seines Patienten tut und insoweit umsetzt, als dies der Patient zulässt. Diese Fürsorge einer weiterreichenden Verantwortung für irgendwelche Folgen außerhalb der Mikrosituation unterzuordnen, entspräche weder ärztlichem noch *situativem Ethos*. Wenn die Knappheit der Mittel, bedingt aus welchem Grunde auch immer, in der therapeutischen Situation selbst eine restriktive Entscheidung fordert, so ist in der akuten Situation nach individualethischen Gesichtspunkten, dem Verhältnismäßigkeitsgrundsatz, dem Gesichtspunkt der Verteilungsgerechtigkeit und zugleich nach möglichst unparteilichen Gesichtspunkten zu entscheiden.[356]

---

354 v. Engelhardt 1991.
355 Spaemann 1994.
356 Hierzu Taupitz 2016, S. 86.

8.2 Menschenbildliche Prämissen

Damit stellt sich beim Entscheiden im Spannungsfeld von individuellem Wohl und Gemeinwohl erneut die Frage nach einer handlungsleitenden Anthropologie, die das Dilemma im Rahmen der therapeutischen Situation als solches wahrzunehmen gestattet und den sich daraus ergebenden Spannungsfeldern methodisch und existentiell gewachsen ist. Das dargestellte Konzept der therapeutischen Situation ist geeignet, diese Spannungen kreativ aufzunehmen, ohne vorschnell und einseitig nur für das Gemeinwohl einzutreten oder zu der Forderung einer »rücksichtslosen« Vertretung individueller Interessen zu greifen. Wie lässt sich also eine *Synthese als individuelle therapeutische Handlung* und *eine Synthese als institutionelle Formung* zugleich herstellen und offenhalten? In der Demokratie entscheiden gewählte Mehrheiten; dennoch kann nicht behauptet werden, dass jede Mehrheitsentscheidung das Gemeinwohl richtig trifft. Ebenso wenig kann aber behauptet werden, dass Mehrheitsentscheidungen, weil auch persönliche Interessen im Spiele sind, das Gemeinwohl grundsätzlich verfehlen.

Kennzeichen des Menschenbildes, das die gegenwärtig populäre Ethik der Autonomie begründet, ist das Streben nach möglichst uneingeschränkter Selbstverwirklichung und persönlichem Glück. Die Würde des Menschen wird in der freien Selbstverfügung über sein Leben gesehen. Sie ist also Ergebnis des freiheitlichen Selbstvollzuges des Lebens. Wenn die Würde des Menschen primär in der autonomen Selbstbestimmung begründet ist, so ist eigentlich jeder Zustand, in dem der Mensch sich nicht selbst bestimmen kann, ein »menschenunwürdiger« Zustand.[357] Eine Ethik der *Fürsorge* und Solidarität kann allenfalls gerechtfertigt werden, wenn sie die Selbstbestimmung zum Ziel hat oder verlorengegangene Autonomie auf dem schnellstmöglichen Wege wiederherstellt. Damit bleibt das Ethos der Fürsorge der *Ethik der Autonomie untergeordnet.*

Die Ethik der Fürsorge und Solidarität gründet in einer ganz anderen Sichtweise auf die fundamentale Grundstruktur des Menschseins. Sie betont das Angewiesensein des Menschen auf unterstützende Gegebenheiten außerhalb seiner selbst als Immanenz oder Transzendenz, auf Zuwendung Gottes, anderer Menschen oder auch in einer positiven Bezogenheit auf die »Naturbedingungen des Lebens«, der Leiblichkeit, aber auch deren Hinfälligkeit. Das bedeutet konzeptuell, dass die Ethik der Autonomie dem Ethos der Solidarität und Fürsorge untergeordnet bleibt und bleiben muss.[358] Die Ethik der radikalen Autonomie und der Machbarkeitswahn beziehungsweise das einseitig lösungsorientierte Denken der Moderne entspringen derselben geistigen Wurzel: Der Mensch sieht sich als uneingeschränkten Herrn des Lebens. Dieser Ansatz kennt keine Ethik des Verzichtes und des Erleidens, sondern nur eine Ethik der aktiven Lebensgestaltung. Er kennt nur eine Ethik der Macht, die die Ohnmacht durch Macht zu überspielen versucht. Es fehlt eine Ethik des »Seinlassens«, der inneren Annahme des »Verfügten« (Schicksal).

---

357 Eibach 1997.
358 Eibach 1997.

Zweifellos führte der Zuwachs an medizinischer Verfügungsgewalt über das Leben und die Pluralisierung der Wertvorstellungen der Gesellschaft zu einer Krise des Ethos der Fürsorge. Wesentlich gespeist wurde die Krise durch die Behauptung, dass die Würde des Menschen in einer empirisch feststellbaren Autonomie gründe. Menschliches Leben, das noch nicht oder nicht mehr über derartige empirische Qualitäten verfügt, entbehre demnach der Würde, Person zu sein. Dagegen ist überzeugend aufzuweisen, dass ganz im Gegenteil eine derartige Ethik der Autonomie die schwächsten Glieder der Gesellschaft in ihrem Lebensrecht bedroht. Medizin als Politik im Kleinen wie auch Politik als Medizin im Großen hat die Aufgabe, Leben zu schützen. Mithin bilden beide, die Ethik der Fürsorge und der Autonomie, die Grundlage von Individualwohl und Gemeinwohl bzw. von medizinischer und sozialpolitischer Ethik. Eine Ethik der Fürsorge und Solidarität hat in Ausgleich zu kommen mit einer Ethik bzw. einer Respektierung der Autonomie des Individuums. Dies wird nur möglich sein unter Rekurs auf ethische Begründungsstrategien, deren Prämissen offenzulegen sind, und die den Prozessablauf hin zu einer Synthese der widersprüchlichen Positionen darlegen können.

8.3 Ethischer Umgang mit Erkenntnisgrenzen in Entscheidungssituationen

Unter dem Druck des Handlungsbedarfs wird das zugrundeliegende praktische Dilemma der empirischen Erkenntnisgrenzen nicht selten verdrängt. In dem Ringen um Erkenntnis sieht man sich konfrontiert mit einer Situation, also einer bestimmten Situation der Not und der Gefährdung des Menschseins, die nicht einfach »empirisch« zu erfassen ist. Vielmehr wird unter diesen Umständen zunächst die Grundgegebenheit der Grenzsituation als einer *gefährdeten* Erkenntnis- und Handlungskondition aufgedeckt. Hoffnung auf Lösung kann sich nur so ergeben, dass Wertfindung und neue Wertsetzung in konkreten (therapeutischen) *Grenzsituationen* gelingt, aus denen dann das Gewissen und verantwortliches Handeln hervorgehen. Im Umgang mit dem *epistemologischen Dilemma*, das sich aus dem begrenzten, zudem methodisch umstrittenen Wissen und dem gleichzeitig dringenden Handlungsbedarf ergibt, ist ein offener Rekurs zu der handlungsleitenden Anthropologie auch hier unumgänglich. So kann das Dilemma als solches *wahrgenommen* und die sich daraus ergebende Grenzsituation als Wagnis kreativ aufgenommen werden. Anzustreben ist eine konkrete Handlung als Synthese, die Möglichkeit und Risiko realistisch einbezieht. Konfrontiert mit der Einsicht, dass in der konkreten Situation nicht ein Diskurs ad infinitum geführt werden kann, hat sich die Gewissensentscheidung ausdrücklich in der Beendigung des Diskurses zu bewähren. Die therapeutische Situation bietet auf jeden Fall dann eine einzigartige Erkenntnischance, wenn es seitens des Therapeuten gelingt, diese spezielle Situation mit ihrem Sinnziel zu erfassen, um zum einen den subjektiv-kontextualen Sinngehalt und zum anderen den damit zu verknüpfenden objektivierbaren Sachverhalt, also das empirische Risikokalkül, zu einer gesamthaften Erkenntnis zu bringen (▶ Abb. 7.4).

8.4 Die präkritische Phase: Erkennen und ethische Orientierungsfindung in der therapeutischen Situation

Im therapeutischen Handlungsfeld stößt man auf vier Bereiche und Anwendungsfelder der Ethik und die darin grundsätzlich enthaltenen Dilemmata (▶ Abb. 1.1). Das ist zum einen das *ethische Dilemma* von *verstehendem Diskurs* ad infinitum versus *finitem Diskurs*, das ist zum anderen das *epistemologische Dilemma* des begrenzten empirischen Wissens bei dringendem Handlungsbedarfs, das ist drittens das Dilemma von *objektivierend-distanzierter Haltung* versus *empathischer Parteilichkeit* in der Mikrosituation (Salus privata) und schließlich viertens das Dilemma von *begrenzten Ressourcen* und *Unbegrenztheit des Bedarfs*, das Allokationsdilemma der Makrosituation (Salus publica).

Wie aufgezeigt, kommt es im diagnostischen und therapeutischen Prozessablauf regelmäßig zu zunächst unlösbaren Erkenntnisproblemen. Hier kann die Bezugnahme auf die Struktur der therapeutischen Situation und den prozessdynamischen Ablauf Orientierung geben. Die Vergegenwärtigung der therapeutischen Situation gibt weit mehr an Orientierung als ein Bezug auf ein duales Arzt-Patienten-Verhältnis und die darauf sich stützende personal-dialogische Verantwortung. Sie gibt auch mehr als ein ausgehandeltes Vertragsverhältnis zwischen den Akteuren. Die therapeutische Situation ist mehr, gewinnt ihre Deutlichkeit aus der existentiellen Sinnhaftigkeit, die sie nicht aus sich selbst heraus geschaffen hat. In dieser spezifischen Situation vollzieht sich die therapeutische Einzelhandlung in ihrer Unwiderruflichkeit.[359] Sie erlaubt es, individuelle Not zu lindern und die individuelle Verteilung knapper Güter verantwortlich im Blick zu behalten; gleichzeitig kann die Verantwortung für die vorgeordnete Makroallokation – Aufgabe der Politik – unterschieden und abgegrenzt werden.

Die therapeutische Situation erlaubt, wie dargestellt, neben einer klaren Definition ihres Beginns, ihres Endes, ihrer Grenzen eben auch eine Klärung des Status von Patient vs. Kunde, von Wunsch vs. therapeutischem Anliegen, erlaubt eine ganzheitliche Definition von Krankheit. Die ethischen Konzeptbildungen, Prinzipien, Regelwerke, deontologische Aspekte und utilitaristische Ansätze werden zur Beurteilung herangezogen, unter der Fragerichtung von individuellem Wohl und Allgemeinwohl beachtet und unter Respektierung von Fürsorgeaspekten und Autonomie der Person in eine therapeutische Handlung umgesetzt. Gelingt es präkritisch

---

359 Wieland 1995, S. 69.

jedoch nicht, zu einer Lösung zu kommen, und ist es therapeutisch dringlich, zu einer Handlung zu kommen, so beginnt die Grenzüberschreitung und der Übergang in die postkritische Phase, die Phase einer neuartigen kreativen Lösungsfindung.

Im Durchlaufen der therapeutischen Situation in den beschriebenen Phasen der Konfrontation mit der Not des Betroffenen, der objektivierenden Erfassung im Sinne einer Diagnostik über die Subjektstufe hinaus, schließlich im Zusammenführen der Aspekte in der personalen Begegnung liegt, wie beschrieben, der existentielle Aufruf nach Entscheidung im Sinnzusammenhang eines helfenden Handelns. Damit ist aber von vorneherein ethische Reflexion, genauer Handlungsentscheidung und Handeln, gefordert, das ethisch zu rechtfertigen ist. Therapeutisches Handeln ist zu rechtfertigen unter Bezugnahme auf eine Medizinethik als Bereichsethik, angewandt auf eine begrenzte und von ihrer therapeutischen Intention her bestimmte Konstellation der Entscheidung in der therapeutischen Situation. Dies verkürzt die ethischen Argumentationsstrategien im Vergleich zu einer jeweils wiedereinsetzenden *allgemeinethischen* Argumentation. Andererseits bewegt sich die ethische Argumentation auf höchstem Komplexitätsniveau, weil es stets um den ganzen Menschen geht, der buchstäblich mit Leib und Leben betroffen ist. In der therapeutischen Situation sind charakteristische Spannungs- und Aktionsfelder des Erkennens, Verantwortens und Handelns zu beachten (▶ Abb. 7.4). In der therapeutischen Mikrosituation der unmittelbaren Begegnung von Arzt und Patient geht es um das Dilemma zwischen distanzierter, objektivierender und empathischer, »parteilicher« Einstellung, die nicht immer einfach zu einer ganzheitlichen personalen Synthese zu führen sind. Von daher ist auf der *Erkenntnisebene* stets ein *Dilemma* vorgezeichnet. Des Weiteren ist das Spannungsverhältnis zwischen Salus privata, dem individuellen Wohl, und dem öffentlichen Wohl, d. h. dem Interesse der Solidargemeinschaft, gegeben, wobei es hier um den gerechten Ausgleich von Ressourcen geht, in Form einer vertretbaren Synthese, die nicht leicht zu finden ist und häufig genug ethisch Zweifel hinsichtlich der zugrundeliegenden Dilemmata offenlässt. Auf der Ebene der Epistemologie ist der Arzt, wie alle um Erkenntnis ringenden Akteure in den Wissenschaften, konfrontiert mit der Frage des Umgangs mit der Begrenztheit empirischer Erkenntnisse bzw. des Umgangs mit offenen empirischen Fragen. Angesichts dieses Dilemmas ergeben sich Fragen, ob therapeutisches Handeln, also Eingriffe, trotz des Unsicherheitsrisikos gerechtfertigt werden können oder nicht (▶ Abb. 7.4, ▶ Abb. 1.1). Der ethische Diskurs löst Fragen zu unterschiedlichen Ethik-Konzepten, zu methodologischen Strategien und Begründungskonzepten (▶ Abb. 1.2) aus. Die grundlegende Schwierigkeit besteht darin, festzulegen und zu begründen, wie weit der Diskurs zu führen ist, geführt werden muss und wann er zu beenden ist. In einen medizinethischen Diskurs ist nicht nur *ein* Begründungskonzept einzubeziehen, sondern stets alle für die spezifische Konstellation und für die Entscheidungssituation relevanten Begründungskonzepte – auch dann, wenn sie sich *zunächst* auf *theoretischer* Ebene widersprechen. Deontologische und teleologische bzw. konsequentialistische Begründungsstrategien können sich widersprechen und zu unüberbrückbar erscheinenden Spannungen führen. Auch ein für medizinethische Anliegen spezifizierter prinzipienethischer Ansatz[360] gehört hierzu, der die Argumentationsansätze bündelt und vereinfacht, aber dann die Frage zu beantworten hat, wie in einem individuellen Falle die gegenläufigen Prinzipien abzuwägen und anzuwenden sind. Diese Frage wird wiederum nur durch einen entsprechenden – gegebenenfalls inneren – Diskurs voranzubringen sein, der im besten Fall zu einer dialogischen, von gegenseitigem hermeneutischem Verstehen und personaler Begegnung geprägten Lösung führen kann. Kann eine Lösung nicht gefunden werden, bleibt die Spannung. Der Druck, zu einer Entscheidung und damit zu helfendem Handeln zu gelangen, wächst schließlich so weit, dass das *Prozessgeschehen* in eine *Grenzsituation* einmündet (▶ Abb. 7.4).

»Was der Mensch eigentlich ist und werden kann, hat seine letzte Ursprung in der Erfahrung, Aneignung und Überwindung der Grenzsituation«, so Karl Jaspers.[361] Einsichten der anthropologischen Psychiatrie und Medizin folgend, sind Situationen – also auch die therapeutische Situation – weder durch die Eigenschaften des Subjekts bzw. der Akteure noch durch die objektiven Gegebenheiten allein definiert, überhaupt nicht durch zustandsbildliche Gegebenheiten, vielmehr eben durch solche Probleme, die sich aus der problematischen Relation von Personen – Akteuren – zur Mit-Welt ergeben. In der Grenzsituation nun ist der Mensch aufgerufen, sich zu entscheiden für eine neue, nie da gewesene Lösung eines Dilemmas. Die in dieser Ausnahmesituation sich vollziehenden inneren reflexiven und auch äußeren dialogischen Prozesse erweitern die dialektische Argumentationsbasis und fordern dazu heraus, über einen *kreativen Akt* die neue Lösung im Sinne einer lebbaren »(Zwischen-)Synthese« zu finden. Mit dem Begriff *lebbare (Zwischen-) Synthese* ist gesagt, dass eine solche Lösung, auch wenn sie weiterträgt als das bisher Gegebene, doch nicht zu verabsolutieren ist, sondern in späteren Situationen auch wieder in Frage gestellt werden darf und muss. Mit dem prozessdynamischen Ansatz ist somit für den Bereich der therapeutischen Situation und der in ihr und mit ihr notwendigen medizinethischen Entscheidungen ein Lösungsweg vorgezeichnet, der integrativ die wesentlichen Begründungskonzepte durch transparente methodologische Strategien (▶ Abb. 1.2) für den Bereich der Medizinethik zusammenzuführen erlaubt (▶ Abb. 7.4).

Vorgeschlagen wird also eine weiterführende Klärung und schließlich Entscheidung der ethischen Problemstellung unter steter Bezugnahme auf die empirische Erkenntnislage. Dies geschieht durch eine *prozessuale Sichtweise*, die es ermöglicht, die phasenbezogene Relevanz der Wertkonflikte präkritisch zu lösen oder, wenn dies nicht gelingt, sie durch die Grenzsituation hindurch zu einer *postkritischen lebbaren Synthese* zu führen. Wesentlich ist hierbei die Vergegenwärtigung einer relational-personalen Grenze, die die Phasen definiert, in eine Folge ordnet und Orientierung gibt, auch in der Spannung der Ausnahmesituation. Eine Grenzsituation ist zwar ein Verlassen der bisherigen Ordnungsgegebenheit, jedoch unter erweiternder Erkenntnis, die die Offenlegung und Vergegenwärtigung der Conditio humana eröffnet (▶ Abb. 7.4): Die Grenze ist nicht zuletzt unter Einbeziehung klinischen

---

360 Beispielhaft sei genannt Beauchamp, Childress (1989) 1994.
361 Jaspers 1965, S. 271.

Wissens, das aus der Begegnung stammt und um die Gefährdung des Menschseins weiß, zu bestimmen als personale, lebensdienliche Barriere oder als »Gehäuse«[362].

8.5 Krise und Grenzsituation

Wächst der affektive bzw. dynamische Druck in den präkritischen Szenarien, gleich aus welchem Grund, so weit an, dass das in der Situation angelegte implizite Sollen, d. h. das therapeutische Ziel, strukturell nicht eingehalten werden kann (Wertebildung, neue Zwischensynthese), entsteht aufgrund des wachsenden dynamischen Drucks das Risiko, das sich in prozessdynamischer Betrachtungsweise als Grenzüberschreitung darstellt. Eine Grenzüberschreitung resultiert, wenn die im bisherigen Regelwerk der präkritischen Situation gültigen Werte zur Stabilisierung nicht ausreichen. Die bestehende Situation kann nur geregelt bzw. in einen stabilen Zustand übergeführt werden durch eine *neue* Situation, die der höheren Komplexität angemessen ist. Die Grenze bezeichnet eine Zäsur, die das Regelwerk der präkritischen Situation trennt von der Grenzsituation, die charakterisiert ist durch höhere Komplexität, höhere Risiken, aber auch neue Chancen. Mit dem Beginn der Grenzsituation drohen somit einerseits Chaos und Verwirrung, wie sich andererseits die Chance zu einer neuen vertieften Sehweise und Entscheidungsfindung, Ziel- und Wertfindung eröffnet.

Zwischen Ausgangssituation und Grenzsituation besteht eine existentielle Diskontinuität. Es heißt dies, dass sich die Grenzsituation nicht bruchlos aus der präkritischen Initialsituation und der Krisis ableiten lässt. Jede Situation hat ihre eigene Gestalt, ihre eigenen impliziten Axiome und Sinnziele, aus denen der jeweilige Prozessablauf resultiert. Die in der Verzweiflung offengelegte Gefahr der Sinnverfehlung ist nach der Grenzüberschreitung die Keimzelle neuer Sinnsuche. Sie wird eingeleitet durch eine Wandlung im Selbst- und Weltverhältnis beim Überschreiten der Grenze.

Mit Überschreiten der Grenze hat die Person, der Arzt, zwar die Verfügung über die der *präkritischen* Konstellation inhärenten Entscheidungsmöglichkeiten *verloren*. In der Grenzsituation werden jedoch vertiefte Einsichten und neuartige, erweiterte Entscheidungsgrundlagen für die ethische Entscheidung *gewonnen*. Die Grenzsituation ermöglicht die Sicht auf das Ganze der Existenz, eröffnet so neue Perspektiven bezüglich aktueller und vorangegangener Dilemmata und Konflikte, ermöglicht eine Neuordnung auch der präkritischen Fragmente bzw. ungelösten Fragen. Kommt es bei der Grenzüberschreitung zu einem Gewahrwerden der Conditio humana, so begegnet sich in der Grenzsituation die Existenz in ihrer Ganzheit. Diese *ent-deckende* Begegnung ist begleitet von einer charakteristischen,

---

362 Jaspers 1971 (1919) S. 305.

grenzsituativen Angst:[363] Der weitere Verlauf der Grenzsituation ist gekennzeichnet durch ein Ringen um eine Entscheidung zwischen unüberbrückbar erscheinenden Widersprüchen. In der Grenzüberschreitung und Grenzsituation liegt etwas schwer vorhersehbares Doppeltes: zum einen das Risiko, in die noch komplexere *Verdeckungs*strategie eines destruktiven Prozessgeschehens zu geraten, also der Verabsolutierung von Werten und damit einer Ideologiebildung zu verfallen, zu scheitern, oder zum anderen die Chance zu ergreifen, im *Entdecken* der Conditio humana zum eigentlichen Existieren[364] und damit zu einer neuen, kreativen ethischen Lösung zu gelangen.

Dem schon präkritisch zu einer notwendigen Entscheidung aufgerufenen Arzt und Therapeuten wird sie nach der Grenzüberschreitung zur unausweichlichen Konfrontation. Es ist dies die Voraussetzung der Existenzerhellung[365] und zugleich die Chance, die zur neuen Form, d.h. zu einer ethischen Handlungsentscheidung, führt. Grenzsituationen sind insofern Momente der Wahrheit, Momente der Wahrheit allerdings, die als äußerste Herausforderung, als Konfrontation mit den Grenzen des Menschseins, nur schwer erträglich sind. In der elementaren Angst der Grenzsituation ist der Mensch – und hier der verantwortliche Arzt – aufgerufen zur *Entscheidung,* welchen Weg er einschlagen möchte, um aus der Unerträglichkeit der Angst heraus und zu neuen Lösungen zu gelangen.

Zur Wahl steht der Weg der Versöhnung diskrepanter Konzepte und ihrer Integration, oder der letztlich zum Scheitern verurteilte Weg der Fragmentierung der Wertkonstellationen, der in einen vitiösen Zirkel und zu inkohärenten Handlungsentwürfen führt (▶ Abb. 7.4). Letztere konkurrieren miteinander nicht selten unter Einbeziehung machtbasierter, etwa einem wissenschaftlichen Rationale folgender, zunehmend unredlicher Argumentationsstrategien, die an ihren Selbstwidersprüchen scheitern und in Resignation enden. In dem in Gang gesetzten vitiösen Zirkel wird, vergleichbar einem pathologischen Prozessgeschehen, die Conditio humana erneut verdrängt und die initiale ethische Problemkonstellation schließlich noch komplexer verschlüsselt denn zuvor.

8.6 Die postkritische Phase

In der existentiellen Entscheidung für den kreativen Akt und in der unbezwingbaren Hoffnung auf eine neue lebbare Synthese bewährt sich menschengemäße Vitalität.[366] Diese Vitalität ist die Fähigkeit und die »Macht, sich zu transzendieren, ohne

---

363 Tillich 1975. Die grenzsituative Angst bezieht sich auf drei elementare Seinsbereiche der conditio humana: Angst des Todes, der Sinnlosigkeit und der Schuld.
364 Heidegger 1953.
365 Jaspers 1965, S. 275.
366 Tillich 1968, S. 85.

sich zu verlieren«[367]. Die Fähigkeit in dieser kritischen Situation, der Grenzsituation, auf etwas hin zu transzendieren, was außerhalb dieser Situation Halt bietet, bedeutet gleichermaßen erweiterte Realitätserkenntnis, bedeutet Schutz gegen sich sonst perpetuierende verzweifelte Unentschiedenheit, bedeutet die Initiierung eines kreativen Prozesses hin zu einer neuen Lösung, zum neuen Wert, zum neuen »Wert-Ziel«, zum ethisch vertretbaren Therapieziel. Transzendierung ist hierbei, abhängig von individuellen anthropologischen Voraussetzungen, zu beziehen auf humanistische Gehalte (Glaube an das Gute im Menschen), auf kosmologische Bestände (Vertrauen in das Aufgehoben sein in der welthaften Ordnung), schließlich auf theologische Gehalte (Vertrauen auf einen sorgenden, fürsorgenden Gott).

Die Grenzsituation als Krise der ethischen Entscheidung in der Bewusstwerdung eines Dilemmas findet ihren Abschluss mit dem Übergang in eine destruktive Prozessvariante (Circulus vitiosus) mit unsicherem und chaotischem weiteren Prozessverlauf, oder aber mit dem Gewinn einer neuen Balance im Sinne einer *lebbaren Zwischensynthese*. Diese eröffnet eine Erweiterung von Welt, eine erweiterte Wert-Welt für das Individuum, genauer: für die an der Entscheidung und an dem Prozess beteiligten Individuen, Arzt und Patient. Die Lösungen der postkritischen Phase ergeben sich nicht geradlinig und bruchlos aus der präkritischen Vorgeschichte und den dort gegebenen Wertkonstellationen. Vielmehr konstellieren sich die Wertgegebenheiten in der Auseinandersetzung mit der Conditio humana neu. Drei Etappen sind in Anlehnung an Karl Jaspers im Zuge des postkritischen Prozessablaufs zu unterscheiden: *Erhellung, Auseinandersetzung* und *Integration* der primären Widersprüche und Aufhebung in der neuen Form (▶ Tab. 7.1). Aus ethischer Perspektive ermöglicht die so gewonnene neue Form eine Balance, die lebensdienlichen Ausgleich und Ordnung ermöglicht. Auf psychosozialer Ebene findet sich in eins mit der individuellen Lösung eine Bewährung des neuen Wertes als kommunikatives, d. h. intersubjektiv einsetzbares, Hoffnung und Frieden stiftendes Symbol. Wenn von »liebendem Kampf« im Sinne von Karl Jaspers im Zuge des postkritischen Prozessablaufs gesprochen wird, so sind damit die klassischen Tugenden angesprochen, die hier wirksam werden und dem schöpferischen Lösungsgeschehen dienen. Das gilt für Glauben als Entgegensetzung einer elementaren Angst. Das gilt für Hoffnung in der Auseinandersetzung mit Konfrontation im liebenden Kampf. Das gilt für die Integration der Widersprüche als Gestaltung eines erweiterten Wertes auf der Grundlage einer Begegnung (▶ Tab. 7.1). Dies wird möglich unter dauernder Bezugnahme auf Aussagen der klassischen Tugendlehre. In dieser erscheinen Weisheit, Gerechtigkeit, Besonnenheit und Mut als Teil einer notwendigen Kultur der Ethik, die die schwierigen Entscheidungen gewissermaßen stützt und einhegt. Auch Letztbegründungen allgemeinethischer Ansätze müssen im Blickfeld bleiben, verlieren jedoch an Dramatik gegenüber dem existentiellen Lösungsansatz, dem es um gelebte und lebbare Zwischensynthesen geht, die dialektisch ausbalanciert, dogmatischer Festschreibung gerade entgehen.

Mit Erreichen des so gefassten Therapiezieles findet die therapeutische Situation unter Einhaltung als gültig erkannter ethischer Werte ihren stets vorläufigen Ab-

---

367 Tillich 1968, S. 85.

schluss. Der prozessdynamische Ablauf, so auch der Abschluss, ist in vollem Wortsinn existentiell zu verantworten. Ein existentieller Ansatz setzt sich zuweilen dem Vorwurf der Subjektivität oder mangelnder Objektivität aus. Bloße Subjektivität verfehlte freilich das zentrale Anliegen des lebensdienlichen Erkennens und Handelns in den Herausforderungen der therapeutischen Situation. Objektivierende Ansätze sind wichtig, reichen jedoch gleichfalls nicht aus (▶ Abb. 7.4), sind in einen personalen Gesamtbefund einzubringen, der das ethische Verantwortungsfeld zu berücksichtigen hat. Die angestrebte Sichtweise ist somit Ergebnis einer ganzheitlichen praktischen Philosophie der Existenz, die zudem weiß, dass sie sich stets, in jeder konkreten Situation, neu zu bewähren haben wird.

9 Bewältigung ethischer Dilemmata in der therapeutischen Situation um Lebensbeginn und Lebensende

9.1 Ethische Fragen zum Lebensbeginn

Bei ethischen Fragen um den Beginn des Lebens ist die ontologische Argumentation, ab wann das menschliche Leben als menschliches Leben aufzufassen sei, stets im Blick zu behalten. Sie ist jedoch in einen ganzheitlichen situativen Zusammenhang zu stellen, woraus sich erst ergibt, wie medizinethisch im speziellen Fall zu argumentieren und welche handlungsmäßigen Konsequenzen daraus zu ziehen sind. Für die medizinethische Entscheidung ist die Schwierigkeit die, dass, wie auch entschieden wird, elementare Werte verletzt werden könnten.

In Betracht zu ziehen sind zwei klassische Positionen ontologischer Argumentation zum Lebensbeginn. Es ist dies zum einen die Position, wie sie exemplarisch seitens der katholischen Kirche formuliert wird. Sie zieht bekanntlich metaphysische Letztbegründungen heran, die seitens einer pluralistischen Gesellschaft nicht durchwegs geteilt werden. Dazu im schroffen Kontrast stehen positivistisch-naturalistische Positionen, wie diese von einer Reihe von Rechtsphilosophen vertreten werden.[368]

Bemerkenswert ist allerdings auch, dass erst unter Papst Johannes Paul II. die katholische Kirche 1987 den Beginn des Personseins auf den Zeitpunkt der Befruchtung der Eizelle festsetzte. Diese Instruktion der Kongregation für die Glaubenslehre über die »*Unantastbarkeit des menschlichen Lebens*« bildet seither die Grundlage für den von der katholischen Kirche vertretenen absoluten Lebensschutz von der Empfängnis an. So schrieb der Papst unter anderem an die deutschen Schwangerschaftsberatungsstellen:

»Wenn die Kirche die unbedingte Achtung vor dem Recht auf Leben jedes unschuldigen Menschen – von der Empfängnis bis zu seinem natürlichen Tod – zu einer der Säulen erklärt, auf die sich jede bürgerliche Gesellschaft stützt, will sie lediglich einen humanen Staat fördern, einen Staat, der die Verteidigung der Grundrechte der menschlichen Person, besonders der Schwächsten, als seine vorrangige Pflicht anerkennt.«[369] Damit liegt ein konsistenter ethischer Argumentationsduktus vor, der allerdings von dogmatischen Festlegungen ausgeht, die epistemologische Überlegungen und empirische Argumente zurücktreten lassen. Bestimmte Rechtsphilosophen[370] vertreten die Auffassung, dass sich ein Abtrei-

---

368 Hoerster 1991.
369 Johannes Paul II. 1998.
370 Hoerster 1991.

bungsverbot unter säkularen Voraussetzungen in keiner Weise rechtfertigen lasse. Personales, menschliches Erleben nämlich beginne frühestens einige Monate nach der Geburt. Es empfehle sich lediglich aus rechtspragmatischen Gründen, menschliches Leben schon vom Zeitpunkt der Geburt an zu schützen beziehungsweise dem geborenen Menschen ein Lebensrecht zuzugestehen. Es wird dann menschliches Leben mit empirisch objektivierbaren Eigenschaften bzw. Merkmalen wie Interessen, Bewusstsein und Selbstbewusstsein (im Sinne von »Bewusstsein seiner selbst«) identifiziert. Die ethische Entscheidung wird mit den empirisch definierbaren Merkmalen im rationalen Duktus direkt verknüpft. Das bedeutet, dass in ihrer Bedeutung an sich fragwürdige empirische Gegebenheiten als Basis der ethischen Entscheidungsfindung einen entscheidenden Rang einnehmen, wenn nicht verabsolutiert werden und damit ideologiegefährdet sind.

Hinter den dargestellten Positionen, die beide in sich konsistent und rational argumentieren – einmal basierend auf fragwürdigen metaphysischen, dann auf fragwürdigen empirischen Prämissen –, steht das Problem, dass sie beide losgelöst von den individuellen Situationen operieren. Ethische Entscheidungen, die existentiell von individuellen Beziehungsgegebenheiten abhängig sind, können angemessen nur in einer *Situation, die diese Relationalität zu bestimmen erlaubt*, beurteilt und getroffen werden. Dies ist im Zusammenhang des ärztlichen Erkennens und Handelns die *therapeutische Situation*, die, wie weiter oben ausgeführt, zugleich eine *medizinethische* Erkenntnis- und Handlungssituation darstellt.

Stellt man die Frage vom Gesichtswinkel einer allgemeinen, metaphysisch fundierten Ethik, so gelangt man zur Seinsfrage: »Was ist der Embryo?« oder auch: »Ab welchem Zeitpunkt ist er was?« und: »Ist der Embryo Mensch oder entwickelt er sich zum Menschen?« Für die Auffassung des »Embryo als Mensch« berufen sich die klassischen Argumente auf die gegebene Potentialität, Gattungszugehörigkeit, Identität und Kontinuität. Für den »Embryo als Nicht-Mensch« in der Entwicklung zum Menschen wird empirisch argumentiert mit Verweis auf seine Objekthaftigkeit und fehlende menschliche Eigenschaften und Gestalt, ferner die Abhängigkeit vom mütterlichen Organismus. Spezifiziert man jetzt die Problemstellung der allgemeinen Ethik als Frage nach dem ontologischen Status des Embryos und bezieht diesen auf die therapeutische Erkenntnis- und Handlungssituation, was für die Medizin als Handlungswissenschaft eine bloße Selbstverständlichkeit ist, so verschiebt sich die ontologische Positionierung auf eine verantwortungsvolle, lebensdienlich-existentielle Perspektive. Erforderlich für diesen Transfer und die Applikation philosophischer Vorüberlegungen ist die Kenntnis der Struktur der therapeutischen Situation. Sie erlaubt unter respektvoller Beiziehung ontologischer Argumentation eine angemessene, konkrete, eben *humane Relativierung*, d. h. die Herstellung eines lebensdienlichen und angemessenen Bezuges hinsichtlich einer jeweils ganz einmaligen individuellen Konstellation – und *nur* dieser. Die Gefährdung durch drohende ethische Entgrenzung ist anzuerkennen,[371] wenn die spezielle, individuelle Entscheidung etwa generalisiert würde. Richtig ist aber auch, dass diese

---

371 Bauer 2017.

Gefährdung dann zu bewältigen ist, wenn die Gültigkeit der Erkenntnis stets in Bezug zur therapeutischen Situation gestellt und respektiert wird.

Dabei ist vorab transparent zu machen, dass es sich bei bestimmten ontologischen Festlegungen auch um quasi gesellschaftliche Übereinkünfte, Konventionen im eigentlichen Sinne, handeln könnte, die zwar ethisch zu begründen, jedoch nicht als absolut generalisiert werden dürfen. Sie sind vielmehr entsprechend tieferer und besserer Einsichten in individuellen Konstellationen veränderbar. Ob Lebensschutz von der Befruchtung an ethisch alternativlos ist, kann mit empirischen Argumenten nicht festgelegt werden. Wir wissen schlicht nicht, ob eine befruchtete Eizelle als beseeltes personales Leben (de potentia) aufzufassen ist. Sie ist aber auch ontologisch nicht zweifelsfrei zu entscheiden. Um des sozialethisch hohen Wertes der Orientierung, der Verständigung, letztlich des Friedens und Rechtsfriedens in der Gesellschaft willen ist eine »dogmatische« bzw. konventionelle Festlegung naheliegend. Es ist dies ein Kompromiss, der lebensdienlich sein soll, eben eine lebbare Zwischensynthese, überlebensdienlich für die individuelle, etwa familiäre Konstellation und die Gesellschaft.

Offensichtlich ist, dass bei beiden Positionen, der ontologischen Position wie auch der positivistisch-naturalistischen Position, die ethische Konsequenz unterschiedlich ist, jedoch in beiden Fällen fragwürdig bleiben muss. Die epistemologische Kluft wird beide Male dogmatisch überbrückt, um die ethische Konsequenz abzuleiten. Dies unterstreicht die überragende Bedeutung der medizinethischen Erkenntnisbemühung um selbstkritische dogmatische Zurückhaltung, genauer um ethische Reflexion der dogmatischen Komponenten bezogen auf den Einzelfall. Aus der sich aus dem Dilemma entwickelnden Grenzsituation ergeben sich die buchstäblich entscheidenden Einsichten für diesen Einzelfall, genauer eine individuelle, existentielle Gewissensentscheidung. Hat sich erst eine Handlungserfordernis in einer therapeutischen Situation konstelliert, gilt, dass es kein Ausweichen vor der Entscheidung mehr geben kann: Es ist zu entscheiden, damit gehandelt werden kann, sei es in einer Durchführung oder in einem Unterlassen, hier konkret eines Schwangerschaftsabbruchs etwa. Beachtlich ist, dass in der therapeutischen Situation, als definierter Beziehungssituation, die Erkenntnismöglichkeit günstiger ist und von daher die ethische Abwägung aufgrund genauerer Erkenntnis einem individuellen Humanum näherkommen kann. Das in der therapeutischen Situation zu erlangende *Beziehungswissen* kann wesentlich dazu beitragen, die von außerhalb der therapeutischen Situation in diese hineinwirkenden dogmatischen Vorgaben zu durchschauen, angemessen einzuordnen und anzuwenden.

Die spezielle individuelle Fragestellung in der konkreten therapeutischen Situation folgt ihrem eigenen Duktus mit dem Ziel der Erfassung des Problems, des Dilemmas, das einer lebensdienlichen Lösung, als *individual-ethisches Anliegen*, zugeführt werden muss. Auf der Basis von Gegebenheiten, die empirisch nicht zweifelsfrei entscheidbar und ontologisch umstritten sind, kann nicht ein absoluter ethischer Handlungsgrund bzw. eine verpflichtende Auferlegung abgeleitet werden. Für den tatsächlichen Umgang mit Embryonen im individualethischen Kontext ergibt sich keine generell zwingende Konsequenz außer jener, sich vor dem Handeln mit den Risiken der Ungewissheit ernsthaft auseinanderzusetzen. Was das für das praktische dialogische Prozessgeschehen heißt, wurde im prozessdynamischen Phasen-Modell (▶ Abb. 7.4) gezeigt.

Die *individualethische Entscheidung* kann nur in einer *individuellen Erkenntnis- und Handlungssituation* fallen, eben in der therapeutischen Situation. Diese hat entsprechend der Gegebenheiten im Blick zu behalten bzw. zu respektieren, dass auch rechtliche Aspekte miteinzubeziehen sind, auch im Sinne einer Auseinandersetzung mit diesen, um sodann zu einer individualethisch zu rechtfertigenden Entscheidung zu gelangen.

Entsprechend der Erkenntnis- und Handlungskonsequenzen in den dargestellten Prozessstufen zielt die zu treffende Entscheidung auf eine *Handlung*, die sich ethisch im individuellen Fall und unter den gegebenen Umständen vertreten lässt. An die Stelle eines Seins-Wissens, das Grundlage einer konsequenten ethischen Entscheidung sein könnte, das aber gar nicht gegeben ist, tritt ein abwägendes, risikobewusstes, für die Konsequenzen eintretendes, verantwortliches existentielles Entscheiden, das dem Leben dient. Dieses ist – präkritisch – innerhalb der therapeutischen Situation in dem dargelegten dreistufigen Verfahren zu klären: Die Problemlage ist in einer ersten Stufe zu erfassen, eine Auseinandersetzung unter Beachtung individualethischer Argumente einzuleiten und schließlich eine lebensdienliche individuelle Lösung anzustreben. Hier kommen Argumente wie individuelle Belastbarkeit, Zumutbarkeit, situative Bedingungen, supportive Gegebenheiten oder zusätzliche Belastungen, unter Umständen Extrembelastungen in die Abwägung mit herein. Ergebnis soll eine gemeinsame Entscheidung auf der personalen Ebene sein, in der Gewissens- und Wertbildung existentiell überzeugend für *diese* individuelle Situation beim Betroffenen und auch beim beratenden begleitenden Therapeuten Ausdruck finden können. Entscheidend ist also die in der *Grenzsituation zu gewinnende Gewissens- und Wertbildung*, die zur Grundlage der Entscheidung wird. Diese ist auch dann ethisch zu vertreten und zu verteidigen – für den individuell abgeklärten Fall –, wenn das Ergebnis mit generellen dogmatischen Aussagen in Widerspruch steht, weil die individuelle personale Fallkonstellation überhaupt nur von der therapeutischen Situation aus ethisch richtig zu entscheiden ist.

Klar ist, dass das geltende Recht auch in der therapeutischen Situation zu beachten ist. Es kann wie die meisten anderen Rahmenbedingungen der therapeutischen Situation auch, die eine gesetzliche Grundlage haben, nur durch die politische Legislative verändert werden. Wenn allerdings aus der therapeutischen Situation heraus deutlich ist, dass die gesetzlichen Rahmenbedingungen die Verwirklichung ethischer Entscheidungen behindern, muss eine Veränderung initiiert, gegebenenfalls um eine solche politisch gerungen werden.

Jederzeit kann sich innerhalb der therapeutischen Situation ein Dilemma konstellieren, das als Entscheidungssituation einer Ausnahmesituation zuzuordnen ist. Das würde bedeuten, dass die normalen Regelwerke, Gesetze also, aus ethischen Gründen infrage gestellt werden müssten. Es ist dies einem Notstand in der Mikrosituation zuzuordnen, wie er für die soziale Makrosituation juristisch eingehend elaboriert worden ist. Für Katastrophen der Makrosituation hat dies Sass[372] ausgearbeitet und Kriterien aufgestellt, zu denen gehört, dass, wer Regeln im Notfall überschreitet, dieses vor dem eigenen Gewissen, den Mitbürgern und gegebenenfalls später vor den Gerichten verantworten muss. Genau damit ist eine existentielle Position beschrieben, die der konkreten Verantwortungsübernahme in der Grenzsituation entspricht.

9.2 Ethische Fragen im Problembereich Sterbehilfe

Einigkeit besteht dahingehend: Einen sterbenden Menschen mit lebensverlängernden Maßnahmen zu quälen, ist bitteres Unrecht.[373] Maßgeblich ist bei bewusstlosen Patienten der *mutmaßliche Wille* zu sterben. Die Gabe von schmerzlindernden Mitteln ist zulässig auch dann, wenn sie möglicherweise lebensverkürzend wirken. Fuchs[374] hat hierzu differenzierte Überlegungen beigesteuert: Die Gabe schmerzlindernder Mittel hat auch dann, wenn sie lebensverkürzend wirken, mit Tötung nichts zu tun, da sie bezüglich der Handlungsstruktur (Intention) vollständig anders angelegt sind, nämlich auf Therapie und den therapeutischen Eingriff hin. Hier stoßen wir auf ein Erkenntnisproblem besonderer Art. Die ethische Bewertung bzw. die Motivation der Gabe eines Schmerzmittels im Finalstadium, das unter Umständen lebensverkürzend wirkt, ist nicht vom äußeren, nachweisbaren Akt abzulesen, jedenfalls bezüglich des intentionalen Gehalts nicht zuverlässig überprüfbar. Weitgehende Einigkeit besteht, dass passive Sterbehilfe durch Verzicht auf Behandlung zulässig sei, ja als geboten betrachtet werden müsse, wenn der Patient selbst einer möglichen Behandlung seine Zustimmung versagt beziehungsweise eine passive Sterbehilfe ausdrücklich wünscht.

Völlig anders sind die ethischen Voraussetzungen der aktiven Sterbehilfe. »Aktive Sterbehilfe ist definitionsgemäß Sterbehilfe durch Tun oder Handeln. Wenn die Sterbehilfe ohne Einwilligung des Betroffenen erfolgt, ist dies in hohem Maße verwerflich und unzulässig (eben deshalb waren die von den Nationalsozialisten unter dem Stichwort Euthanasie durchgeführten Tötungen keine Aktionen der Sterbehilfe, sondern Morde)«[375]. Was aber nun, wenn die Tötung mit Einwilligung des Betroffenen erfolge, ja seinem Wunsch entspreche? Das Leben sei, nicht anders als das Eigentum, ein individuelles, also dem betreffenden Individuum zugeordnetes Gut. Weder Selbsttötung noch Fremdtötung mit Einwilligung verletze also das Recht auf Leben. Eine generelle Freigabe der Tötung auf Wunsch oder Verlangen verstoße deshalb auch nicht gegen unsere Verfassung, so Hoerster weiter. Das Autonomiepostulat, ebenso die Berufung auf die Menschenwürde, und das Selbstbe-

---

372 Sass 2006, S. 13.
373 Küng, Jens 1995.
374 Fuchs 1997 a und b.
375 Hoerster 1997.

stimmungsrecht des Patienten haben dies zu einer immer wieder Unsicherheit auslösenden Frage werden lassen: Gibt es ein Recht, über das eigene Leben zu verfügen? Dieser Ansatz verfehlt jedoch die eigentliche, medizinische Fragestellung, in der es darum geht, ob ein *Notzustand* vorliegt, der in der therapeutischen Situation festzustellen ist.[376] Zu argumentieren wäre dann, dass der Notzustand, in welchem sich der behandelnde Arzt befinde, aus dem Konflikt von zwei Pflichten entstehe: Eine der beiden liege in der Achtung des Lebens des Patienten, die andere darin, einen Menschen aus seinem untragbaren Leid zu erlösen.[377]

Stellen wir den ethischen Diskurs um Autonomie und Fürsorge am Lebensende in einen rein rechtlichen Kontext, so stellt sich die Rechtslage in der Bundesrepublik Deutschland wie folgt dar: Mit Wirkung vom 01.09.2009 hat der Bundestag das sogenannte Patientenverfügungsgesetz verabschiedet. Klargestellt ist damit, dass – vollständig konform zu der bisherigen Rechtslage – für therapeutische Eingriffe die willentliche Zustimmung der Patienten erforderlich ist. Das Verfahren, wie diese Zustimmung gegeben werden kann, ist rechtlich geregelt, so eben durch das Patientenverfügungsgesetz. Eine Grundsatzentscheidung des BGH vom 25.06.2010 hat diesbezüglich festgestellt, dass eine medizinische Behandlung zu unterlassen bzw. zu unterbrechen ist, wenn der tatsächliche oder mutmaßliche Patientenwille dem entgegensteht. Voraussetzung des ärztlich-therapeutischen Eingriffs ist selbstverständlich, dass eine Indikation überhaupt gegeben ist.[378] Festzustellen bleibt, dass für den behandelnden Arzt neben den ohnehin einzuhaltenden rechtlichen Fixpunkten die medizinethischen Prinzipien zu berücksichtigen sind. Geschieht dies, so rückt in den Vordergrund die Frage des Erkennens, ob also die empirisch fassbaren Voraussetzungen für die Applikation bestimmter ethischer Grundsätze gegeben sind. Konkret bezogen auf den Patienten bedeutet dies: Wie lautet die freie Willensbestimmung inhaltlich; liegen erkennbare Einschränkungen der freien Willensbestimmung vor? Genau hier führt die Besinnung auf die *singuläre Erkenntnisperspektive der therapeutischen Situation* weiter, auf die zurückzukommen sein wird. Allerdings gelangen wir hier in einen Komplex ethischer und juristischer Fragen, die meist unter dem Thema der ärztlichen Suizidassistenz diskutiert werden. Axel Bauer u. a. positioniert sich hier sehr deutlich bezüglich der Gefahr einer Entgrenzung und Orientierungslosigkeit, der Gefährdung einer Verletzung allgemeinethischer Prinzipien und Grundsätze. *Selbstbestimmung hinsichtlich spezifizierter Eingriffe* dürfe nicht verwechselt werden mit einem *moralischen Recht* auf einen selbstbestimmten Tod.[379] »Selbsttötung ist keine ethische, im Blick auf die Autonomie des Menschen

---

376 Einigkeit besteht weitgehend darin, dass das Leben gegenüber anderen individuellen Gütern durch Besonderheiten gekennzeichnet sei. So sei es ein besonders zentrales, wichtiges Gut; weiterhin sei ein Verlust absolut irreversibel. Ein Individuum, das aus Gründen vorübergehender Lebensmüdigkeit an die Preisgabe des eigenen Lebens denke, sei davor zu schützen.
377 Kalkman-Bogerd 1994.
378 Die in diesem Zusammenhang häufig diskutierte Frage des ärztlich assistierten Suizids, den der 114. Deutsche Ärztetag im Juni 2011 standesrechtlich verbot, gehört eigentlich nicht hierher. Jedoch ist klar: Das auf einem Sterbewunsch basierende Untersagen weiterer Eingriffe ist jedenfalls zu respektieren.
379 Bauer 2017, S. 235.

9.2 Ethische Fragen im Problembereich Sterbehilfe

zu rechtfertigende Handlung.«[380] Allerdings wurde im Weiteren in der BRD rechtlich lediglich die gewerbsmäßige Förderung zur Selbsttötung unter Strafe gestellt (StGB §217).[381] Juristisch wurde nämlich bezüglich nicht gewerbsmäßiger Suizidhilfe daran gedacht, dass es Ärzten künftig möglich sein sollte, als Suizidhelfer tätig zu werden.

Inzwischen ist durch das Urteil des Bundesverfassungsgerichtes (BVerfG) die Strafandrohung auch bei geschäftsmäßiger Förderung der Selbsttötung für nichtig erklärt worden. Das hatte zu eingehender Diskussion auf dem 124. Deutschen Ärztetag geführt, der beschloss, das berufsrechtliche Verbot der ärztlichen Suizidbeihilfe nicht mehr aufrechtzuerhalten. Die Musterberufsordnung wurde entsprechend geändert, gleichzeitig aber betont, dass Suizidbeihilfe keine ärztliche Aufgabe sei.

Hier wird deutlich, dass das ethische Dilemma sogenannter Sterbehilfe eben nicht gelöst ist: Auch die Bedingungen für eine aktive Sterbehilfe (Beihilfe zum Suizid), die aufgeführt sind, sind empirisch-erkenntnismäßig nicht einzulösen. Das Vorliegen von unheilbarem Leid verlässlich festzustellen, ist schwierig bis unmöglich. Dasselbe gilt für die freie Bestimmung im Wunsch des Betroffenen, bzw. ob eine freie Willensäußerung in einem urteilsfähigen Zustand vorliegt. Damit sind die *empirischen* Voraussetzungen für die *ethischen Handlungsentwürfe* nicht einzulösen. Wie zu erkennen ist, wird die tatsächlich gegebene Erkenntnis-»Notlage« häufig substituiert durch ein Autonomie-*Postulat*. Damit wird eine durchaus bedenkenswerte *anthropologische* Grundentscheidung getroffen, die sich jedoch liest wie eine empirische Feststellung.

Auch hier wiederum spitzt sich die eigentliche ethische Ziel-Fragestellung, als Frage nach dem richtigen Handeln und Eingreifen, zunächst zu in eine primär offene Erkenntnisfrage, die allerdings auch durch weitergehende Erkenntnismittel empirisch nicht befriedigend beantwortbar wird. Zu fragen ist daher ganz praktisch nach einer Möglichkeit, diesbezügliche Orientierung zu finden, die die Würde der Person respektiert und glaubwürdig eine lebensdienliche Handlungskonsequenz zu entwerfen erlaubt. Wie bereits aufgezeigt, ist dies *im Rahmen einer therapeutischen Situation* am ehesten möglich. Dabei können die Prinzipien der Menschenwürde (Autonomie) respektiert, gleichzeitig die möglichen Konsequenzen reflektiert und abgewogen und schließlich der notwendige innere, wenn nötig auch äußere Diskurs zu einem sinnhaften, nämlich ethisch vertretbaren Abschluss geführt werden. Dies bedeutet, dass der Diskurs mit einem individuellen, so weit als möglich gemeinsam mit dem Patienten erarbeiteten Ergebnis abgeschlossen wird. Damit ist gesagt, dass in der therapeutischen Situation relevante ethische Orientierungspunkte fassbar werden, die die sonst häufig unverbunden oder gar als gegensätzlich erscheinenden ethischen Argumente, als ein klar formuliertes ethisches Dilemma, zusammenführen. Dies geschieht unter Berücksichtigung *hermeneutischer Perspektiven* im Gespräch. Ergebnis soll sein, die therapeutisch erforderliche »dosierte« Fürsorge als »Sorge« in Bezug auf die vorliegende Autonomie, auf das »Seinkönnen« umzuset-

---

380 Bauer 2017, S. 236.
381 Am 6. November 2015 beschloss der Bundestag ein »Gesetz zur Strafbarkeit der geschäftsmäßigen Förderung der Selbsttötung«.

zen: Dies entspricht einer im Rahmen der therapeutischen Situation erreichten *präkritischen Lösung* als Begegnung zwischen Arzt und Patient als Überbrückung des Dilemmas. Wird eine solche lebensdienliche Zwischensynthese nicht erreicht, liegt ein weiterhin ungelöstes Dilemma vor, das eine Grenzsituation eröffnet (▶ Abb. 7.4), mit den dargelegten Risiken und kreativen Chancen ethischer Lösungsfindung im weiteren postkritischen, prozessualen Verlauf von Erkennen und verantwortlichem Entscheiden und Handeln.

10 Therapeutische Situation als singuläre Erkenntnisperspektive: Ethische Entscheidungen unter vieldeutigen Gegebenheiten am Beispiel Suizidalität

10.1 Methodische Voraussetzungen des klinischen Erkennens und Aspekte der ethischen und juristischen Bewertung

Die therapeutische Situation eröffnet, wenn sie in der bisher dargelegten Weise in ihrer Struktur erfasst und reflektiert wird, eine einzigartige Erkenntnisperspektive. Bislang häufig unscharf gebrauchte Begriffe wie Suizidrisiko, Suizdgefährdung und Suizidalität können begrifflich klar gegeneinander abgegrenzt werden. Dies ist die Voraussetzung nachfolgender empirisch-objektivierender Forschung und stimmiger Einordnung in ganzheitliche Konzepte. *Suizidrisiko* ist das auf der Basis operationalisierter Merkmalserfassung empirisch bestimmbare Risiko dahingehend, dass eine Suizidhandlung künftig zu erwarten ist. Soziale, psychopathologische, gegebenenfalls auch biologische Merkmale fungieren in diesem Zusammenhang als statistische Prädiktoren. Unter dem Begriff *Suizidgefährdung* sollte man die Gesamtheit der in der therapeutischen Situation erfassbaren Risikomerkmale für Suizid unter Einbeziehung vorliegender protektiver Faktoren verstehen. Aus der Analyse empirisch feststellbarer Prädiktoren ergibt sich sodann eine graduierbare, z. B. hohe, weniger hohe oder niedrige (statistische) Suizidgefährdung. Diese stellt jedoch für den Einzelfall selbstverständlich noch keine hinreichende Handlungsgrundlage dar. Primäres klinisches Erkenntnisziel als Entscheidungsgrundlage für ärztliches Handeln bleibt die Erfassung von *Suizidalität im klinischen Sinne*, d. h. von einem Zustand, wie dieser *in der therapeutischen Situation festgestellt werden kann.* Hierzu ist es erforderlich, über eine systematische Registrierung von Einzelmerkmalen hinaus zu einer gesamthaften psychopathologischen Bewertung zu kommen, d. h. das auf objektivierbaren Merkmalen basierende Risikokalkül vor der Indikationsstellung in eine weitere, personale und situative Aspekte umgreifende Sinnstufe zu integrieren, um nachfolgend auf dieser Basis zu einer Indikationsentscheidung zu gelangen.

Der sich mit suizidalen Patienten befassende Arzt hat, gerade dann, wenn er therapeutisch engagiert ist und sich auf die Gefahrenabwendung konzentriert, die Dringlichkeit im Blick zu behalten, seine Entscheidungsgrundlagen und sein Handeln für den Außenstehenden nachvollziehbar zu dokumentieren und, wo nötig, zu rechtfertigen. Seit dem vom BGH[382] bestätigten sogenannten »Suizid-

---

382 BGH 1977.

Urteil« des OLG Frankfurt aus dem Jahr 1975,[383] das die Wogen vorübergehend hochschlagen ließ, ist die Diskussion um die Grenzen der ärztlichen Einschätzung von Suizidalität sowie der Eingriffsmöglichkeiten zur Verhütung von Suiziden während der klinisch-psychiatrischen Therapie ohne Zweifel ruhiger geworden.[384]

Doch kann auch bei der Durchsicht späterer Gerichtsurteile immer noch der Eindruck entstehen, dass die klinische Situation als rahmengebende Voraussetzung von Suiderkennung und Verhütung nicht hinreichend berücksichtigt wurde.[385] Diesem Mangel wurde dadurch Vorschub geleistet, dass in Teilen der medizinischen Dokumentationen und Publikationen die Begriffe Suizidalität, Suizidrisiko, Suizidgefährdung, präsuizidales Syndrom nicht klar genug definiert und angewendet oder diese jedenfalls nicht konsequent genug bezüglich ihrer jeweiligen klinischen Voraussetzungen und methodischen Begrenzungen verdeutlicht und nach außen vertreten wurden. Mangelndes Verständnis von Seiten der Öffentlichkeit und der Rechtsprechung hinsichtlich des klinischen Aspektes der Suizidalität entsteht offensichtlich zuweilen daraus, dass die therapeutische Situation und die damit gegebene ärztliche Perspektive vorschnell auf einzelne Detailbefunde und situative Indizien reduziert wird. Bekanntlich gingen erhebliche Forschungsbemühungen der letzten Jahrzehnte dahin, die Abschätzung des *Suizidrisikos* durch Risikolisten zu präzisieren.[386] Inzwischen zeigte sich jedoch, dass die Anwendung in der Praxis zu unzuverlässig und die Ergebnisse instabil waren.[387] Unabhängig von den derzeit noch offen empirischen Fragen ist jedoch festzuhalten, dass auch eine noch so präzise Risikokalkulation aufgrund einer Risikoliste, die auch protektive Faktoren berücksichtigt, immer nur *eine*, wenn auch von Fall zu Fall wichtige Teilkomponente der ganzheitlichen Befundlage darstellen kann. Der für die klinische Diagnostik verantwortliche Arzt hat zwar ein empirisch fundiertes Risikokalkül beizuziehen, er kann sich jedoch in seinen therapeutischen Konsequenzen bzw. Interventionen darauf nicht bindend stützen, da es im konkreten Fall immer auf das Ergebnis einer individualisierenden, und das heißt über das statistische Risikokalkül hinausgehenden, ganzheitlichen Betrachtungsweise ankommt.

Unter dem in der Klinik gebrauchten Begriff der Suizidgefährdung (▶ Abb. 10.1) sollte man die Gesamtheit der empirisch-statistisch feststellbaren Suizidrisiken verstehen, wie sie bei einem bestimmten Patienten vorliegen. Häufig wird der Begriff jedoch unscharf gebraucht. Dadurch kann Verwirrung in der medizinisch-juristischen Kommunikation entstehen. Medizinische und exemplarisch psychiatrische Diagnostik beruht nicht auf einer Addition wissenschaftlicher Detailbefunde;[388] ein quantifiziertes Suizidrisiko als empirisch-statistisches Risikokalkül, das auf der Analyse von Prädiktoren beruht, ist nicht gleichzusetzen mit einem klinischen Befund und stellt für sich genommen ebenfalls noch keine hinreichende Entscheidungsgrundlage für den individuellen Fall dar.

---

383 OLG Frankfurt a. M. 1975.
384 Bochnik et al. 1984; Deutsche Gesellschaft für Psychiatrie und Nervenheilkunde 1980.
385 LG Aachen 1983; OLG Frankfurt a. M. 1975; OLG Hamm 1980.
386 Pöldinger 1968; Pöldinger, Sonneck 1980.
387 Pöldinger 1982.
388 Böhme 1982.

Das Erkenntnisziel liegt nämlich nicht nur in der systematischen Erfassung von etwa objektivierbaren Einzelindikatoren bezüglich einer Suizidgefährdung, sondern vielmehr darüber hinaus in einer gesamthaften ärztlichen Erfassung der *Suizidalität im klinischen (eben ganzheitlichen) Sinne* (▶ Abb. 10.1). Hierzu ist es sinnvoll, das *präsuizidale Syndrom*[389] heranzuziehen. Es ist gekennzeichnet durch situative Einengung, Aggressionsumkehr und Suizidphantasien und hat methodisch völlig andere, nämlich ganzheitliche Voraussetzungen im Unterschied zu einer bloßen Prädiktorenanalyse des Suizidrisikos. Die Befunderhebung kann schwierig sein, ist ohne Zweifel stark erfahrungsabhängig und dennoch unumgänglich. Bei seinem Vorliegen ergibt sich jedoch im Verein mit der Berücksichtigung definierbarer Risikofaktoren eine Grundlage zur Beurteilung des individuellen bzw. therapeutischen Handlungsbedarfs. Bei der Feststellung des Vorliegens von Suizidalität, wie es unter den Gesichtspunkten des »präsuizidalen Syndroms« im Sinne von Ringel möglich ist, ist die auch sonst geltende Mehrstufigkeit des ärztlichen Erkennens und Handelns[390] zu berücksichtigen: Äußert ein Patient suizidale Ideen oder gibt er durch sein Verhalten suizidale Absichten zu erkennen, so ist der Arzt, wie jede andere Person auch, unmittelbar aufgerufen, durch Zuspruch oder Tat Not abzuwenden. Zusätzlich ist der Arzt in der therapeutischen Situation auf der von v. Gebsattel so genannten Sinnstufe der Distanzierung verpflichtet, sich in möglichst objektiver Weise den Einzelkriterien des Risikokalküls zuzuwenden. Vor der Indikationsstellung für eine klinische Intervention sind die genannten Ebenen in eine weitere, personale und situative Aspekte umgreifende Sinnstufe zu integrieren. Hier geht die Beziehungsebene zwischen Arzt und Patient sowie die Berücksichtigung des biographischen und situativen Kontextes mit ein. Das Vorliegen von Suizidalität als Befund ist somit ein handlungsrelevantes Faktum, das auf eine bestimmte klinische Situation bezogen ist. Die Befundlage der Suizidalität im *klinischen Sinne* wäre dann gegeben, wenn (ohne eine supportive Intervention) eine Suizidhandlung zu erwarten ist. Ist auch durch eine therapeutische Intervention die konkrete Gefahr einer Suizidhandlung nicht zu beseitigen, besteht also Suizidalität weiter und mit ihr die sich aus dem Gesamtbefund ergebende und ärztlich zu begründende Notwendigkeit und Berechtigung unter Umständen freiheitseinschränkender Sicherung wegen Selbstgefährdung, so greifen jetzt die gesetzlichen Instrumente, eben die Unterbringungsgesetze der Länder (▶ Abb. 10.1). Immer zu berücksichtigen ist in der Abwägung der Maßnahmen jedoch auch, dass ein affektiver Kontakt des Patienten mit Beziehungspersonen sowie die Schaffung eines Vertrauensverhältnisses wesentliche Faktoren der Stabilisierung sind.

Therapeutische Handlungskonsequenzen haben sich grundsätzlich auf den individualisierenden Gesamtbefund zu stützen, der eine *Synthese* aus den wesentlichen, fassbaren Detailbefunden darstellt. Schon allein deswegen ist es nicht überzeugend, einer bestimmten Krankheitsdiagnose, die in diesem Sinne lediglich eine *Teilkomponente* darstellt, generell das Vorliegen von Suizidalität als Zusatzbefund – mit den daraus zwingend sich ergebenden Handlungskonsequenzen – zuzuordnen,

---

389 Ringel 1969.
390 v. Gebsattel 1954.

wie dies in einem oberlandesgerichtlichen Urteil[391] geschehen ist. Hier wurde ein unbestreitbar ernst zu nehmender *Risikofaktor* mit einer *ganzheitlichen klinischen Befundlage* gleichgesetzt.

Damit ist auch Auffassungen entgegenzutreten, die dahin tendieren, lediglich aufgrund objektivierbarer Indizien – bedeuteten sie auch ein hohes statistisches Risiko – bestimmte therapeutische Handlungsweisen *zwingend* nahezulegen. Bei der Durchsicht späterer Urteile[392] kommen Zweifel auf, ob diese Voraussetzungen mit ihren erkenntnis- wie handlungsrelevanten Implikationen beachtet wurden. Wird die Problemlage allerdings seitens des Arztes nicht begrifflich transparent und sachlich adäquat expliziert, besteht die Gefahr von Missverständnissen. Ein auf Indizien und Detailbefunden basierendes Risikokalkül (Suizidrisiko) sollte als ein solches klar gekennzeichnet und nicht, wie im unreflektierten Klinikjargon zuweilen üblich, mit den unterschiedlich auslegbaren Begriffen Suizidgefahr, Suizidtendenz oder gar mit Suizidalität synonym gebraucht werden. Sonst besteht die Gefahr, dass eine solchermaßen unklare Darlegung fälschlicherweise, an der tatsächlichen klinischen bzw. therapeutischen Situation vorbei, als handlungsrelevante Befundfeststellung der juristischen Bewertung zugrunde gelegt wird.[393]

Von eminenter Bedeutung für die Feststellung der Suizidalität ist zweifellos die personale Beziehungsebene von Arzt und Patient. Seitens des Arztes ist diesbezüglich immer die objektivierbare wie auch die subjektive Ebene (sowohl seine eigene wie die des Patienten) im Blick zu behalten und in eine personale Gesamtentscheidung zu integrieren (▶ Abb. 10.1). Die Facetten des Beziehungsgefüges selbst zwischen Arzt und Patient dürften, je differenzierter aber auch komplexer diese sind, rechtlicher Überprüfung nur sehr schwer zugänglich sein. Hier gibt es, wie in personalen Beziehungsgeflechten sonst auch, Grenzen der Überprüfbarkeit, bezüglich derer lediglich ein entschiedener Rückverweis auf die ärztliche Verantwortung angemessen erscheint. Auf die Wichtigkeit der Vertrauensbasis im Sinne eines therapeutischen Bündnisses zwischen Arzt und Patient haben im Übrigen auch die »Thesen zum Problem von Suiziden während klinisch-psychiatrischer Therapie«[394] hingewiesen.

In den Blickpunkt juristischer Überprüfung rückt zumeist,[395] ob ärztlicherseits bezüglich der Diagnostik bestimmten Sorgfaltsanforderungen genügt wurde. Davon abzutrennen wäre die Beurteilung, ob die notwendigen therapeutischen Maßnahmen mit der erforderlichen Sorgfalt durchgeführt und ob Nutzen und Nachteil bestimmter Maßnahmen zur Verhinderung eines Suizids adäquat abgewogen wurden. Diesbezügliche Erwägungen und Handlungskonsequenzen haben möglichst frühzeitig, spätestens jedoch dann einzusetzen, wenn Suizidalität tatsächlich festgestellt wird (wie in dem vor dem OLG Hamm verhandelten Fall)[396]. Es

---

391 OLG Frankfurt a. M. 1975.
392 LG Aachen 1983; OLG Frankfurt a. M. 1975; OLG Hamm 1980.
393 So wurde im ursprünglichen Urteil des LG Aachen 1981 in der Tat das *Suizidrisiko* nicht klar genug von der *Suizidalität im klinischen Sinne* unterschieden. Sinngemäß findet sich dagegen diese notwendige Differenzierung in der Revision des Urteils 1983.
394 Bochnik et al. 1984.
395 Wolfslast 1984.
396 OLG Hamm 1980.

ist selbstverständlich, dass eine therapeutische Intervention umso eher individuell angemessen und prophylaktisch wirksam sein wird, je mehr es gelingt, neben der exakten psychiatrischen Diagnose die biographische und soziale Situation des Patienten einzubeziehen und ein Konzept über den Tag hinaus zu entwickeln.[397] Bei der notwendigen rechtlichen Kontrolle ärztlicher Entscheidungen und Handlungskonsequenzen bezüglich des Vorliegens von Suizidalität sollte die umfassende und eben dadurch handlungsrelevante Befundlage berücksichtigt werden. Um Unklarheiten und Missverständnisse in der medizinisch-juristischen Kommunikation zu vermeiden, erscheint es von Bedeutung, die in Frage kommenden Begrifflichkeiten, wie Suizidrisiko, Suizidgefährdung, präsuizidales Syndrom und Suizidalität, ärztlicherseits in der vorgeschlagenen Weise gegeneinander abzugrenzen und diese auch in der Befunddokumentation konsequent und reflektiert anzuwenden. Als Leitfaden für die im Zuge der klinischen Erkenntnis- und Handlungshierarchie wechselnden Referenzsysteme subjektiver, objektivierender und ganzheitlicher Art wird vorgeschlagen, die im Entscheidungsbaum (▶ Abb. 10.1) aufgeführte Vorgehensweise, wie sie sich aus der dargestellten Systematik der therapeutischen Situation ergibt, zu berücksichtigen.

10.2 Entscheidungen unter vieldeutigen Gegebenheiten

Würde man in einer zunächst beliebig zu denkenden offenen Situation mit der Aussage eines Menschen konfrontiert »Ich will nicht mehr leben. Ich werde mir etwas antun!«, so leuchtete unmittelbar ein, dass eine solche Aussage vieldeutig und kontextabhängig ist. Dabei ist der *biographische* Kontext des *Woher* und der Kontext der *aktuellen Gesprächs- und Beziehungsgegebenheiten* zu unterscheiden. Damit ist eine praktisch hochbrisante exemplarische Problemlage berührt. Für die konkrete Problemlage geht es um die Erkenntnis der aktualisierungsbereiten Disposition, nämlich der unmittelbaren gefährdenden *Handlungsbereitschaft*, sich das Leben zu nehmen. Um zu einer Einschätzung der diesbezüglichen seelischen (Aktualisierungs-)Bereitschaft zu kommen, ist es von zentraler Bedeutung zu begreifen, dass das Faktische und das Kontextuelle einer Aussage nur zu erfassen und abzuschätzen sind aus der Vergegenwärtigung der aktuellen therapeutischen Situation mit ihren *relationalen* Konditionen. Die Erkenntnismöglichkeit hinsichtlich der Bedeutung einer Aussage resultiert aus der Aktualsituation selbst, zu welcher der Erkennende und der dann auch entsprechend zur (therapeutischen) Handlung Verpflichtete eben gehört.

In der tonangebenden, vorwiegend objektivierend orientierten Psychiatrietradition wurde versucht, über eine Standardisierung der Erfassung der seelischen Phänomene und ihre aus der objektivierenden Distanz durchgeführte Operationalisie-

---

[397] Lungershausen 1980.

rung zu einer Bewertung der praktischen Relevanz zu gelangen (ICD-10)[398]. Dieses Vorhaben ist im Blick auf die Einschätzung der Suizidalität nicht gelungen.[399] Eine Aussage wie die oben beispielhaft herangezogene »ich will nicht mehr leben, ich werde mich töten« kann über den quasi objektiven Sachverhalt von Äußerung, Person und Situation hinaus eben völlig Unterschiedliches bedeuten: In Bezug auf die Aktualsituation ist an die ganze Variationsbreite von höchster Selbstgefährdung bis zu bewusster und gesteuerter Manipulation der Umgebung zu denken. Dieselbe Aussage kann die Feststellung einer autonomen, d. h. im klinischen Sinne einer ihrem freien Willen folgenden Person sein. Sie kann aber auch Ausdruck eines Hilferufs und Appells sein, um lebensdienliche Lösungen zu finden, bei denen Fürsorge und Hilfestellung richtig ist.

Die Differenzierung der jeweils relevanten Bedeutungen kann über die Erkenntnis des Beziehungskontextes in der therapeutischen Situation in einzigartiger Weise erfolgen, die in keiner anderen Situation gegeben ist. Mit der anthropologisch klaren Struktur der therapeutischen Situation geht einher die Transparenz und die Möglichkeit der Analyse des Kontextes der Aktualsituation: Die *Vieldeutigkeit* der situativen Konstellation wird durch die Aufnahme einer durch die therapeutische Situation definierten Beziehung entscheidend *reduziert*. Über die daraus weiter sich erschließende Partizipation entsteht ein Zugang zu tatsächlich *relevantem Beziehungswissen*. Diese Erkenntnischance ist in der anthropologischen Medizin schon früh erfasst worden.[400] Durch die bewusste Reflexion des anthropologischen Kontextes der therapeutischen Aktualsituation ergibt sich die Möglichkeit der *geordneten personalen bzw. existentiellen Partizipation*. Durch Partizipation wird der Zugang zu dem *notwendigen Beziehungswissen* eröffnet und von daher der *relevante Kontext erschlossen*.

Wie bereits in Bezug auf andere klinische Erkenntnissituationen gezeigt und besprochen, gehört es zu den grundlegenden Erkenntnissen der anthropologischen Medizin, dass weder die subjektive Perspektive und Betroffenheit des Therapeuten (und des Patienten) allein noch operational-objektivierende Distanz für sich genommen einem ganzheitlichen Erkenntnisanspruch genügen kann. Beide Ansätze sind jedoch als Teilaspekte der psychiatrischen Diagnostik und Therapie sowie zur Bestimmung des Verhältnisses von Arzt, Patient und Krankheit bzw. Konflikt unverzichtbare Voraussetzungen. Eine Lösung für den verlangten integrativen Akt kann durch eine Klärung der anthropologischen, epistemologischen und ethischen Grundvoraussetzungen wesentlich befördert werden (von Gebsattel 1953[401]). In den drei Sinnstufen ärztlichen Erkennens und Handelns (▶ Kasten 3.1) begegnen sich der Arzt und der kranke Mensch in anderer Weise. Zum einen ist dies die elementar persönliche Begegnungsstufe des unmittelbaren Angerufenseins durch die Not des Leidenden, welche den Kontakt zwischen Helfer und Patient herstellt. Sie ist zugleich die Begegnungsstufe, in der mit der Befangenheit des Patienten in seinem Leid die Subjektivität des Patienten und eine elementare Empathie des Arztes do-

---

398 Dilling, Mombour, Schmidt 1991.
399 Pöldinger 1982.
400 v. Gebsattel 1953.
401 v. Gebsattel 1953.

miniert. Zu beachten ist zweitens die sachlich differenzierende Entfremdungsstufe, d.h. eine Sehweise, die auf dem Boden einer ärztlichen Untersuchung und Befunderhebung näherungsweise Objektivität ermöglicht und die in der Psychiatrie die operationalisierte diagnostische Methodik einschließt. Die Begründung auf der ersten und zweiten Ebene hat sich jedoch auf einer weiteren, der dritten, der personalen Begegnungsebene zu bewähren, derjenigen nämlich der Partnerschaft von Arzt und Patient. Eine zentrale ärztliche Aufgabe besteht darin, sich der jeweiligen und jeweils relevanten Begegnungsstufe bewusst zu sein, um entsprechende praktische Folgerungen daraus zu ziehen.

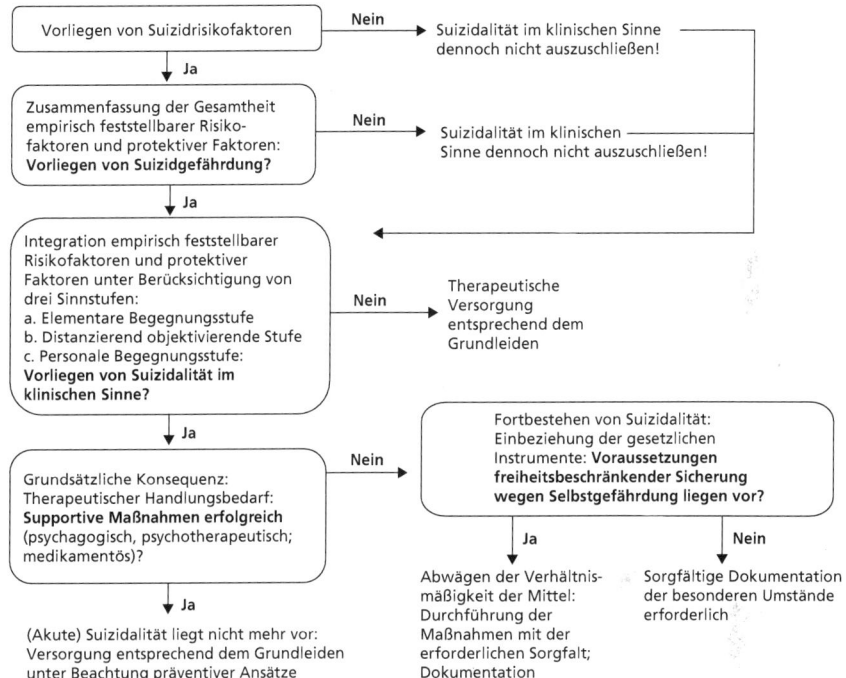

Abb. 10.1: Erkenntnis- und Handlungshierarchie in der therapeutischen Situation am Beispiel »Suizidalität«
(Entscheidungsbaum: Suizidalität und klinische Handlungshierarchie (Kick 1992)).

10.3 Überbrückung durch Dogmatisierung

Dabei treffen wir nun allerdings auf ein grundsätzliches Problem, dass auch innerhalb einer therapeutischen Situation Beziehungsaufnahme nicht immer gelingt. Es sind zwei grundsätzliche Konstellationen zu beachten: zum einen die, dass der Betreffende diese Beziehung nicht will, zum anderen jene, dass eine Beziehungsaufnahme aufgrund der Schwere der vorliegenden Störung oder Krankheit nicht möglich ist. Hier springen nun »dogmatisch« zu nennende Argumente gewissermaßen kompensatorisch ein, die die Vieldeutigkeit der objektiven Merkmale und Befunde, die aufgrund fehlender Beziehungsaufnahme nicht zu klären sind, ordnen bzw. die getroffenen Handlungskonsequenzen »legitimieren« sollen.

Zwei Auffassungen stehen sich traditionell gegenüber: Zum einen diejenige, die besonders in der klinischen Psychiatrie großen Einfluss gewann, dass nämlich alle Formen von Suizidalität als pathologisch anzusehen seien.[402] Der Todeswunsch des Patienten könne nicht als möglicher Ausdruck eines gesunden Willens anerkannt werden. Von daher ergäbe sich zwingend die Notwendigkeit und ethische Begründung, auch gegen den geäußerten natürlichen Willen des Betreffenden einzugreifen und ihn an selbstschädigenden Handlungen zu hindern.

Die andere Auffassung[403] behauptet, dass die Selbsttötung geradezu ein Akt der Freiheit sei, einer radikalisierten Freiheit, zu der nur der Mensch imstande sei. Ein Eingreifen von außen könne unter keinen Umständen ethisch begründet werden, jedenfalls kein solches, das mit Zwangsmaßnahmen die Autonomie der Person beschränke und diese dadurch am Suizid hindere. Es wird deutlich, dass mittels des Autonomiepostulates die tatsächlich bestehenden ethischen und epistemologischen Dilemmata überbrückt bzw. unterlaufen werden. Das Gros der empirisch orientierten Kliniker ist sich nämlich darin einig, dass es Einschränkungen der »Autonomiefähigkeit«, insbesondere hinsichtlich einer Entscheidung zur Selbsttötung, etwa bedingt durch Krankheit oder gravierende Belastungssituationen, tatsächlich gibt.

Das *Erkenntnisproblem* besteht darin, bestehende Freiheitsgrade bzw. Einschränkungen von Freiheitsgraden in der *konkreten Situation zu bestimmen*. Dies ist auf jeden Fall dann schwierig, wenn der Betroffene, wie es in Extremsituationen häufig vorkommt, nicht in Beziehung zum Untersucher tritt und damit die Erkenntnismöglichkeiten schroff eingeschränkt sind. Angesichts dieser Erkenntnisgrenzen ergibt sich ethisch begründeter Handlungsbedarf von daher, dass eine Tötungshandlung irreversibel ist. Damit lassen sich Maßnahmen auch *gegen* den geäußerten Willen zur Abwendung der irreversiblen Tötungshandlung ethisch begründen. Das Dilemma allerdings bleibt bestehen und damit das Risiko bzw. der nicht auflösbare Konflikt zwischen gebotenem Lebenserhalt bei einer bedürftigen Persönlichkeit, die dafür selbst zu sorgen nicht in der Lage ist, und einem (möglicherweise) nicht gerechtfertigten Eingriff bei einer hinsichtlich ihrer Autonomie tatsächlich nicht eingeschränkten Person, der ethisch abzulehnen wäre, weil er das Persönlichkeitsrecht bzw. die persönliche Unversehrtheit berührte.

---

402 Ringel 1969.
403 Améry 1976.

10.4 Ethischer Umgang mit Erkenntnisgrenzen in Entscheidungssituationen

Angesichts der Erkenntnisgrenzen und im Bewusstsein des Handlungsbedarfs wird das zugrundeliegende empirische Dilemma nicht selten verdrängt. Rekurriert wird, wie oben ausgeführt, zumeist auf ein dogmatisches Autonomiekonzept der Person oder auch auf eine verkürzte, nämlich instrumentalisierte Fürsorge. Dabei erhebt sich die dringende Frage, ob sich das Menschsein je allein durch Autonomie oder allein durch fürsorgliche Abhängigkeit bestimmen lässt. Dem Grunde nach ist das Desiderat berührt, dass beide Komponenten in einer Konzeption des Menschseins zu verbinden sind. Die biologischen, seelischen und sozialen Ausgangsbedingungen und Determinationsfaktoren unserer Existenz könnten operativ den Gedanken des fürsorglichen Eingriffs stützen. Und doch gibt es menschenbildliche Argumente und existentielle Erfahrungen, die für eine Freiheit des Willens auch in Grenzsituationen sprechen. In dem Ringen um Erkenntnis, ob Suizidalität vorliegt, sieht man sich konfrontiert mit einer Situation, also einer bestimmten Situation der Not und der Gefährdung des Menschseins, die Erkenntnisfragen offenlässt. Vielmehr wird in dieser Situation die Grundgegebenheit der *Conditio humana*, als einer *gefährdeten* Erkenntnis- und Handlungskondition, aufgedeckt. Hoffnung auf Lösung kann sich nur so ergeben, dass neue Wertfindung und gültige Wertsetzung in konkreten, eben therapeutischen *Grenzsituationen* gelingen, aus denen dann das Gewissen und verantwortliches Handeln hervorgehen. Damit aber stellt sich die ethische Aufgabe, das Dilemma als solches *wahrzunehmen* und die sich daraus ergebende Grenzsituation kreativ aufzunehmen. Dadurch wird eine vorschnelle Bezugnahme auf das Autonomiepostulat oder ein dogmatisch eingeengtes Fürsorgekonzept vermieden. Erforderlich ist vielmehr eine konkrete Synthese, die *beide* Komponenten grundsätzlich einbezieht. Konfrontiert mit der Einsicht, dass in der konkreten Situation nicht ein Diskurs ad infinitum geführt werden kann, hat sich die Gewissensentscheidung in der Beendigung des Diskurses zu bewähren.

Wenn es um die Frage des Vorliegens von Suizidalität geht, ist es von exemplarischer Bedeutung, sich hinsichtlich der praktischen Konsequenzen der jeweils relevanten Begegnungsstufe bewusst zu sein und keine der Begegnungsstufen zu unterschlagen (▶ Abb. 10.1). Kommt der Arzt zu dem Ergebnis, dass trotz Vorliegens von Risikofaktoren, unter Einbeziehung der *personalen Begegnungsstufe bzw. der Beziehungsebene, Suizidalität im klinischen (ganzheitlichen) Sinne* nicht vorliegt, so hat die therapeutische Versorgung natürlich entsprechend dem jeweils vorliegenden Grundleiden zu erfolgen. Ist das Vorliegen von Suizidalität zu bejahen – dies wäre dann gegeben, wenn eine Suizidhandlung zu erwarten ist –' so besteht grundsätzlich und diesbezüglich therapeutischer Handlungsbedarf. Sind therapeutische Maßnahmen erfolgreich, durch den supportiven Beitrag des ärztlichen Gesprächs auf der Basis psychagogischer bzw. psychotherapeutischer Interventionen oder auch medikamentöser oder weiterer medizinischer Eingriffe, so liegt akute Suizidalität nicht mehr vor und die weitere Versorgung hat entsprechend dem Grundleiden unter Beachtung präventiver Ansätze zu erfolgen. Sind die supportiven Maßnahmen jedoch nicht erfolgreich, so ist von einem Fortbestehen von Suizidalität auszugehen. Unter Einbeziehung der gesetzlichen Instrumente ist nunmehr zu prüfen, ob die Voraussetzungen freiheitsbeschränkender Sicherung wegen Selbstgefährdung vorliegen. Ist dies zu bejahen, sind solche Eingriffe durchzuführen, freilich stets unter dem Gesichtspunkt des Abwägens der Verhältnismäßigkeit der Mittel und der erforderlichen Sorgfalt.

Es resultiert, dass die therapeutische Situation dann eine einzigartige Erkenntnischance darstellt, wenn es seitens des Therapeuten gelingt, mit den Betroffenen in Beziehung zu treten, um zum einen den subjektiven und von daher zu erschließenden kontextualen Sinngehalt wie auch den damit zu verknüpfenden objektivierbaren Sachverhalt, hier also das empirische Risikokalkül, zu einer gesamthaften Erkenntnis und zu einer personalen Therapie voranzubringen. Jedenfalls ergibt sich von daher bezüglich des Erkennens und Handelns in der therapeutischen Situation, die Chance, über dogmatische Festschreibungen der Autonomie oder des Fürsorgepostulates hinauszugelangen.

Nachwort

Wenn es so ist, wie Karl Jaspers zeigte, dass der Mensch stets in Situationen existiert, so war davon auszugehen, dass es von höchstem Interesse sei zu klären, welche Besonderheiten die *therapeutische* Handlungssituation ausmacht. Im Nachdenken darüber wurde zunehmend deutlich, dass die therapeutische Situation, aufbauend auf ihrer Geschichte und gegenwärtigen Struktur, sich weiterentwickeln muss, um den Erkenntnisaufgaben und ethischen Herausforderungen in der Zukunft gewachsen zu sein. Ausgangspunkt der Überlegungen war die spürbare Notwendigkeit aus der Sicht des praktisch tätigen Klinikers, zu einer verlässlichen Erkenntnis von Not und Krankheit zu gelangen, und zwar stets, um therapeutische Hilfe in Verantwortung anbieten zu können. Im Angesprochensein durch die Not stellen sich für den Arzt sogleich Handlungsanforderungen – und damit ethische Fragen: Wie ist verlässliches Erkennen der Not möglich und wie kann ethisch begründetes Handeln umgesetzt werden? Seit der Aufklärung und gemäß dem Mainstream bis heute beziehen sich die Therapiekonzepte maßgeblich auf eine objektivierende Diagnostik, die Anschluss zu gewinnen sucht an Krankheitsvorstellungen, Krankheitskonzepte, die sich auf verallgemeinerbares empirisches Wissen stützen. Zu beachten ist jedoch, dass dies nur einen Teil der ganzen Wirklichkeit des kranken Menschen abbildet. Die Vergegenwärtigung des untrennbaren Zusammenhangs medizinischen Erkennens und Handelns mit ethischen Fragen führte in der Folge zur Suche nach Orientierung gebenden Strukturen. Dabei wurde offensichtlich, dass eben diese Grundstrukturen es sind, die zugleich eine Orientierung gebende Positionierung in der Auseinandersetzung mit dem sozialen, politischen und wirtschaftlichen Umfeld ermöglichen. Divergierende Tendenzen um die Ausgewogenheit von individuellem Wohl und Allgemeinwohl gewinnen an Klarheit, werden fassbar. Auch das herausfordernde epistemologische Spannungsfeld um den Stellenwert von Subjektivität und objektivierbaren empirischen Fakten konnte von einem ganzheitlichen Gesichtswinkel aus gewürdigt und für das Handlungsfeld der therapeutischen Situation erschlossen werden. Unterschiedliche ethische Konzeptbildungen konnten unter Bezugnahme auf menschenbildliche Prämissen viel sicherer positioniert werden. Führend war der Gedanke, dass die therapeutische Situation eine Situation ist, die zum einen durch spezifische Anfangsgründe, Erwartungen und Verpflichtungen und zum anderen durch eine methodisch transparent zu machende Zielvorgabe und einen bestimmten Abschluss definiert ist. Wenn medizinische Ethik als Bereichsethik apostrophiert wird, sieht sie sich mit der dringlichen Frage konfrontiert, welcher Bereich genau gemeint ist und mit welchen Gründen dieser Bereich abgegrenzt werden kann. Genau diese Abgrenzung ist durch das Konzept der therapeutischen Situation möglich. Dadurch wird eine Überkomplexität der oft unter Zeitdruck stehenden medizinethischen Entscheidungen vermieden: Die medizinethischen Fragestellungen müssen nicht bei jedem klinischen Problem erneut von einem allgemeinethischen Zusammenhang her abgeleitet werden. Die theoretischen Auseinandersetzungen auf der allgemeinethischen Ebene nämlich, etwa zwischen Prinzipienethik und Diskursethik oder zwischen deontologischen und utilitaristischen bzw. teleologischen Ansätzen, sind auf eine begrenzte, nämlich therapeutische Situation zu fokussieren, wobei die therapeutische Situation die Gründe der Orientierung geben kann, um ethische Konzepte je nach Situationsgegebenheiten existentiell zu gewichten. Im Mittelpunkt der konkreten situativen Beziehungsgegebenheiten der therapeutischen Situation steht die Beziehung von Arzt als Person zum Patienten als Person und das Verhältnis beider zur Krankheit bzw. zur Not. Von daher ergibt sich eine neue, gegenüber einem reduzierten empirischen Modelldenken erweiterte Erkenntnissituation und epistemologische Prägnanz im Blick auf die Art und die Relevanz einer Krankheit bzw. Not. Bereits bei den Vorüberlegungen zum theoretischen Krankheitsbegriff war auf den in ihm enthaltenen subjektiv-objektiven Doppelaspekt zu verweisen. Dieser Doppelaspekt konnte in den dargelegten Erkenntnisstufen der therapeutischen Situation zu einer personalen bzw. existentiellen Synthese zusammengeführt werden. Daraus ergab sich die Chance, praktische Fragen der Indikation stringent unter einem ganzheitlichen Gesichtswinkel aufzunehmen. In einer personalen Begegnung zwischen Arzt und Patient erhält die Indikation ihre verantwortliche Ausformulierung durch den Arzt, die der Patient nach Aufklärung und eigener Maßgabe annehmen oder ablehnen kann. Mit der zentralen Bestimmung der therapeutischen Situation durch das Sinnziel der ärztlichen Hilfe ergibt sich die Legitimität für Eingriffe bei vorliegender Indikation und Zustimmung des Betroffenen. Dass es hierbei und im Lichte des Ordnungsgefüges der therapeutischen Situation um etwas ganz anderes geht als um eine geschäftliche Verhandlung oder gar einen Machtkampf, vielmehr um einen existentiellen Dialog, war im Weiteren zu zeigen.

Die therapeutische Situation bezeichnet den Raum und die Grenze der therapeutisch zu verantwortenden Handlungssituation nach innen und zugleich auch die Grenze der Regeln des Marktes bzw. eines sonstigen politisch zu verantwortenden Wirtschaftssystems im Außenraum. Die Systemwidersprüche zwischen Ökonomie und Humanität, die den umgebenden freien, beispielsweise nach neoliberalen oder auch anderen Grundsätzen ablaufenden Markt beherrschen und belasten, sollen nicht auf die therapeutische Situation durchschlagen bzw. deren Prozessabläufe bestimmen. Strikt zu unterscheiden ist von daher die Rollenbestimmung von Patient und Kunde, von therapeutischer Offerte und Marketing-Offerte, von Therapieablauf und Geschäftsgebaren, von therapeutischer Beratung und Verkaufsverhandlung.

Den unterschiedlichen Verantwortungs- und Erkenntnisbereichen des Arztes entsprechen unterschiedliche Rollen, die im Gefüge der therapeutischen Situation bewusst zu machen sind und die wiederum in einer ärztlichen Identität ihr integratives Zentrum finden müssen. Identitätstheoretisch stehen Rolle und Identität in einem dialektischen Verhältnis zueinander. Die Anerkennung der diesbezüglich wirksamen Dialektik garantiert zwar nicht schon wahre Erkenntnis, sie ist jedoch notwendig zur Annäherung an diese. Die unterschiedlichen Verantwortungspositionen des Arztes, subjektive Betroffenheit, objektivierende Distanz und personale Synthese, können auf diese Weise am ehesten verwirklicht werden. Im Fokus ärztlicher Identität steht ein dynamisches Konzept struktureller Rationalität,[404] als einer evolutiven, in Auseinandersetzung mit dem Umfeld befindlichen und von daher sich weiterentwickelnden Rationalität. Sie ist die Voraussetzung des Erkennens von Gründen, des Entscheidens und Handelns. Strukturelle Rationalität ist nicht dogmatisch, sondern entsprechend den wechselnden Anforderungen in einem historischen Entwicklungsgang lebensdienlich auf Zukunft hin ausgerichtet. Mit den Dilemmata, denen sich jeder Arzt in der therapeutischen Situation konfrontiert sieht, befindet er sich in einer Grenzsituation, in der sich im Entscheidungsprozess ein Bewusstsein der Gefahr des Scheiterns verbindet mit der Hoffnung auf eine jeweils neue (individuelle) Lösung. Diese soll dem Überleben dienen, einem Überleben, das stets zugleich dem Individualwohl wie dem Allgemeinwohl verpflichtet ist. Sicherzustellen ist dies nicht durch ein noch so elaboriertes medizintheoretisches Konzept nach innen oder ein politisches oder wirtschaftliches Modell bzw. System nach außen. Vielmehr ist hier der Arzt als Person gefragt, als Person, die fähig und bereit ist, sich zu positionieren und eine kreative Entscheidung zu treffen unter freiwilligem Verzicht und unter Hintanstellung eigener Interessen. Damit sind letzte Fragen berührt, die auszuhalten und zu bewältigen sind.

Freilich gilt auch, wie Karl Jaspers[405] betonte, dass es keine endgültigen Lösungen gibt, vielmehr in der existentiellen Kommunikation zwischen Arzt und Patient um weiterführende, sinnhafte Lösung gerungen werden muss. Jede therapeutische Situation führt in ihrem Ablauf an Grenzen und über diese hinaus in die Grenzsituation, für den Patienten und auch für den Arzt als Begleiter und Schicksalsgefährten. Das Bewusstwerden der gemeinsamen Grenzsituation beider Akteure, des Arztes wie des Patienten, bezeichnet den Weg, um zu einer gemeinsamen Interpretation und Festlegung zu kommen, die auf eine konkrete Situation bezogen ist.

Um schwere Gefährdungen, die sich historisch klar abzeichneten, zu umgehen, ist es von grundlegender Bedeutung, die dreifache Abwandlung des Verhältnisses von Arzt zu Patient im Rahmen dieser ganz besonderen ärztlichen Situation und ihres Sinngrundes festzuhalten: die elementare Begegnungsstufe, die objektivierend-distanzierende Entfremdungsstufe und schließlich die personale Begegnungsstufe, in der die Subjektivität des Arztes im Sinne einer gemeinsamen schöpferischen Tätigkeit mit derjenigen des Patienten zusammentritt. Diese Begegnungsstufen bilden, wenn sie in wechselnder Ergänzung durchlaufen werden, am ehesten Aussicht auf jenes integrale und sinnstiftende Resultat, das durch Krankheit herausgefordert und durch gelungene Therapie, durch konkrete Philosophie[406], beantwortet wird. Damit ist eine Grundgestalt des Erkennens und Handelns gefunden, der in der konkreten Situation integrative und künstlerisch-poetische Lösungskraft zugetraut werden darf. In solchem Sinne ist Therapie Suche nach wahrhaftiger und lebbarer Form, ist, um mit einer Hoffnung zu schließen, wie sie ein großer Literat unserer

---

404 Nida-Rümelin 2001.
405 Jaspers 1965, S. 668.
406 Jaspers 1965, S. 674 ff.

Zeit[407] in seiner Erzählung »Langsame Heimkehr« ausspricht, Suche nach friedenstiftender Form.

---

407 Handke 1979.

Literatur

Alt-Epping B., Nauck F., Jaspers B.: Was ist das Problematische an der Palliativen Sedierung? – eine Übersicht. Ethik Med 27 (2015) 219–231
American Psychiatric Association: Diagnostic and statistical manual of mental disorders. DSM 5, 2013
Baeyer W. v.: Der Begriff der Begegnung in der Psychiatrie. Nervenarzt 26 (1955) 369–376
Basaglia F.: Die negierte Institution. Frankfurt a. M. 1973
Bauer A. W.: Anthropologische Grundlagen der Medizin. Imago Hominis 20/3 (2013) 173–184
Bauer A. W.: Normative Entgrenzung. Themen und Dilemmata der Medizin- und Bioethik in Deutschland. Wiesbaden 2017
Beauchamp T., Childress J.: Principles of Biomedical Ethics. New York 1989
Beauchamp T., Childress J.: Principles of Biomedical Ethics. New York 1994[4]
BGH, Beschluß vom 6.12.1977 (AZ: VI ZR 170/175)
Birnbacher D.: Analytische Einführung in die Ethik (De Gruyter Studienbuch). Berlin 2007
Bleyer B., Pawlik M. T.: Die ethischen Kriterien zur Begründung eines palliativen Therapieziels in der Intensivmedizin. Ethik Med 27 (2015) 197–206
Bochnik H. J., Böcker F., Böhme K., Dörner K., Köster H., Maier S., Lungershausen E., Pohlmeier E., Ritzel G., Wanke K.: Thesen zum Problem von Suiciden während klinisch-psychiatrischer Therapie. NStZ, 1984, S. 108–109
Böhme K.: Selbstmordverhütung: Wissenschaft oder Caritas? In Reimer C. (Hrsg.): Suizid. Ergebnisse und Therapie. Berlin, Heidelberg, New York 1982, S. 3–11
Böhme G.: Ethik im Kontext. Über den Umgang mit ernsten Fragen. Frankfurt a. M. 1997
Bonhoeffer D.: Ethik. Hrsg. v. Toedt I., Toedt H. E., Feil E., Green C. Gütersloh (1949) 1998
Brezinka W.: Erziehung in einer wertunsicheren Gesellschaft. München, Basel 1993
Brücher K.: Psychotherapie als Praxis und Forschungsgegenstand – eine kritische Analyse. Fundam. Psychiatr. 5 (1991) 52–58
Bundesärztekammer: Grundsätze der Bundesärztekammer zur ärztlichen Sterbebegleitung (2011), Deutsches Ärzteblatt. Jg. 108 (2011) A 346–348.
Buyx A.: Enhancement und Krankheitsbegriff. In Hucklenbroich P, Buxy A (Hrsg.): Wissenschaftstheoretische Aspekte des Krankheitsbegriffs. Münster 2013, S. 283–311
Carstensen M. H.: Ethik und Ökonomie – Organisationsvorschläge aus Sicht der Ärzte. In: Akademie für Ethik in der Medizin e. V. (Hrsg.): Patienten oder Kunden. Zur Organisation gesundheitlicher Hilfe im Krankenhaus zwischen Ethik und Ökonomie. 1998, S. 29–37
Clark D. H.: Administrative Therapy. London 1964
Conradi E.: Take Care: Grundlagen einer Ethik der Achtsamkeit. Frankfurt a. M. 2001
Cooper D.: Psychiatrie und Anti-Psychiatrie. Frankfurt a. M. 1971
Cording-Tömmel C.: Antipsychiatrie. In: Müller C. (Hrsg.): Lexikon der Psychiatrie. Berlin, Heidelberg, New York, London, Paris, Tokyo 1986
Deutsche Gesellschaft für Psychiatrie und Nervenheilkunde: Stellungnahme zum »Suizidurteil« des OLG Frankfurt, bestätigt durch den BGH 1980
Dewey J.: Kunst als Erfahrung. Frankfurt a. M. 1980 (Art as Experience. New York 1958)
Dietrich F.: Eigenverantwortung als medizinethisches Rationierungskriterium. Zeitschrift für medizinische Ethik 47 (2001) 371–385
Dilling H., Mombour W., Schmidt M. H. (Hrsg.): Internationale Klassifikation psychischer Störungen. Berlin, Göttingen, Toronto 1991

Eibach U.: Vom Paternalismus zur Autonomie des Patienten? In: Zeitschrift für medizinische Ethik 43 (1997) 215 ff.
Engelhardt H. T.: Autonomie und Selbstbestimmung. Grundlegende Konzepte der Bioethik in der Psychiatrie. In: Pöldinger W., Wagner W. (Hrsg.): Ethik in der Psychiatrie. Berlin, Heidelberg, New York, London, Paris, Tokyo, Hong Kong, Barcelona, Budapest 1991
Engelhardt D. v.: Das Bild des Arztes aus medizinhistorischer Sicht. Arzt und Krankenhaus 12 (2001) 379–384
Engelhardt D. v.: Ethos und Ethik des Kranken in Vergangenheit und Gegenwart – Rechte, Pflichten, Tugenden. Zeitschrift für medizinische Ethik 49 (2003) 3–19
Engelhardt D. v.: Allokation im Gesundheitswesen. Gesellschaft setzt den Rahmen. Dtsch Arztebl 116/8 (2019) A 358–63
Erikson E. H.: Identität und Lebenszyklus. Frankfurt a. M. 1973 (Identity and the life cycle. New York 1959)
Ewig S.: Heilungsversprechen versus Menschenwürde. ZfmE 47 (2001) 407–419
Firnkorn H.-J.: Gefragtes Thema: Patientenautonomie. Ärzteblatt Baden-Württemberg 10 (2000) 379–384
Fischer G., Riedesser P.: Lehrbuch der Psychotraumatologie. München, Basel 1998
Foucault M.: Wahnsinn und Gesellschaft. Eine Geschichte des Wahns im Zeitalter der Vernunft. Frankfurt a. M. 1969
Friedrich O., Assadi G.: DSM-5: Was ihr wollt. Zurück zu Foucault. ÄWB 10 (2013) 444–447
Fröhlich G.: Theorie der Ethischen Beratung im Klinischen Kontext. Würzburg 2014
Fuchs T.: Der Fall Chabot. Assistierter Suizid aus psychiatrischer Sicht. Nervenarzt 68 (1997a) 878–883
Fuchs T.: Was heißt »töten«? Die Sinnstruktur ärztlichen Handelns bei passiver und aktiver Euthanasie. Ethik med 9 (1997b) 78–90
Gadamer H. G.: Über die Verborgenheit der Gesundheit. Frankfurt 1993
Gaul C.: Kann Autonomie »fremdvertreten« werden? Philosophische, medizinische und juristische Überlegungen zur Einstellung lebenserhaltender Therapie bei Schwerstkranken unter Wahrung der Autonomie der Betroffenen. Ethik Med 14/3 (2002) 160–169
Gebsattel V. E. v.: Die Sinnstruktur der ärztlichen Handlung. Studium generale Heidelberg 6 (1953) 461–471
Gebsattel, V. E. v.: Prolegomena einer medizinischen Anthropologie. Berlin 1954
Geigges W.: Was ist ein guter Arzt? – Die Perspektive einer Integrierten Medizin. ÄBW 10 (2007) 518–521
Grodin M. A.: Introduction: The Historical and Philosophical Roots of Bioethics. In: Grodin M. A. (Hrsg.): Meta Medical Ethics: The Philosophical Foundations of Bioethics. London 1995, S. 1–26
Guardini R.: Die Macht. Versuch einer Wegweisung. Würzburg 1952
Handke P.: Langsame Heimkehr. Frankfurt a. M. 1979
Härle W.: Ethik. Berlin 2011
Harreß B.: Verzweiflung als Schlüssel zum Textverstehen: Kierkegaards Schrift »Die Krankheit zum Tode« (1849) und Dostojewskijs Roman »Die Dämonen« (1871/72). In: Kick H. A., Dietz G. (Hrsg.): Verzweiflung als kreative Herausforderung. Psychopathologie, Psychotherapie und künstlerische Lösungsgestalt in Literatur, Musik und Film. Berlin 2008, 129–142
Heidegger M.: Sein und Zeit. 10. Auflage. Tübingen (1927) 1963
Heimann H.: Psychopathologie. In: Kisker K. P., Meyer J. E., Müller C., Strömgren E. (Hrsg.): Psychiatrie der Gegenwart. Bd I/1. Berlin, Heidelberg, New York 1979
Heinrich, K.: Zeitgeist und ärztliches Handeln am Beispiel der Psychiatrie. Zeitschrift für Allgemeinmedizin 55 (1979) 1207–1219
Heinz A.: Krankheit vs. Störung. Nervenarzt 86 (2015) 36–41
Hess V., Herrn R.: Die Funktion eines allgemeinen Krankheitsbegriffs aus historischer Perspektive. Nervenarzt 86 (2015) 9–15
Heubel F.: Die therapeutische Interaktion als moralische Vorgabe. Ethik Med 24 (2012) 125–135

Heubel F., Kettner M., Manzeschke A. Strukturwandel und therapeutische Interaktion im Krankenhaus. Ethik Med 24 (2012) 91–92
Hoerster N.: Abtreibung im säkularen Staat. Argumente gegen den § 218. Frankfurt a. M. 1991
Hoerster N.: Rechtsethische Überlegungen zur Sterbehilfe. In: Gase W., Hofmann H., Wirtz H.G. (Hrsg.): Aktive Sterbehilfe. Trier 1997
Hofmann H., Winkler E. C.: Der vorinformierte Patient – zum Umgang mit eigenen elektronischen Gesundheitsdaten und medizinischen Informationen aus dem Internet: Datenlage und medizinische Überlegungen. Zeitschrift für medizinische Ethik 62 (2016) 331–342
Honnefelder L.: Person und Menschenwürde. Zum Verhältnis von Metaphysik und Ethik bei der Begründung sittlicher Werte. In: Pöldinger W., Wagner W. (Hrsg.): Ethik in der Psychiatrie. Wertebegründung – Wertedurchsetzung 1991, S. 22–39
Horkheimer M.: Traditionelle und kritische Theorie. Zeitschrift für Sozialforschung VI/2 (1937) 245–294
Huber L.: Patientenautonomie als nichtidealisierte »natürliche Autonomie«. Ethik Med 18 (2006) 133–147
Huber W.: Was schuldet die moderne Medizin dem Menschen? Vortrag. Bezirksärztekammer Südbaden. Freiburg, 12. 6. 2012
Hucklenbroich, P.: Wissenschaftstheorie als Theorie der Medizin: Themen und Probleme. In: Deppert, H. et al. (Hrsg.): Wissenschaftstheorien in der Medizin. Berlin, New York 1992, S. 65–93
Husserl E.: Die Krisis der europäischen Wissenschaften und die transzendentale Phänomenologie. Eine Einleitung in die phänomenologische Philosophie. Den Haag 1969
Iorio M.: Organallokation, öffentliche Vernunft und Demokratie. Ethik Med 27 (2015) 287–300
Janzarik W.: Dynamische Grundkonstellation in endogenen Psychosen. Berlin, Göttingen, Heidelberg 1959
Janzarik W.: Strukturdynamik. In: Peters U. H. (Hrsg.): Die Psychologie des 20. Jahrhunderts, Bd. X. Zürich 1980
Janzarik W.: Situation, Struktur, Reaktion und Psychose. Nervenarzt 52 (1981) 396–400
Janzarik W.: Strukturdynamische Grundlagen der Psychiatrie. Stuttgart 1988
Jaspers K.: Allgemeine Psychopathologie. Berlin, Heidelberg, New York (1913) 1965
Jaspers K.: Psychologie der Weltanschauungen. Berlin, Heidelberg, New York (1919) 1971
Jaspers K.: Philosophie. Bd. III. Metaphysik. Berlin, Heidelberg, New York (1932) 1973a
Jaspers K.: Philosophie II. Existenzerhellung. 4. Aufl. Berlin, Heidelberg, New York. 1973b
Jens W., Küng H.: Menschenwürdig sterben. Ein Plädoyer für Selbstverantwortung. München 1995
Johannes Paul II: Brief an die deutsche Schwangerschaftsberatungsstellen. Vatikan 1998
Jonas H.: Das Prinzip Verantwortung. Frankfurt a. M. 1979
Kahlke W., Reiter-Theil S. (Hrsg.): Ethik in der Medizin. Stuttgart 1995
Kalkman-Bogerd L. E.: Juridische aspekten van stervensbegeleidung. (Bd 3) Ethiek en recht in de gezondheidszorg. 1994, S. 201–300
Kant I.: Über den Gemeinspruch: »Das mag in der Theorie richtig sein, taugt aber nicht für die Praxis« (1793). Kants Werke Akademie Textausgabe, Bd. VIII: Abhandlungen nach 1781. Berlin 1968
Kettner, M.: Spannungen zwischen Medizin und Ökonomie. In: Dörries, A., Lipp, V. (Hrsg.): Medizinische Indikation. Ärztliche, ethische und rechtliche Perspektiven. Grundlagen und Praxis. Stuttgart 2015, S. 141–155
Kick H. A.: Antipsychiatrie und die Krise im Selbstverständnis der Psychiatrie. In: Fortsch. Neurol. Psychiat. 58 (1990) 367–374
Kick H. A., Diehl U.: Klinische Phänomenologie und therapeutische Situation. In: Fundamenta Psychiatrica 12 (1998) 53–57
Kick H. A.: Wertewandel und institutionelle Krise. Konstruktivismus als Chance und Risiko der Wirklichkeitserfassung und -gestaltung. In: Beckers, E., Hägele, P., Hahn H.J., Ortner, R. (Hrsg.): Pluralismus und Ethos der Wissenschaft. 1. Symposium des Professorenforums. Gießen 1999, S. 37–45

Kick H. A.: Ethische Dilemmata als Herausforderung zur Klärung menschenbildlicher Prämissen. In: Beckers E., Busch S., Hahn H.-J., Sahm P. (Hrsg.): Hochschulbildung im Aus? Gießen 2000, S. 167–183

Kick H. A.: Patienten oder Kunden – Therapeutische Offerte oder Marketing: Anthropologische Unterscheidung und ethische Konsequenzen. In: Kick H. A., Taupitz J. (Hrsg.): Gesundheitswesen im Spannungsfeld zwischen Wirtschaftlichkeit und Menschlichkeit. Münster 2005, 151–178

Kick H. A.: Das Verhältnis von therapeutischer Identität und Rolle im institutionellen Spannungsfeld als ethisches Grundproblem. Dynamische Psychiatrie 216 (2006) 35–47

Kick H. A.: Verzweiflung – psychopathologische Aspekte, existentielle Grenzerfahrung und neuer Wert. In: Kick H. A., Dietz G. (Hrsg.): Verzweiflung als kreative Herausforderung. Psychopathologie, Psychotherapie und künstlerische Lösungsgestalt in Literatur, Musik, Film. Berlin 2008, S. 25–39

Kick H. A.: Therapeutische Situation als singuläre Erkenntnisperspektive – Entscheidungen unter vieldeutigen Gegebenheiten am Beispiel Suizidalität. In: Härle W. (Hrsg.): Ethik im Kontinuum. Leipzig 2008, S. 193–200

Kick H. A.: Identität und personale Verantwortung als Grundlage von Vertrauen. In: Kick H. A., Unger F. (Hrsg.): Verantwortung und Vertrauen. Grundlage einer zukunftsfähigen Gesellschaft. Heidelberg 2009a, S. 89–102

Kick H. A.: Grenzsituation und Wertebildung – eine prozessdynamische Interpretation nach Karl Jaspers. In: Engelhardt D. v., Gerigk H.-J. (Hrsg.): Karl Jaspers im Schnittpunkt von Zeitgeschichte, Psychopathologie, Literatur und Film. Heidelberg 2009b S. 73–88

Kick H. A.: Die interaktive Institution als Voraussetzung von Macht-Balance und gesellschaftlicher Zukunftsgestaltung. Einleitung. In: Kick H. A., Sundermeier T (Hrsg.): Gewalt und Macht in Psychotherapie, Gesellschaft und Kunst. Berlin 2014, S. 9–18

Kick H. A.: Grenzsituationen, Krisen, kreative Bewältigung. Prozessdynamische Perspektiven nach Karl Jaspers. Heidelberg 2015

Kick H. A.: Identität – Bildung und Bewährung in der Grenzsituation. Strukturelle Rationalität aus prozessdynamischer Sicht. In: Hesse J., Kozljanic R. J. (Hrsg.): VII. Jahrbuch für Lebensphilosophie. Kritik und Therapie wissenschaftlicher Unvernunft. München 2016, S. 207–218

Kick H. A.: Zur Barmherzigkeit in der therapeutischen Situation. In: Ramb W., Zaborowski H. (Hrsg.): Jenseits der Ironie. Dialoge der Barmherzigkeit. Göttingen 2016, S. 142–151

Kick H. A.: Psychiatrische Pharmakotherapie in der Schule von Paris. Objektivierung und die Entdeckung des Subjekts im 19. Jahrhundert: Cannabis, Modellpsychose und Narkoanalyse im Spannungsfeld von Materialismus und Spiritualismus. Berlin 2019

Kick H. A.: Kränkung, Verbundenheit und Solidarität als Versöhnung und Heilungsgeschehen in Richard Wagners Parsifal. In: Dynamische Psychiatrie, Heidelberg Vol. 54 (2021), Heft 1–3 (Nr. 304–306) Peace and Aggression III, 46–62

Kierkegaard S.: Die Krankheit zum Tode. Der Hohepriester – der Zöllner – die Sünderin. Gütersloh 1992

Kirchhof P., Tanner K.: An der Grenze des Wissens. Ruperto Carola Forschungsmagazin, Universität Heidelberg, Nr. 6, Juni 2015, S. 17–23

Kraus A.: Sozialverhalten und Psychose Manisch-Depressiver. Stuttgart 1977

Kraus A.: Phänomenologische und symptomatologisch-kriteriologische Diagnostik. Fundamenta psychiatrica 5 (1991) 102–109

Kraus A.: Die Bedeutung der Intuition für die psychiatrische Diagnostik und Klassifikation. Vortrag Heidelberg 1995

Kraus A.: »Existentielle Psychoanalyse« Hysterischer und Melancholischer. In: Peters U. H., Schifferdecker M., Krahl A. (Hrsg.): 150 Jahre Psychiatrie. Köln (1996) 329–332

Kreß H.: Humangenetische Beratung im Lichte dialogischer Verantwortungsethik. In: Gahl K., Achilles P., Jacobi R.-M. E. (Hrsg.): Gegenseitigkeit. Grundfragen medizinischer Ethik. Beiträge zur medizinischen Anthropologie. (Bd.5) 2008

Kreß H.: Medizinische Ethik. Gesundheitsschutz – Selbstbestimmungsrechte – heutige Wertkonflikte. Stuttgart 2009

Küng H., Jens W.: Menschenwürdiges Sterben. Ein Plädoyer für die Selbstverantwortung. München, Hagenburg 1995
LG Aachen, Urt. v. 20.1.1983 (AZ: 64 (14) KLs (12 Js 1074/79 42/82)
Laing R. D.: Das geteilte Selbst. Köln 1972
Lang-Becker E.: Das Heiligenstädter Testament Ludwig van Beethovens: Verzweiflung und Bewältigung durch Musik. In: Kick H. A., Dietz G. (Hrsg.): Verzweiflung als kreative Herausforderung. Psychopathologie, Psychotherapie und künstlerische Lösungsgestalt in Literatur, Musik und Film. Berlin 2008, S. 225–236
Lévinas E.: Totalität und Unendlichkeit. Versuch über die Exteriorität. Freiburg i. Br. (1961) 2002
Lewin K.: Feldtheorie in den Sozialwissenschaften. Bern, Stuttgart 1963
Luhmann N.: Systemvertrauen Ein Mechanismus der Reduktion sozialer Komplexität. Konstanz, München (1968) 2014
Luhmann N.: Vertrauen. Stuttgart 1989
Lungershausen E.: Zur Nosologie suizidaler Handlungen. Neurol. Psychiat. 6 (1980) 336–339
Lynch D.: DRGs – Chancen, Risiken und die tendenziellen Folgen für Anbieter, insbesondere Krankenhäuser, 5. Gesundheitssymposium, 8.2.2008
Maier H.-P.: Ethik und Ökonomie – Organisationsvorschläge aus Sicht des Managements. In: Akademie für Ethik in der Medizin (Hrsg.): Patienten oder Kunden. Zur Organisation gesundheitlicher Hilfe im Krankenhaus zwischen Ethik und Ökonomie. 1998, S. 9–15
Maio G.: Der Blick zurück als Zukunft der medizinischen Ethik? Entwicklungen und Grenzen der »Bioethik« und deren Implikationen für einen Beitrag der Geschichte an einer zeitgenössischen Ethik in der Medizin. In: Toellner R., Wiesing U. (Hrsg.): Geschichte und Ethik in der Medizin. Von den Schwierigkeiten einer Kooperation. Stuttgart 1997, S. 91–110
Maio G.: Medizin ohne Maß. Vom Diktat des Machbaren zu einer Ethik der Besonnenheit. Stuttgart 2014
Maio G.: Die Indikation als Vertrauensgrundlage der Medizin. In: Dörries, A., Lipp, V. (Hrsg.): Medizinische Indikation. Ärztliche, ethische und rechtliche Perspektiven. Grundlagen und Praxis. Stuttgart 2015, S. 74–82
Maio G.: Mittelpunkt Mensch. Lehrbuch der Ethik in der Medizin. 2. Auflage. Stuttgart 2017
Marckmann G., Wiesing U.: Anmerkungen zur Reform des Gesundheitswesens. In: Ärzteblatt Baden-Württemberg 2 (2003)
Marckmann G.: Rationalisierung und Rationierung: Allokation im Gesundheitswesen zwischen Effizienz und Gerechtigkeit. In: Kick H. A., Taupitz J. (Hrsg.): Gesundheitswesen zwischen Wirtschaftlichkeit und Menschlichkeit. Münster 2005, S. 179–199
Marckmann G.: Wirksamkeit und Nutzen als alternative Konzepte zur medizinischen Indikation. In: Dörries, Andrea und Lipp, Volker (Hrsg.): Medizinische Indikation. Ärztliche, ethische und rechtliche Perspektiven. Grundlagen und Praxis. Stuttgart 2015, S. 113–140
May A. T., Charbonnier R. (Hrsg.): Patientenverfügungen. Unterschiedliche Regelungsmöglichkeiten zwischen Selbstbestimmung und Fürsorge. Münster 2005
Ndaal H.: Die neuen Werkzeuge zur Gewinnerzielung im Krankenhaus. Ethik Med 24 (2012) 93–104
Neitzke G.: Medizinische und ärztliche Indikation – zum Prozess der Indikationsstellung. In: Dörries, A., Lipp, V. (Hrsg.): Medizinische Indikation. Ärztliche, ethische und rechtliche Perspektiven. Grundlagen und Praxis. Stuttgart 2015, S. 83–93
Nida-Rümelin J.: Angewandte Ethik. Stuttgart 1996
Nida-Rümelin J.: Strukturelle Rationalität. Ein philosophischer Essay über praktische Vernunft. Stuttgart 2001
Nietzsche F.: Der Wille zur Macht. In: Werke in drei Bänden. Band II. München 1966
OLG Frankfurt a. M.: Urteil vom 5.5.1975 (AZ: 1 U 136/74)
OLG Hamm: Urteil vom. 26.11.1980 (AZ: 3 U 84/80 VersR 1983, Heft 2, S. 43)
OLG Stuttgart: Urteil vom 21.5.1986 (AZ: 4 Ws 117/86)
Parsons T.: The Structure of Social Action. Glencoe 1949
Pellegrino E. D., Thomasma, D. C.: The Virtues in Medical Practice. New York, Oxford 1993
Picht G.: Wahrheit, Vernunft, Verantwortung. Stuttgart 1969
Pöldinger W.: Die Abschätzung der Suizidalität. Bern 1968

Pöldinger W., Sonneck G.: Die Abschätzung der Suizidalität. Nervenarzt 51 (1980) 147–151
Pöldinger W.: Erkennung und Beurteilung der Suizidalität. In Reimer C. (Hrsg.): Suizid. Ergebnisse und Therapie. Berlin, Heidelberg, New-York 1982, S. 12–23
Pollmächer T: Moral oder Doppelmoral? Das Berufsethos des Psychiaters im Spannungsfeld zwischen Selbstbestimmung, Rechten Dritter und Zwangshandlung. Nervenarzt 86 (2015) 1148-1156
Raffée H.: Marketing. In: Honecker M. et al. (Hrsg.): Evangelisches Soziallexikon. Köln 2001, S. 988–994
Rawls J.: Eine Theorie der Gerechtigkeit. Frankfurt a. M. 1975
Rehbock T.: Personsein in Grenzsituationen. Zur Kritik der Ethik medizinischen Handelns. Paderborn 2005
Ringel E.: Selbstmordverhütung. Bern 1969
Rohracher H.: Einführung in die Psychologie. 9. Auflage. Wien, Innsbruck 1965
Sandel M. J.: What Money can't buy. The moral limits of Markets. New York 2013
Sartre J. P.: L'être et le néant. Paris (1943) 1956
Sass H.: Medizinische Ethik bei Notstand, Krieg und Terror. Verantwortungskulturen bei Triage, Endemie und Terror. Medizinethische Materialien Heft 165. Zentrum für Medizinische Ethik, Bochum 2006
Schipperges H.: Utopien der Medizin. Salzburg 1968
Schipperges H.: Entwicklung moderner Medizin. Probleme, Prognosen, Tendenzen. Schriftenreihe der Bezirksärztekammer Nordwürttemberg Nr. 10. Stuttgart 1971
Schipperges H.: Psychiatrische Konzepte und Einrichtungen in ihrer geschichtlichen Entwicklung. In: Kisker K. P., Meyer J. E., Müller C., Srömgrem E. (Hrsg.). Psychiatrie der Gegenwart. Bd III. Berlin, Heidelberg, New York 1975
Schipperges H.: Die Technik der Medizin und die Ethik des Arztes. Es geht um den Patienten. Frankfurt a. M. 1988
Schipperges H.: Lebensqualität und Medizin in der Welt von morgen. Vortrag. Passau 1996
Schlander M.: Zur Logik der Kosteneffektivität. Deutsches Ärzteblatt 33 (2003) 2140–2141
Schlander M.: Kosteneffektivität und Ressourcenallokation: Gibt es einen normativen Anspruch der Gesundheitsökonomie? In: Kick H. A., Taupitz J. (Hrsg.): Gesundheitswesen zwischen Wirtschaftlichkeit und Menschlichkeit. Münster 2005, S. 37–111
Schmidt-Degenhardt M.: Betroffensein und Verstehen in der Begegnung mit dem psychotischen Menschen. Schweizer Archiv für Neurologie und Psychiatrie 145/6 (1994) 25–28
Schmitt W.: Diätetik als anthropologisches Modell und ethische Leitlinie. In: Kick H. A., Taupitz J.: Handeln und Unterlassen. Berlin, Heidelberg, New York 2003, S. 9–16
Schockenhoff E.: Grundlegung der Ethik: Ein theologischer Entwurf. Freiburg 2014
Schöne-Seifert B.: Grundlagen der Medizin. Stuttgart 2007
Schramme T.: Psychische Krankheit als Störung wesentlicher Funktionen. Nervenarzt 86 (2015) 16–21
Searle J. R.: Sprechakte. Ein sprachphilosophischer Essay. Übersetzt von R. und R. Wiggershaus. 4. Auflage. Frankfurt a. M. 1994
Spaemann R.: Moralische Grundbegriffe. München (1982) 1994
Storm W.: Aus dem Abschiedsbrief eines Krankenhausarztes. Deutsches Ärzteblatt. Jg. 105 (2008) A 2003–2005
Straus E.: Philosophische Grundfragen der Psychiatrie. II. Psychiatrie und Philosophie. In: Gruhle H.W., Jung R. Mayer-Gross W., Müller M. (Hg.) Psychiatrie der Gegenwart. Bd. 1/2. Heidelberg, Berlin 1963, S. 926–994.
Szasz Th. S.: Geisteskrankheit – ein moderner Mythos? Freiburg 1972
Taupitz J.: Ökonomische Organisation im Gesundheitswesen als Gebot der Rechtsordnung. In: Kick H. A., Taupitz J. (Hrsg.): Gesundheitswesen im Spannungsfeld zwischen Wirtschaftlichkeit und Menschlichkeit. Münster 2005, S. 21–35
Taupitz J.: Verteilung medizinischer Güter bei Pandemien und Katastrophen: Wer darf überleben? In: Dinescu V., Kick H. A. (Hrsg.): Katastrophen – Überlebensstrategien. Ethik – Werte – Ziele für eine Gesellschaft in der Krise. Berlin 2016, S. 81–103
Tellenbach H.: Zur Phänomenologie des Gesundseins und des Krankseins – Konsequenzen für den Arzt. Köln 1984

Tellenbach H.: Karl Jaspers' Konzeption einer geistigen Psychiatrie. Ein Nachwort zum 7. Jahrzehnt »Allgemeine Psychopathologie«. Nervenarzt 58 (1987) 743–747
Thomas K.: Analyse der Arbeit. Möglichkeiten einer interdisziplinären Erfahrung industrialisierter Arbeitsvollzüge. Stuttgart 1969
Tillich P.: Der Mut zum Sein. Hamburg (1952) 1968
Tillich P.: Wesen und Wandel des Glaubens, Frankfurt a. M. (1961) 1975
Trampota: Zeitschrift für medizinische Ethik 63 (2017) 95–107
Uexküll T. von, Wesiack W.: Theorie der Humanmedizin. München, Wien, Baltimore 1988
Unschuld P.: Der Patient als Leidender und Kunde. Deutsches Ärzteblatt 103 (2006) 1136–1139
Vieth A.: Einführung in die Angewandte Ethik. Darmstadt 2006
Veatch R. M.: The Patient as Partner. A Theory of Human-Experimentation Ethics. Bloomington, Indianapolis 1987
Virchow R.: Über die Standpunkte in der wissenschaftlichen Medicin. Virchows Archiv 70 (1877) 1–10
Weber M.: Politik als Beruf. Stuttgart 1992
Wieland W.: Aporien der praktischen Vernunft. Frankfurt a. M. 1989
Wieland W.: Das Begründungsproblem in der Medizin. In: Toellner R., Wiesing U. (Hrsg.): Wissen – Handeln – Ethik. Strukturen ärztlichen Handelns und ihre ethische Relevanz. Stuttgart 1995, S. 57–75
Wieland W.: Verantwortung – Prinzip der Ethik? Heidelberg 1999
Wiesemann C.: Der therapeutische Nihilismus und die moderne Medizin. In: Ethik und Sozialwissenschaften 3, 1992, S. 8–9
Wiesemann C.: Das Recht auf Selbstbestimmung und das Arzt-Patient-Verhältnis aus sozialgeschichtlicher Perspektive. In: Toellner R., Wiesing U. (Hrsg.): Geschichte und Ethik in der Medizin. Von den Schwierigkeiten einer Kooperation. Stuttgart 1997, S. 67–90
Wiesemann C., Biller-Andorno N.: Medizinethik. Stuttgart 2005
Wiesemann C., Simon A.: Patientenautonomie. Theoretische Grundlagen – Praktische Anwendungen. Ethik Med 27 (2015) 267–268
Wiesing U.: Medizin zwischen Wissenschaft, Technologie und Kunst. Zeitschrift f. med. Ethik 39 (1993) 121–130
Wiesing U.: Ethik in der Medizin. Ein Studienbuch. Stuttgart (2000) 2008
Wiesing U., Marckmann G.: Freiheit und Ethos des Arztes. Freiburg, München 2009
Wiesing U.: Indikation. Theoretische Grundlagen und Konsequenzen für die ärztliche Praxis. Stuttgart 2017
Wiesing U.: Deskriptive und evaluative Elemente der Indikation. In: Zeitschrift für medizinische Ethik 66 (2020), 363–372
Wild V., Biller-Adorno N. Einführung der Fallpauschalen in der Schweiz – eine Frage der Ethik, Schweiz. Ärzte 89 (2008) 361–365
Winkler E. C., Marckmann G.: Therapieverzicht gegen den Patientenwillen? ÄBW 04 (2012) 140–144
Wolfslast G.: Zur Haftung für Suizide während klinisch-psychiatrischer Therapie. NStZ 3, 1984, S. 105–108

Sachwortverzeichnis

A

Allgemeinethik 21, 26, 40, 89, 165
Allgemeinwohl 23, 46, 85, 97, 122, 160, 185, 187
Allokation 11, 28, 93, 103, 107, 114, 140
Allokationsdilemma 17, 156, 157, 160
Anti-Medizin 68
Antipsychiatrie 68, 69, 74, 75
apersonale Perspektive 74
Apologetik 63, 83
Aporie der praktischen Vernunft 64, 71
Applikation 27, 67, 81, 98, 168, 172
Applikationsaporie 71
Arztpraxis 24, 113
Ästhetik 38
Aufklärung 12, 34, 46, 48, 52, 72, 92, 104, 122, 135, 137, 185
Auftrag, therapeutischer 48, 69, 75, 77, 90, 100, 136
Außenraum 41, 43, 92, 93, 186
Autonomie 12, 17, 22, 25, 34, 36–38, 42, 46, 48, 50, 55, 60, 67, 72, 78, 80–83, 106, 119, 133, 153, 157–160, 172, 173, 182–184

B

Barmherzigkeit 35, 50, 112, 120, 124, 126
Bedeutungsgebung 57
Begegnungsstufe 49, 61, 70, 76, 87, 98, 139, 141, 180, 183, 187
Begründungsstrategie 12, 159, 161
Behandlungsbedürftigkeit 47
Bereichsethik 12, 27, 40, 161, 185
Betroffenheit 26, 40, 49, 58, 61, 63, 97, 101, 120, 132, 145, 146, 180, 187
Bewährung 140, 142, 145–147, 149–152, 165
Beziehungsethik 55
Beziehungsgeschehen 30, 101, 142
Beziehungsqualität 21, 26
Beziehungsregulation 83
Binnenstruktur 41

C

Care-Ethik 20, 25, 26
compassion 35
Corpus hippocraticum 12, 17, 35, 72, 122

D

Demokratie 28, 102, 108, 156, 158
Deontologie 25, 38, 40, 41, 56, 91, 160, 161, 186
Diagnosemanuale 67
Dialektik 41, 98, 133, 186
Dialog, herrschaftsfreier 38
Dienstleistung besonderer Art 49, 110, 111, 119
Dilemma, ethisches 53, 55, 56, 135, 142, 145, 147, 160, 167, 173
Diskurs 17, 18, 20, 25, 26, 38–40, 46, 53, 86, 153, 156, 161, 172, 173
Diskurs ad infinitum 159, 160, 183
Dogmatisierung 131, 181
Doppel-Agent 23, 41
Doppelaspekt, subjektiv-objektiver 21, 86, 186
Doppelmoral 83

E

Effizienzvergleiche 30
Eingriff 17, 24, 30, 33, 42, 47, 48, 62, 63, 68, 69, 72–77, 81, 82, 87–89, 92, 95, 98, 100, 107, 110, 112, 132, 161, 171, 172, 182, 183, 186
Einzelfallbeurteilung 29, 49, 103
Empathie 11, 17, 46, 48, 66, 76, 77, 99, 124, 160, 161, 180
Entscheidung 11, 12, 15, 17–20, 22, 25–27, 36–38, 41, 44, 46, 56, 73, 81, 82, 86, 96, 103, 142–145, 150–152, 157, 161–165, 167–170, 182, 187
Entscheidungsfindung 48, 54, 92, 156, 163, 168

Entscheidungssituationen 12, 90, 93, 152, 159, 183
entwicklungspsychologische Stufen 141
Epiphanie des Antlitzes 61
Epistemologie 18, 161
Erfassung, personale 86
Erkennen, ärztliches 19, 32, 39, 41, 70, 76, 92, 147, 168, 177, 180
Erkenntnisebene, subjektive und objektive 45
Erkenntnisgrenzen 77, 157, 159, 182, 183
Erkenntnisperspektive 153, 172, 175
Ethik, situative 52, 156
Ethik der Begegnung 26
existentielle Betroffenheit 40
existentielle Entscheidung 40, 56, 60, 145, 164, 170
existentielle Kommunikation 55, 58, 60, 187
existentielle Positionierung 12, 147

F

finitem Diskurs 17, 160
Funktionalisierung 74
Funktionskreis 57
Fürsorge 12, 17, 22, 25, 36, 37, 42, 46, 50, 55, 60, 80, 82, 118, 120, 127, 133, 153, 157–159, 172, 173, 180, 183

G

Gegebenheit, vieldeutige 175, 179
Gehäuse 78, 79, 163
gelebte Struktur 46, 77, 79, 143, 146
Gemeinwohl 11, 26, 37, 42, 47, 56, 113, 127, 128, 153, 156, 158, 159
Gerechtigkeit 11, 12, 16, 25, 36, 37, 112, 124, 165
geschäftliche Verhandlungsebene 34
Geschäftsbetrieb 51, 128
Gesundheit 70, 88, 103, 104, 107, 108, 110, 111, 157
Gesundheitseinrichtung 47, 83
Gesundheitssystem 11, 15, 16, 24, 28, 30, 31, 84, 102–104, 107, 108, 111–113, 128
Gewinnerwirtschaftung 31, 51, 128
Gewissen 25, 40, 152, 153, 157, 159, 170, 171, 183
Gewissensethik 55
Gleichgewicht, eigenregulatorisches 87
Gleichheitsprinzip 29, 49, 103
Grenzsituation 12, 20, 22, 39, 40, 42, 44, 54–56, 58, 78, 79, 90, 93, 111, 142, 143, 145, 149, 150, 155, 157, 159, 162–165, 169–171, 174, 183, 187
Grundfrage, epistemologische 133
Grundfrage, ethische 52, 73
Güte 35, 112
Güterabwägung 17, 36

H

Handeln, geschäftliches 24, 50, 113
Handeln, therapeutisches 11, 15, 16, 20, 22, 24, 32, 34–36, 38, 49, 50, 53–55, 68, 71, 72, 78, 82, 84, 94, 100, 101, 108, 119, 133, 134, 137, 138, 153, 161, 175, 177, 180
handlungsrelevant 46, 47, 88, 149, 177–179
Heilungsprozess 55, 62
Hermeneutik 20, 25, 56, 58
Humanisierung 12, 69, 71, 75
Humanisierung der Limitierung 28, 102, 122
Humanität 11, 27, 29, 31, 40, 49, 75, 102, 105

I

Identifikation 141, 147
Identität 133–135, 137–139, 141–145, 147, 149–151, 168
Identität, ärztliche 150
Identität, therapeutische 28, 53, 60, 90, 133, 135–140, 142, 147, 153
Identitätsbildung 75, 134, 136, 138, 140, 153
Indikation 26, 31, 33, 47, 54, 55, 80–82, 85, 87, 89, 92, 94–101, 117, 119, 120, 172
informed consent 32, 34, 38, 98, 99, 101
Institution, therapeutische 128
Integration 21, 33, 36, 38, 39, 65, 68, 70, 77, 136, 145, 146, 164, 165
Interaktion 23, 27, 89, 120
Intervention 65, 87, 110, 112, 120, 132, 177, 179
Intuition 42, 53, 67, 98

K

Klärung, historische 68
Kohärentismus 38
Kommunikationsbedingung, ideale 38
Komplement von Welt 61, 139
Komplementärmedizin 68
Konsequentialismus 19

Konsumentensouveränität 105, 111
Kontraktualität 35
Kosten-Leistungsverhältnis 30
Kosten-Nutzen-Kalkül 29, 102
Krankenhaus 22, 24, 84, 113
Krankheitsbegriff 32, 47, 86–88, 95, 101, 107, 133
Krise 12, 20, 30, 31, 55, 69, 75, 102, 130, 135, 136, 145, 150, 152, 159, 163, 165
Krise des Ethos 55, 159
Kriterienkataloge 21, 27
Kunde 31, 33, 50, 73, 105, 110, 113, 115, 116, 122, 123, 127, 133, 160
Kundensouveränität 30, 49, 50, 83, 105

L

Lebensbeginn 12, 167
Lebensende 12, 167, 172
Legitimation 68, 72, 76
Legitimierungsversuche 48, 73
Legitimität 42, 72, 93
Leibarzt 73, 108
Leistungsaustausch 23, 83
Letztbegründung 93
liebende Zuwendung 35

M

Macht 23, 35, 48, 52, 53, 72, 74, 80, 85, 90, 108, 158, 164
Makrosituation 17, 22, 28, 32, 50, 51, 112, 114, 122, 124, 125, 129, 157, 160, 170
Marketing 33, 50, 113, 115, 117, 120, 125, 127
Markt 30, 31, 49, 62, 104, 105, 107, 110–112, 115
Menschenbild 12, 17, 48, 70, 72, 103, 113, 115, 158
Menschenrechte 29, 103, 167
Menschenwürde 12, 31, 36, 49, 51, 62, 72, 105, 153, 171, 173
Mikrosituation 17, 27, 28, 31, 50, 51, 112, 114, 119, 124, 125, 129, 157, 160, 161, 170
Modelldenken, reduziertes 65, 68, 74
mutmaßlicher Wille 83, 171, 172

N

Naturprozess 53, 86
naturwissenschaftlich 12, 68, 69, 74, 75, 87, 136
neoliberal 24

Nichthandeln 54
normenfindender Dialog 38

O

Objektivierung 30, 48, 50, 52, 61, 68, 74, 76, 86, 97, 120
Objektivierung der Symptome 46
Öffentlichkeit 31, 32, 50, 51, 107, 113, 128, 129, 132, 176
Offerte 34, 62, 97, 100, 101, 115, 117
Offerte, situative 55, 59, 60, 148
Offerte, therapeutische 32, 34, 47, 50, 73, 82, 86, 89, 96, 98, 99, 101, 112, 113, 115–117, 120, 128, 148, 153
Ökonomisierungsdruck 11, 30, 43
operational-objektivierend 65, 66, 70, 180
operative Distanz 140
Orientierungsdefizit 21

P

Paternalismus 61, 81, 85
Pathos 115, 132
Patient als Kunde 17, 86
Patient als Partner 34
personales Krankheitskonzept 47
Personrechte 16
Personwürde 16, 46, 67, 78
Pflichtethik 19, 25, 56
Phänomenologie, klinische 43, 64, 66, 77, 89
Phase, postkritische 145, 152, 161, 165
Phase, präkritische 149, 150, 152, 160
Phronesis 35
praktische Urteilskraft 55
Praxeologie 90
Praxis 22, 24, 27, 35, 40, 42, 46, 52, 55, 63, 65–68, 70, 71, 74, 75, 77, 78, 90, 99, 112, 128, 132, 136, 176
Preismechanismus 111
Prozessablauf 33, 35, 39, 40, 50, 60, 97, 101, 115, 120, 133, 147, 152, 159, 160, 163, 165
prozessdynamische Sichtweise 27, 56

R

Rahmenbedingungen 19, 28, 31, 32, 39, 41, 44, 48, 50, 53, 73, 80, 84, 85, 92–94, 102, 108, 112, 113, 117, 119, 124, 125, 128, 170
– Rahmenbedingungen, ökonomische 48, 49, 63

– Rahmenbedingungen, politische   31, 41, 49, 50, 63, 107
Rationalisierung   17, 51, 128
Rationalität, strukturelle   41, 53, 143, 144, 147
realwissenschaftlich   65
Reduktion, theoretische   65
reflektives Gleichgewicht   42, 53
relationale Verantwortungsethik   60
Rentabilität   27, 29, 102
Ressourcen   17, 18, 23, 28, 29, 32, 41, 46, 47, 49, 62, 63, 82, 84, 85, 93, 102, 103, 107, 122, 125, 127, 129, 130, 156, 160, 161
Rolle   23, 28, 52, 53, 60, 67, 78, 79, 85, 86, 98, 116, 133–141, 147–150
Rollenbestimmung   115
Rollenmodell   28, 106
Rollenverständnis   52, 134, 137

S

Salus privata   17, 156, 160, 161
Salus publica   17, 156, 160
Schaden-Nutzen-Risiko-Abwägung   96
Schuld   54, 78, 142, 143, 149
Schulmedizin   63, 68, 69, 131
Schutzzone   49, 105
Selbstmissverständnis, idealistisches   18
selbstregulative Stabilität (steady state)   57
Sinngehalt   58, 160, 184
Sinnstruktur   49, 51, 65, 67, 112
Sinnstufe   45, 52, 53, 70, 71, 76, 77, 137–139, 175, 177
Sinnziel   20, 45, 57–59, 62, 68, 159
Situationsbegriff   57, 58, 78, 79
Situationsbestimmung   46–48, 50, 52, 53, 57, 66, 78
Situationsdefinition   41, 112
Situationskonzept   45
Solidargemeinschaft   16, 23, 25, 27, 28, 30, 31, 41, 44, 86, 94, 128, 161
Sollzustand   58
Sterbehilfe   54, 126, 171, 173
Struktur   12, 20, 22, 24, 26, 29, 45, 47, 54, 56, 62, 77, 79, 110, 142, 143, 145, 151, 156, 160
Struktur der Situation   11, 12, 19–21, 23, 24, 40, 42, 46, 48, 49, 51, 58, 62, 64, 68, 81, 87, 113, 128, 168

Subjekt   21, 57–59, 65, 74, 78, 90, 120
Substruktur des Marktes   49
Suizidalität   12, 175–178, 180, 182, 183
Systemvertrauen   91
Systemwiderspruch   28, 29, 102

T

Technokratie   12, 17, 69, 131
Theorie   66–70, 90
Theoriebildung   11
Traditionsabbruch   68, 74
Tugendethik   38, 56

U

Überlebensfrage   28, 102
Urteilskraft   67, 71
Utilitarismus   46, 160

V

Verantwortung, sozialpolitische   48
Verantwortungsethik   21, 39, 41, 60
Verantwortungsträger   15, 24, 33, 113, 149
Verfahrensethischer Ansatz   38
Verhältnismäßigkeitsgrundsatz   11, 29, 49, 93, 103, 119, 157
Verhandlungsmacht   35
Versöhnung   52, 112, 145, 146, 164
Vertrauen   11, 61, 82, 83, 91, 97, 108, 112, 124, 126, 140, 143, 147–151, 153, 165
Vierprinzipienkonzept   25, 35

W

Ware   49, 103, 104, 110, 111
Wertschöpfung   51, 119, 120, 127
Widerständigkeit des Konkreten   60
Wille   53, 80–82, 85, 94, 95, 99, 180, 182, 183
wirtschafts- und sozialpolitisches Umfeld   29
Wirtschaftssystem   15, 22, 24, 27, 34, 49, 84, 105, 107, 125
Wünsche der Patienten   32, 33, 95
Wunschmedizin   11, 31, 48, 94, 108
Würde des Menschen   55, 158, 159